全国高职高专院校"十三五"医疗器械规划教材

医疗器械概论

（供医疗器械类、药学类专业使用）

U0232886

主　编　王华丽　陈文山

副主编　章　昕　于新设　马敬研　王洪杰

编　者（以姓氏笔画为序）

于飞飞（山东药品食品职业学院）　　　于新设（辽宁医药职业学院）

马晓雪（山东医药技师学院）　　　　　马敬研（天津医学高等专科学校）

王华丽（山东药品食品职业学院）　　　王洪杰（威海市妇幼保健院）

朱超挺（浙江医药高等专科学校）　　　齐丹丹（河北化工医药职业技术学院）

李　佳（内蒙古医科大学第二附属医院）　李　航（毕节医学高等专科学校）

张法轮（江苏卫生健康职业学院）　　　陈文山（福建卫生职业技术学院）

陈琴怡（重庆医药高等专科学校）　　　胡希俅（湖北中医药高等专科学校）

徐桃枝（江西省医药技师学院）　　　　章　昕（湖南食品药品职业学院）

程　静（上海健康医学院）　　　　　　谢　晴（江苏省徐州医药高等职业学校）

中国健康传媒集团

中国医药科技出版社

内 容 提 要

本教材为"全国高职高专院校'十三五'医疗器械规划教材"之一，系根据本套教材的编写指导思想和原则要求，结合专业培养目标和本课程的教学目标、内容与任务要求编写而成。本教材注重学生素质和能力培养，借助知识拓展延伸知识的深度和广度，将案例导入、案例分析、课堂互动等模块融入课程思政和双创教育；内容涵盖绪论、生理信息检测设备、医用超声诊断与治疗设备、医用放射诊断与治疗设备、磁共振成像设备、医用光学仪器、生命支持类设备、临床检验技术与仪器设备、体外诊断试剂、无源医疗器械、移动医院与人工智能和数字化医院等内容。本教材为书网融合教材，即纸质教材有机融合电子教材、教学配套资源（PPT、微课、视频等）、题库系统、数字化教学服务（在线教学、在线作业、在线考试）。

本教材可供高职高专院校医疗器械类、药学类专业师生教学使用，也可作为从事医疗器械和药品监管、生产和经营行业人员职前职后的培训用书。

图书在版编目（CIP）数据

医疗器械概论 / 王华丽，陈文山主编 . — 北京：中国医药科技出版社，2020.7 （2024.8重印）

全国高职高专院校"十三五"医疗器械规划教材

ISBN 978-7-5214-1799-9

Ⅰ.①医… Ⅱ.①王…②陈… Ⅲ.①医疗器械—高等职业教育—教材 Ⅳ.① R197.39

中国版本图书馆 CIP 数据核字（2020）第 079630 号

美术编辑　陈君杞

版式设计　南博文化

出版　**中国健康传媒集团** | 中国医药科技出版社

地址　北京市海淀区文慧园北路甲 22 号

邮编　100082

电话　发行：010-62227427　邮购：010-62236938

网址　www.cmstp.com

规格　889 × 1194mm $\frac{1}{16}$

印张　15 $\frac{1}{4}$

字数　365 千字

版次　2020 年 7 月第 1 版

印次　2024 年 8 月第 6 次印刷

印刷　河北环京美印刷有限公司

经销　全国各地新华书店

书号　ISBN 978-7-5214-1799-9

定价　**48.00 元**

获取新书信息、投稿、为图书纠错，请扫码联系我们。

全国高职高专院校"十三五"医疗器械规划教材

出版说明

为深入贯彻落实《国家职业教育改革实施方案》和《关于推进高等职业教育改革创新引领职业教育科学发展的若干意见》等文件精神,不断推动职业教育教学改革,推进信息技术与职业教育融合,规范和提高我国高职高专院校医疗器械类专业教学质量,满足行业人才培养需求,在教育部、国家药品监督管理局的领导和支持下,在全国食品药品职业教育教学指导委员会医疗器械专业委员会主任委员、上海健康医学院唐红梅等专家的指导和顶层设计下,中国医药科技出版社组织全国70余所高职高专院校及其附属医疗机构150余名专家、教师精心编撰了全国高职高专院校"十三五"医疗器械规划教材,该套教材即将付梓出版。

本套教材包括高职高专院校医疗器械类专业理论课程主干教材共计10门,主要供医疗器械相关专业教学使用。

本套教材定位清晰、特色鲜明,主要体现在以下方面。

一、编写定位准确,体现职教特色

教材编写专业定位准确,职教特色鲜明,突出高职教材的应用性、适用性、指导性和创造性。教材编写以高职高专医疗器械类专业的人才培养目标为导向,以职业能力的培养为根本,融传授知识、培养能力、提高素质为一体,突出了"能力本位"和"就业导向"的特色,重视培养学生创新、获取信息及终身学习的能力,满足培养高素质技术技能型人才的需要。

二、坚持产教融合,校企双元开发

强化行业指导、企业参与,广泛调动社会力量参与教材建设,鼓励"双元"合作开发教材,注重吸收行业企业技术人员、能工巧匠等深入参与教材编写。教材内容紧密结合行业发展新趋势和新时代行业用人需求,及时吸收产业发展的新技术、新工艺、新规范,满足医疗器械行业岗位培养需求,对接行业岗位技能要求,为学生后续发展奠定必要的基础。

三、遵循教材规律,注重"三基""五性"

遵循教材编写的规律,坚持理论知识"必需、够用"为度的原则,体现"三基""五性""三特定"的特征。结合高职高专教育模式发展中的多样性，在充分体现科学性、思想性、先进性的基础上，教材建设考虑了其全国范围的代表性和适用性，兼顾不同院校学生的需求，满足多数院校的教学需要。

四、创新编写模式，强化实践技能

在保持教材主体完整的基础上，设置"知识目标""能力目标""案例导入""拓展阅读""习题"等模块，以培养学生的自学能力、分析能力、实践能力、综合应用能力和创新能力，增强教材的实用性和可读性。教材内容真正体现医疗器械临床应用实际，紧跟学科和临床发展步伐，凸显科学性和先进性。

五、配套增值服务，丰富教学资源

全套教材为书网融合教材，即纸质教材有机融合数字教材、教学配套资源、题库系统、数字化教学服务。通过"一书一码"的强关联，为读者提供全免费增值服务。按教材封底的提示激活教材后，读者可通过电脑、手机阅读电子教材和配套课程资源（PPT、微课、视频、图片等），并可在线进行同步练习，实时获取答案和解析。同时，读者也可以直接扫描书中二维码，阅读与教材内容相关联的课程资源，从而丰富学习体验，使学习更便捷。教师可通过电脑在线创建课程，与学生互动，开展布置和批改作业、在线组织考试、讨论与答疑等教学活动，学生通过电脑、手机均可实现在线作业、在线考试，提升学习效率，使教与学更轻松。

编写出版本套高质量的全国高职高专院校医疗器械类专业规划教材，得到了行业知名专家的精心指导和各有关院校领导与编者的大力支持，在此一并表示衷心感谢！ 2020 年新型冠状病毒肺炎疫情突如其来，本套教材很多编委都奋战在抗疫一线，在这种情况下，他们克服重重困难，按时保质保量完稿，在此我们再次向他们表达深深的敬意和谢意！

希望本套教材的出版，能受到广大师生的欢迎，并在教学中积极使用和提出宝贵意见，以便修订完善，共同打造精品教材，为促进我国高职高专院校医疗器械类专业教育教学改革和人才培养做出积极贡献。

全国高职高专院校"十三五"医疗器械规划教材

建设指导委员会

主任委员 唐红梅（上海健康医学院）

副主任委员（以姓氏笔画为序）

任文霞（浙江医药高等专科学校）

李松涛（山东医药技师学院）

张　晖（山东药品食品职业学院）

徐小萍（上海健康医学院）

虢剑波（湖南食品药品职业学院）

委　　员（以姓氏笔画为序）

于天明（山东药品食品职业学院）

王华丽（山东药品食品职业学院）

王学亮（山东药品食品职业学院）

毛　伟（浙江医药高等专科学校）

朱　璇（江苏卫生健康职业学院）

朱国民（浙江医药高等专科学校）

刘虔铖（广东食品药品职业学院）

孙传聪（山东药品食品职业学院）

孙志军（山东医学高等专科学校）

李加荣（安徽医科大学第二附属医院）

吴美香（湖南食品药品职业学院）

张　倩（辽宁医药职业学院）

张洪运（山东药品食品职业学院）

陈文山（福建卫生职业技术学院）

周雪峻［江苏联合职业技术学院南京卫生分院（南京卫生学校）］

胡亚荣（广东食品药品职业学院）

胡良惠（湖南食品药品职业学院）

钟伟雄（福建卫生职业技术学院）

郭永新［山东第一医科大学（山东省医学科学院）］

唐　睿（山东药品食品职业学院）

阎华国（山东药品食品职业学院）

彭胜华（广东食品药品职业学院）

蒋冬贵（湖南食品药品职业学院）

翟树林（山东医药技师学院）

数字化教材编委会

主　编　王华丽　陈文山

副主编　章　昕　于新设　马敬研　王洪杰

编　者　（以姓氏笔画为序）

于飞飞（山东药品食品职业学院）

于新设（辽宁医药职业学院）

马晓雪（山东医药技师学院）

马敬研（天津医学高等专科学校）

王华丽（山东药品食品职业学院）

王洪杰（威海市妇幼保健院）

朱超挺（浙江医药高等专科学校）

齐丹丹（河北化工医药职业技术学院）

李　佳（内蒙古医科大学第二附属医院）

李　航（毕节医学高等专科学校）

张法轮（江苏卫生健康职业学院）

陈文山（福建卫生职业技术学院）

陈琴怡（重庆医药高等专科学校）

胡希侏（湖北中医药高等专科学校）

徐桃枝（江西省医药技师学院）

章　昕（湖南食品药品职业学院）

程　静（上海健康医学院）

谢　晴（江苏省徐州医药高等职业学校）

前言

QIANYAN <<<

医疗器械行业是关系到人类生命健康的新兴行业，涉及医药、机械、电子、信息等多个行业；其产品聚集和融入了大量现代科学技术的新成果，是数学、物理、生物、化学、材料、机械、信息等多学科交叉、知识密集、资金密集的高新技术产品。国家高度重视医疗器械行业的发展，出台了一系列鼓励创新医疗器械发展的政策，进一步完善了医疗器械的有关法律法规，伴随着大数据、区块链、人工智能技术与医疗器械行业的紧密结合，医疗器械行业的发展面临着前所未有的发展机遇。岗位要求医疗器械类专业的学生必须对医疗器械的基本概况有全面系统的了解和掌握。由此，本教材编委会编写了《医疗器械概论》，作为医疗器械类专业学生掌握医疗器械综合知识与技能的必修课教材，也适用于医学影像技术、临床医学和药学类专业学生拓展医疗器械知识，还可作为从事医疗器械和药品监管、生产、经营的工作人员的入门培训教材。

本教材的编写以《国家职业教育改革实施方案》《教育部关于职业院校专业人才培养方案制订与实施工作的指导意见》等文件精神和"三全育人"综合改革、创新创业教育改革的要求为指导，在加强学生专业知识和技能培养的同时，注重学生素质教育和能力培养。通过专业相关案例将课程思政和创新创业教育融入教材内容。为了适应行业需求，编委会由校企多元化的成员组成，其中2人来自医院设备管理岗位，8人具有医疗器械企业工作经历，其他均为长期一线教学、经验丰富的教师。本教材为书网融合教材，即纸质教材有机融合电子教材、教学配套资源（PPT、微课、视频等）、题库系统、数字化教学服务（在线教学、在线作业、在线考试）。可满足不同专业、不同生源和培训的需要。在教材内容上，根据医疗器械行业岗位需求，将医疗器械监管新法规、医疗器械新产品、新技术、新的发展方向融入教材内容；设置案例分析、知识拓展、课堂互动等环节，拓展知识的内涵和外延。

本教材包括12章：第一章主要概括性地介绍医疗器械定义、发展、监督管理和基本要求；第二章至第八章主要论述七类有源医疗器械典型设备的基本结构与工作原理、使用与安全、临床应用与发展；第九章主要论述体外诊断试剂的定义、分类、生产过程和控制要求、临床检测方法；第十章主要论述无源医疗器械的定义、常用材料、通用性能要求，以及四大类无源医疗器械的材质、功能、应用；第十一章主要论述移动医院、人工智能、医学3D打印、医用机器人等新型医疗器械；第十二章主要论述医院信息管理系统和专用医学信息系统。本教材在论述中尽可能贴近行业发展需求，融入最新技术成果，深入浅出，便于学生理解。

本教材具体章节编写分工如下：王华丽和于飞飞编写第一章；陈文山和陈琴怡编写第二章；马敬研编写第三章；于新设和李佳编写第四章；张法轮编写第五章；朱超挺编写第六章；胡希俅编写第七章；章昕、齐丹丹和李航编写第八章；马晓雪编写第九章；程静编写第十章；王洪杰和谢晴编写第十一章；徐桃枝编写第十二章。王华丽负责内容的设计、组织和定稿。

在编写过程中，参考了有关医疗器械的书籍文献资料，在此一并表示感谢。

因编者水平所限，书中难免有不妥和疏漏之处，恳请读者和同行批评指正！

编　者
2020 年 4 月

第一章 绪 论

第一节 医疗器械定义

💬 **案例讨论**

案例 一位年轻的妈妈到某药店选购退热贴，在药品区寻找了好几遍也没有找到。这时营业员询问情况后，告诉她退热贴摆放在非药品区中的医疗器械专柜，于是在营业员的帮助下，这位年轻的妈妈选购到了退热贴。

讨论 退热贴为什么放在非药品柜中的医疗器械专柜？什么是医疗器械？医疗器械的管理有什么要求？

PPT

微课

20世纪80年代，国际标准化组织（International Organization for Standardization，ISO）在制定并发布的医疗器械质量管理标准及相关标准中，对医疗器械做了定义。我国在2000年4月1日起实行的《医疗器械监督管理条例》（以下简称《条例》）（国务院令第276号）第三条中对医疗器械做出了定义，2014年6月1日起实施的《条例》（国务院令第650号）第七十六条对医疗器械的定义进行了完善，并沿用至今。医疗器械是指直接或者间接用于人体的仪器、设备、器具、体外诊断试剂及校准物、材料以及其他类似或者相关的物品，包括所需要的计算机软件；其效用主要是通过物理等方式获得，不是通过药理学、免疫学或者代谢的方式获得，或者虽然有这些方式参与，但是只起辅助作用；其目的如下：①疾病的诊断、预防、监护、治疗或者缓解；②损伤的诊断、监护、治疗、缓解或者功能补偿；③生理结构或者生理过程的检验、替代、调节或者支持；④生命的支持或者维持；⑤妊娠控制；⑥通过对来自人体的样本进行检查，为医疗或者诊断目的提供信息。

此定义阐明了医疗器械的使用对象、作用机制、产品形态、预期功能，医疗器械和药物的原则性区别。

医药大学堂

· 1 ·

课堂互动

学生思考：请分析案例讨论中年轻妈妈选购的退热贴为什么是医疗器械?

教师解答：退热贴由凝胶组成，使用过程中凝胶水分汽化，汽化过程吸热，从而能降低体温，由于通过物理方式降温，因此属于医疗器械。

根据上述定义，理论上判断某个产品是否属于医疗器械范畴，要有以下几个依据。

（1）判断是否用于人体。

（2）判断是否符合定义所规定的6个预期目的之一。

（3）判断效用是否主要是通过物理等方式获得。

（4）如果效用通过药理学、免疫学或者代谢的方式获得，应判断是不是辅助作用。

（5）医疗器械可以是仪器、设备、器具、体外诊断试剂及校准物、材料以及其他类似或者相关的物品，包括所需要的计算机软件。

拓展阅读

美国FDA对医疗器械有明确和严格的定义：所谓医疗器械是指符合以下条件的仪器、装置、工具、机械、器具、插入管、体外试剂及其他相关物品，包括组件、零件或附件：明确列于《国家药品处方集》或《美国药典》或上述两者附录中的；预期使用于动物或人类疾病，或其他身体状况的诊断，或用于疾病的治愈、减缓与治疗的；预期影响动物或人的身体功能或结构，但不经新陈代谢来达到其主要目的的。

在此定义下，不仅医院内各种仪器与工具，消费者可在一般商店购买的眼镜框、眼镜片、牙刷与按摩器等健身器材等也都属于FDA的管理范围。它与我国对医疗器械的认定稍有不同。

PPT

第二节　医疗器械发展

案例讨论

案例　2019年8月7日，山东省威海市中心医院丛海波院长主刀，成功完成了世界首例人工智能磁导航机器人引导进行骶髂关节分离闭合复位空心钉内固定手术。手术采用的机器人是威海市中心医院与企业合作自主研发的。机器人根据磁导航规划的路径，将空心钉精准植入，顺利完成了微创定位，避免了传统开大刀、上钢钉等弊端，对患者损伤小、内固定牢靠、复位精准，达到了微创效果，手术取得了圆满成功。

讨论　AI人工智能和5G技术为未来医疗行业带来了哪些改变？我国医疗器械某些领域已经走在世界的前列，在今后的工作学习中应如何为我国医疗器械的创新发展做贡献？

一、发展简史

近代考古学家发现，早在新石器时代，我国就有医用石器，用于热敷、按摩、叩击体表、放

医药大学堂
www.yiyaodxt.com

血等，其中刺入人体组织的石器叫"砭石"。砭石经磨制而成的锐利石片，是我国古代针灸理疗治疗的前身，也是最早的医疗器械。青铜器时代，随着冶金技术的发展，出现了精心制作的金属针，《黄帝内经》把"针"分为九种，叫作"九针"。马王堆汉墓锦书《五十二病方》是我国最早提出"刀"的医书。南北朝时期，有了镊子的记载。宋代则进一步发明了医用"镰"。元代的制造工艺已经很发达了，有了医用刀、剪、锥、凿、烙的器械，与近代的外科手术器械相似。

可见，在中国古代，以石为针，经过了几千年的发展，开创了具有中国特色的以针灸为基础的治疗器械，并形成了与手术器械相类似的系列简易医疗器械。

1590年，荷兰的詹森父子制造出了复式显微镜。17世纪末，列文虎克在显微镜的研制和应用方面做出了巨大贡献，他首次发现并记录了微生物，并最早记录了肌纤维、微血管中的血流。这些发现让显微镜在之后的医疗领域中得到了广泛的应用，发挥了巨大作用。

1593年，意大利科学家伽利略发明了温度计，一端是敞口的玻璃管，另一端带有核桃大的玻璃泡。使用时先给玻璃泡加热，然后把玻璃管插入水中。温度的变化和高低通过玻璃管中水面的移动来判定，但受外界大气压强等环境因素的影响较大，体积庞大，使用不便。后续多位科学家对体温计进行了改进，使其体积不断缩小，便于携带和使用。

1816年，法国医师雷内克将纸卷成圆筒状，一头贴近患者胸部，另一头贴在自己耳朵上，发现比直接贴在患者胸部听得还清楚。根据卷纸听诊的原理，他制作了空心的木头听诊器原型，这是人类历史的第一个听诊器，又称为"医生之笛"，标志着现代医学的开始，方便了医疗诊断。经过多年的改进，才逐渐形成现代的双耳听诊器，已成为医生最常用的诊断用具之一。

1895年，德国科学家伦琴发现了X射线可以穿透千页书、15mm厚的铝板、2~3cm厚的木板和硬橡皮等，但无法穿透1.5mm的铅板，并偶然发现X射线可以穿透肌肉，照出手骨轮廓。他用X射线对准黑纸包严的手照射15分钟，显影后，底片上能清晰地呈现出手骨像。这表明了人类可借助X射线，隔着皮肉透视骨骼。这一发现为医学影像技术铺平了道路，推动了X射线机的诞生，此后医疗诊断进入了一个崭新的医学影像检测时代。

计算机的广泛应用为影像技术的发展带来了新的创新。1972年，第一台计算机体层摄影（computerized tomography，CT）装置诞生，可以更好地分辨人体内部的结构图像，大幅提高了疾病诊断的准确性。此后，医疗影像技术迅猛发展，磁共振成像设备（magnetic resonance imaging，MRI）、计算机放射成像（computed radiography，CR）、数字化放射成像（digital radiography，DR）等各种数字化医学影像新技术不断涌现，成为医疗诊断不可或缺的重要基石。

1903年，第一台采用弦线式电流计做记录的心电图机诞生。1915年，呼吸机诞生。1929年，美国工程师发明了铁肺。1932年，美国心脏病专家海曼研制出临床上第一台心脏起搏器。1945年，第一台血液透析机投入使用。1953年，人工心肺机在人体手术使用中获得成功。1964年，患者监护仪诞生。1976年，第一台正电子发射型计算机断层扫描仪（PET）问世。1985年，心脏去纤颤器获得美国FDA审批。2003年，药物洗脱支架获得上市许可。医疗器械的发展取得了一系列的成就，为人类健康事业带来了无限生机。

二、行业发展现状

医疗器械行业是关系到人类生命健康的新兴行业，世界发达国家的医疗器械产业近十余年一直保持着高增长率，被誉为朝阳产业，研发投入占比平均水平为15%，其发展水平代表了一个国家的综合经济技术的实力与水平。

随着经济社会发展和健康需求的增加，我国医疗器械产业力量逐年增强，形成了几个产业聚集区，涌现出一批高成长性企业，具有自主知识产权的产品日益增多，其中部分产品已经进入包括欧美国家在内的国际市场。但与发达国家相比，我国依然研发投入不足，科技成果和专业能力薄弱，部分关键核心零部件技术尚未被攻克，高端制造装备和产品质量检测仪器依赖进口。但随着"健康中国2030""中国制造2025"等国家战略的全面推进，我国医疗器械行业将迎来快速发展。

三、行业发展趋势

随着全球居民生活水平的提高和医疗保健意识的增强，医疗器械产品需求持续增长，行业发展将呈现以下发展趋势。

1.国家高度重视医药卫生事业发展 国家出台了一系列继续鼓励创新医疗器械发展的文件，进一步完善了医疗器械的有关法规和政策，在深化审评审批制度改革的同时，更加重视医疗器械上市后的监管，努力保障用械安全有效。

2.政策和产业规划引导医疗器械行业集中度提高 我国医疗器械生产经营企业的兼并、联合、重组将更常见、更频繁，企业的规模，特别是大企业的规模将进一步扩大。医疗器械行业中的医学影像类、体外诊断类、植入类以及家用医疗器械类产品将迅速发展，尤其是人工智能医疗器械将快速兴起。

3.医疗器械科技人才队伍将不断壮大 留学回国高端人才陆续加入骨干医疗器械公司，创新研发能力不断提高；接受高等职业教育的专业人才也成为企业技术骨干，产品质量不断提高，我国医疗器械行业已经具备加快发展的有利条件。在不久的将来我国必将成为全球最大的医疗器械市场，医疗器械行业将继续快速健康发展。

4.人工智能应用服务将飞速发展 人工智能技术、医用机器人、大型医疗设备、应急救援医疗设备、3D打印技术和可穿戴设备等方面将出现突破性进步。2018年4月25日，《关于促进"互联网＋医疗健康"发展的意见》明确提出：研发基于人工智能的临床诊疗决策支持系统，开展智能医学影像识别、病理分型和多学科会诊以及多种医疗健康场景下的智能语音技术应用，提高医疗服务效率；加强临床、科研数据整合共享和应用，支持研发医疗健康相关的人工智能技术、医用机器人、大型医疗设备、应急救援医疗设备、生物三维打印技术和可穿戴设备等。从政策层面为人工智能医疗的发展提供了保障。

5.互联网与器械行业紧密结合 全医疗器械行业的信息化程度将普遍提升，实现产品的信息追溯，用信息化手段对医疗器械生产、流通的全过程监管。随着5G时代的到来，万物互联将大大提高医疗器械的广泛应用。医疗器械领域的信息追溯机制、体系、编码等将进一步提高。

PPT

第三节　医疗器械监督管理

一、医疗器械产品分类

医疗器械产品数量多、品种多，涉及物理（声、光、电、磁）、化学、机械、生物、医学、新材料学等学科，不同类型医疗器械的原理、结构、风险等方面差别很大，因此医疗器械分类是医疗器械监管的重要基础。《条例》第四条规定："国家对医疗器械按照风险程度实行分类管理，不同风险的医疗器械采取宽严有别的管理措施。"

1.一类医疗器械 风险程度低，实行常规管理可以保证其安全、有效的医疗器械，主要包括普通手术器械、手动手术床、听诊器、负压罐、医用棉球、纱布绷带、创可贴等医疗器械产品。

微课

医药大学堂
WWW.YIYADGXT.COM

2.二类医疗器械 具有中度风险，需要严格控制管理以保证其安全、有效的医疗器械，主要包括血压计、避孕套、助听器、生化分析仪、血细胞分析仪、尿液分析仪等医疗器械产品。

3.三类医疗器械 具有较高风险，需要采取特别措施严格控制管理以保证安全、有效的医疗器械，主要包括CT、核磁共振、人工心脏起搏器、血管支架、骨螺钉、钢板、注射器、输液器等医疗器械产品。

为了加强医疗器械分类管理，规范医疗器械分类，国家药品监督管理局颁布了《医疗器械分类规则》，规定按风险程度进行分类。评价医疗器械风险程度，应当根据医疗器械的预期目的，通过结构特征、使用形式、使用状态、是否接触人体等因素综合判定。

二、国外医疗器械监督管理概况

（一）美国医疗器械监督管理概况

美国是最早立法管理医疗器械的国家，其监管模式的科学性和系统性已被世界上大多数国家和地区认可。美国医疗器械监督和管理机构包括：美国商务部（DC）、FDA和医疗卫生工业制造商协会（HIMA），他们在各自的职能范围内工作，相互合作对医疗器械行业进行监管。在医疗器械监管过程中，FDA合作的机构还包括美国职业卫生与安全署（OSHA）、海关、美国核能管理委员会（NRC）等。根据《联邦食品、药品和化妆品法》，FDA是对医疗器械进行监管的主要机构。FDA中医疗器械和辐射健康中心（CDRH）及FDA监管事务办公室（ORA）负责医疗器械监管，确保本国和进口医疗器械的安全、有效、真实和合法。

《联邦食品、药品和化妆品法》基于风险将医疗器械分为3类，其中以Ⅲ类产品最为复杂、风险性最高。FDA对Ⅰ类产品（占30%左右）实行的是一般管控，这些产品大多豁免上市前通告程序，一般生产企业向FDA提交证明，其符合GMP并进行登记后，产品即可上市销售；对Ⅱ类产品（占62%左右）实行的是普通+特殊管理，企业在进行注册和列名后，还需实施GMP并递交上市前通告510（k）申请，极少数产品可豁免510（k）；对Ⅲ类产品（占8%左右）实行的是上市前许可（PMA），企业在进行注册和列名后，必须实施GMP并向FDA递交PMA申请。

美国医疗器械的上市后安全性监测通过上市后安全性问题的识别、评估和反馈等方面进行运作。CDRH的主要职责有收集广泛的、精确的、及时的统计学和流行病学的监测数据，衡量上市医疗器械的安全性和有效性，对潜在的风险信号进行警示；通过医疗器械有关机构与公众和企业建立伙伴关系和联盟，确保交流的持续性和信息的对称性；通过医疗器械生产者协会维持强制性核查与评估，完善质量标准，在公众健康受到影响之前发现和说明问题；以及时有效的方式，用通俗易懂的语言与大众交流每一条医疗器械风险信息；将上市后的监测结果与上市前的器械审评相结合；发现和交流企业在法规实践中的优秀范例；建立和维护支持法规和公众健康责任的信息与知识系统；不断开发人力资源，培养具备解决医疗器械安全性问题的技能和知识人才。

（二）欧盟医疗器械监督管理概况

欧盟作为世界上第二大医疗器械生产者，其医疗器械监督管理有着悠久的历史和丰富的经验。为了对复杂且发展不均衡的医疗器械市场进行调控，欧盟颁布指令要求医疗器械（也适用于其他商业产品）在所有欧盟成员国间进行市场推广之前必须获得"欧洲一致"（CE）标识。根据器械预期用途相关风险的递增，将医疗器械分为Ⅰ、Ⅱa、Ⅱb和Ⅲ四类。

目前欧盟在上市后管理方面还未制定统一的法规，仍由各国的主管部门负责。但提出在医疗器械进入市场和投入服务时，成员国主管当局应当采取一切必要的措施，确保器械正确安装、维护和使用，有义务监督器械的安全性和质量。欧盟要求上市后监督作为制造厂商质量管理体系的一部分。一般来说，上市后管理主要从以下两个方面入手。

1.对生产企业进行质量体系检查 在生产企业取得CE标志后，通告机构仍然每年或每2年至少1次对企业进行医疗器械生产质量体系检查，以确保生产企业生产的医疗器械安全有效。

2.建立医疗器械不良事件报告和反馈体系 要求医疗机构建立不良事件报告制度和植入器械随访记录。同时，生产企业也必须建立不良事件档案，并作为质量体系检查的一个重要内容。对发生的医疗器械不良事件，要求医疗机构在规定时限内向主管部门和生产企业报告。

三、我国医疗器械监督管理概况

（一）我国医疗器械监督管理体系

在我国，国家市场监督管理总局负责管理国家药品监督管理局；国家药品监督管理局负责制定医疗器械监管制度，负责医疗器械研制环节的许可、检查和处罚；省级药品监督管理部门负责医疗器械生产环节的许可、检查和处罚；市、县两级市场监督管理部门负责医疗器械经营的许可、检查和处罚，以及医疗器械使用环节质量的检查和处罚。

医疗器械监督管理的法规体系为《条例》及一系列相关的配套规章制度，与《条例》一起初步形成"条例–配套规章–规范性文件"三个层次的、比较完整的法规体系。根据医疗器械的风险程度不同，将其划分成三类，并实行分类分级管理。

上市前，对医疗器械产品实施注册制度，对医疗器械生产企业、经营企业实施许可制度，对监管实施强制许可制度。

上市后管理与控制的主要措施和手段有加大对产品质量的监督抽查，加强许可检查的力度，加强对医疗器械生产、经营企业质量体系建立和上市后医疗器械生产现场的日常监督管理。

以上监管手段初步构成了从分类管理制度、注册许可制度、生产许可制度到医疗器械不良事件监测制度、再评价制度和召回制度等医疗器械全过程监管体系。

（二）我国医疗器械监管法规体系

1.医疗器械监管行政法规 国务院颁布实施的《条例》，是我国医疗器械监督管理法规体系的核心，对医疗器械监督管理各方面的问题做出了基本规定，《条例》内容涉及医疗器械研制、生产、经营、使用活动及其监督管理。2000年4月1日国务院颁布实施了2000年版的《条例》，标志着我国医疗器械监督管理开始走上依法监管阶段，随着医疗器械行业高速发展及政府职能转变，2000年版《条例》暴露出了一些不足，不能适应行业发展需求，原国家食品药品监督管理局于2005年开始启动《条例》修订草案的起草工作，经过多次征求意见修改后，新版《条例》于2014年6月1日由国务院颁布实施，并于2017年5月4日国务院对其进行了修订。

2.医疗器械监管部门规章 国务院相关部委在自己的职权范围内针对医疗器械制定的法规。医疗器械部门规章主要有《医疗器械分类规则》《医疗器械通用名称命名规则》《医疗器械注册管理办法》《医疗器械说明书标签管理规定》《医疗器械生产监督管理办法》《医疗器械经营监督管理办法》《医疗器械广告审查发布标准》《医疗器械广告审查办法》《医疗器械召回管理办法》《医疗器械使用质量监督管理办法》《药品医疗器械飞行检查办法》《医疗器械临床试验质量管理规范》等，这些法规对医疗器械研制、分类、临床试验、注册、生产、经营、使用、不良事件监测和再评价做出了针对性规定，是对《条例》内容的细化，构成了医疗器械监管法规体系的主体。

3.医疗器械监管规范性文件 除部门规章外，医疗器械监管部门在法定职权内依法制定并公开发行的针对医疗器械的公告、通告、通知，这类法规数量多、内容丰富、形式多样，是医疗器械监管行政法规和部门规章的重要补充，比如《关于发布第一类医疗器械产品目录的通告》《关于发布医疗器械生产质量管理规范的公告》《关于施行医疗器械经营质量管理规范的公告》《关于印发医疗器械经营企业分级分类监督管理规定的通告》《关于印发医疗器械经营环节重点监管目录及现场检查重点内容的通知》等。

医疗器械行政法规、部门规章、规范性文件构成了医疗器械监督管理法规体系，其中行政法规是核心，部门规章是主体，规范性文件是重要补充。

第四节 医疗器械基本要求

PPT

一、标准要求

（一）医疗器械标准概述

医疗器械标准是医疗器械研制、生产、经营、使用以及监督管理所遵循的统一技术要求，也是医疗器械产业发展水平的重要标志。

我国医疗器械标准工作起步较晚。1979年颁布了第一个医疗器械国家标准——《体温计》，1980年成立了首个医疗器械专业标准化技术委员会——全国医用电器标准化技术委员会。为了加强医疗器械标准工作，保证医疗器械的安全、有效，根据《条例》，制定了《医疗器械标准管理办法》（局令第33号），自2017年7月1日起施行，适用于在中国境内从事医疗器械研制、生产、经营、使用和监督管理的单位或者个人。

（二）标准工作的管理机构

国家药品监督管理局依法编制医疗器械标准规划，建立医疗器械标准管理工作制度，健全医疗器械标准管理体系。医疗器械标准管理中心、医疗器械标准化技术委员会、地方药品监督管理部门根据《医疗器械标准管理办法》的规定分别参与开展相应领域内医疗器械的标准工作。同时，鼓励企业、社会团体、教育科研机构及个人广泛参与医疗器械标准制修订工作，并对医疗器械标准执行情况进行监督。

（三）医疗器械标准类别

医疗器械标准分为国家标准、行业标准和产品技术要求。国家标准或行业技术标准是指需要在全国范围内统一技术要求的标准，是判别、鉴定医疗器械质量优劣、安全与否的依据。在没有国家标准或行业标准的情况下，各级医疗器械监督管理部门可以依据产品技术要求对医疗器械进行监督检查。制造商也应该依据产品技术要求组织生产及对产品进行检验。

1.国家标准 由国务院有关主管部门提出，由国家标准总局审批和公布，在全国范围内实施的标准。国家标准的代号为"GB"（强制性国家标准）或"GB/T"（推荐性国家标准），其后由两组数字组成，第一组数字表示标准的顺序编号，第二组数字表示标准批准或重新修订的年代。如GB 1350—86，表示国家标准1350号于1986年发布，为强制性标准。

医疗器械标准复审结论由医疗器械标准管理中心审核通过后，报国家药品监督管理局审查，医疗器械国家标准复审结论送国务院标准化行政主管部门批准。

2.行业标准 在没有国家标准的情况下，由标准化主管机构制定、审批和发布的标准。如发布实施了国家标准，则该行业标准自行废止。不同行业的主管机构所颁布的标准按标准规定的范围实施。行业标准编号由行业标准代号、标准顺序号和发布的年号组成。行业标准代号由国务院标准化行政主管部门规定。如YY为医药行业标准（强制性标准），YY/T为医药行业推荐标准。地方标准是在没有国家和行业标准的情况下，由地方（如省）制定、批准发布，在本行政区域内统一使用的标准。地方标准编号由地方标准代号、标准顺序号和发布年号组成。强制性的地方标准代号由"DB"加省、自治区、直辖市行政区划代码前两位数字和斜线组成。

行业标准是目前的机制下最重要的一类技术标准，大量通用技术要求的标准要通过行业标准来体现。医疗器械行业标准复审结论由国家药品监督管理局审查批准，并对复审结论为废止的标准以公告形式发布。

3.产品技术要求 医疗器械注册申请人或者备案人应当编制医疗器械的产品技术要求，在备案注册时经药品监管部门备案核准。其内容主要包括医疗器械成品的性能指标和检验方法，其中性能指标是指可进行客观判定的成品的功能性、安全性指标以及与质量控制相关的其他指标。

在中国上市的医疗器械应当符合经注册核准或者备案的产品技术要求。

4.国际标准 由国际上权威的专业组织制定，并为世界上多数国家承认和通用的产品质量标准。如国际标准化组织（ISO）、联合国粮农组织（UNFAO）等国际组织颁布的标准。国际标准属于推荐性标准。

二、检验要求

（一）医疗器械检测机构

国家对医疗器械检测机构实行资格认可制度，经国家药品监督管理局认可授权的检测机构，方可对医疗器械实施检测。医疗器械检测机构具体条件如下。

（1）应是具有法人资格的专职检测机构。

（2）已获得计量认证证书。具有按GB/T 15481—2000《校准和检验实验室能力的通用要求》进行质量体系运行的能力。

（3）具备受检目录内医疗器械的检测能力，检测设备配备率不低于95%，并按标准或相应的指导检测实施的技术性文件，进行模拟运转，建立并保存原始记录和检验报告。

（4）符合《医疗器械检测机构评审细则表》的要求。

（二）医疗器械注册检验

根据《医疗器械注册管理办法》的规定，申请第二类、第三类医疗器械注册，应当进行注册检验。注册检验样品的生产应当符合医疗器械质量管理体系的相关要求，注册检验合格的方可进行临床试验或者申请注册。办理第一类医疗器械备案的，备案人可以提交产品自检报告。

1.检验依据 医疗器械检测机构应当在国家药品监督管理局认可的检测范围内，依据生产企业申报适用的产品标准（包括适用的国家标准、行业标准或者生产企业制定的产品技术要求）对申报产品进行注册检测，并出具检测报告。

尚未列入各医疗器械检测机构受检范围的医疗器械，由相应的注册审批部门指定有承检能力的检测单位进行检测。境外医疗器械的注册检测执行《境外医疗器械注册检测规定》。申请第二类、第三类医疗器械注册及重新注册时，如满足一定条件，可以免予注册检验。

2.相关规定 同一注册单元内所检测的产品应当是能够代表本注册单元内其他产品安全性和有效性的典型产品。

3.暂缓检测 已经通过境外政府医疗器械主管部门的上市批准、对安装场地有特殊要求、检测困难的大型医疗器械，可以申请暂缓检测，并于取得医疗器械注册证书后再对产品进行补充检测。根据前款规定申请暂缓检测而获准注册的产品，生产企业必须在首台医疗器械入境后、投入使用前完成注册检测。经检测合格后方可投入使用。

三、质量管理要求

医疗器械是用于人类疾病预防、诊断、治疗、监护的特殊产品，关系到使用者身体健康和生命安全，其安全性和有效性必须加以控制。根据《条例》规定，医疗器械质量管理包括产品注册与备案、生产、经营、不良事件处理等多方面的管理。

（一）医疗器械注册与备案管理

1.医疗器械注册 药品监督管理部门根据医疗器械注册申请人的申请，依照法定程序，对其拟上市医疗器械的安全性、有效性研究及其结果进行系统评价，以决定是否同意其申请的过程。

2.医疗器械备案 医疗器械备案人向药品监督管理部门提交备案资料，药品监督管理部门对提交的备案资料存档备查。

通常，第一类医疗器械实行产品备案管理，第二类、第三类医疗器械实行产品注册管理。

（二）医疗器械生产管理

医疗器械作为关系到身体健康和生命安全的特殊产品，除了对产品本身管理外，还要对生产环节进行管理，规范医疗器械生产行为，从而保证医疗器械安全、有效。

《条例》规定医疗器械生产企业应当按照医疗器械生产质量管理规范的要求，建立健全与所生产医疗器械相适应的质量管理体系并保证其有效运行，目的就是要求生产企业通过建立质量管理体系，实现医疗器械生产全过程控制，保障医疗器械安全有效。

根据《条例》规定，从事医疗器械生产活动，应当具备下列条件。

（1）有与生产的医疗器械相适应的生产场地、环境条件、生产设备以及专业技术人员。

（2）有对生产的医疗器械进行质量检验的机构或者专职检验人员以及检验设备。

（3）有保证医疗器械质量的管理制度。

（4）有与生产的医疗器械相适应的售后服务能力。

（5）产品研制、生产工艺文件规定的要求。

为加强医疗器械生产监督管理，规范医疗器械生产行为，保证医疗器械安全、有效，根据《条例》，国家进一步颁布并实施了《医疗器械生产监督管理办法》和《医疗器械生产质量管理规范》（医疗器械GMP）。

（三）医疗器械经营管理

医疗器械经营企业的经营行为是否规范，将影响医疗器械的使用效果，也关系到使用者的身体健康和生命安全。为了加强医疗器械经营监督管理，规范医疗器械经营行为，保证医疗器械安全、有效，国家药品监督管理局制定了一系列法规和规范性文件，主要有《医疗器械经营监督管理办法》《医疗器械经营质量管理规范》（医疗器械GSP）、《医疗器械经营质量管理规范现场检查指导原则》《医疗器械经营企业分类分级监督管理规定》《医疗器械经营环节重点监管目录及现场检查重点内容》《医疗器械广告审查办法》《医疗器械广告审查发布标准》。其中，《医疗器械经营质量管理规范》明确了医疗器械经营企业质量管理体系的内容，对医疗器械经营企业职责与制度、人员与培训、设施与设备提出了明确要求，对经营过程中的采购、收货、验收、入库、储存、检查、销售、出库、运输和售后服务等环节做了详细规定。《医疗器械经营质量管理规范现场检查指导原则》是对《医疗器械生产质量管理规范》的细化。

根据《条例》规定，从事医疗器械经营活动，应当有与经营规模和经营范围相适应的经营场所和贮存条件，以及与经营的医疗器械相适应的质量管理制度和质量管理机构或者人员。

（四）医疗器械不良事件监测管理

医疗器械不良事件，指获准上市的质量合格的医疗器械在正常使用情况下发生的，导致或者可能导致人体伤害的各种有害事件。国家建立医疗器械不良事件监测制度，对医疗器械不良事件及时进行收集、分析、评价、控制。

医疗器械生产企业发现其生产的医疗器械不符合强制性标准、经注册或者备案的产品技术要求或者存在其他缺陷的，应当立即停止生产，通知相关生产经营企业、使用单位和消费者停止经营和使用，召回已经上市销售的医疗器械，采取补救、销毁等措施，记录相关情况，发布相关信息，并将医疗器械召回和处理情况向药品监督管理部门报告。

医疗器械经营企业发现其经营的医疗器械存在上述规定情形的，应当立即停止经营，通知相关生产经营企业、使用单位、消费者，并记录停止经营和通知情况。医疗器械生产企业认为属于依照规定需要召回的医疗器械，应当立即召回。

医疗器械生产经营企业未按规定实施召回或者停止经营的，药品监督管理部门可以责令其召回或者停止经营。

本章小结

医疗器械的使用对象为人体；效用主要通过物理等方式获得；预期使用目的有6个。新技术、新材料促进了医疗器械的发展，我国医疗器械行业起步较晚，发展潜力巨大。我国对医疗器械按照风险程度实行分类管理，按风险程度不同分为三类，国家药品监督管理局负责全国的医疗器械监督管理工作。

习题

习题

一、单项选择题

1.以下产品不属于医疗器械的是（　　）。

 A.磁共振成像设备　　　　B.手术刀　　　　　　　C.人工髋关节　　　　　D.健身器材

2.以下不属于医疗器械预期使用目的是（　　）。

 A.疾病的诊断、预防、监护、治疗或者缓解

 B.损伤的诊断、监护、治疗、缓解或者功能补偿

 C.生理结构或者生理过程的检验、替代、调节或者支持

 D.主要通过药理学、免疫学或者代谢的方式治疗疾病

3.中国最早的医疗器械是（　　）。

A.砭石　　　　　　　B.剪　　　　　　　C.镊　　　　　　　D.刀

4. "医生之笛"的原形是（　　）。

A.显微镜　　　　　　B.听诊器　　　　　C.温度计　　　　　D.X射线

5.《医疗器械监督管理条例》属于医疗器械监管的（　　）。

A.法律　　　　　　　B.行政法规　　　　C.部门规章　　　　D.地方性法规

6.国家对医疗器械按照风险程度实行分类管理，其中（　　）风险大、管理严。

A.第一类　　　　　　B.第二类　　　　　C.第三类　　　　　D.以上都不是

7.从事医疗器械生产活动应具备的条件不包括（　　）。

A.相应的质量管理部门　　　　　　　　　B.相应的生产场地和环境条件

C.相应的质量管理制度　　　　　　　　　D.相应的质量检验机构

8.组织制定和实施医疗器械标准工作规划和计划，指导、监督全国医疗器械标准工作的管理机构是（　　）。

A.国家药品监督管理局　　　　　　　　　B.医疗器械标准管理研究所

C.医疗器械专业标准化技术委员会　　　　D.省级药监部门

二、简答题

1.简述医疗器械的定义。

2.如何判断一个产品是不是医疗器械？

3.简述我国医疗器械监管法规体系。

（王华丽　于飞飞）

第二章　生理信息检测设备

第一节　概　述

PPT

💬 **案例讨论**

案例　2020年，新型冠状病毒感染的肺炎（Corona Virus Disease 2019，COVID-19）牵动着全国人民的心。为了控制疫情的扩散，全国各地纷纷要求体温检测。无论是居家隔离、返程车站，还是出入商场等公共场所，体温都是衡量人体健康状况的一个重要生理指标。为了对具有发热症状的人群进行快速筛查，红外体温测量仪作为一种非接触式的体温测量仪，在疫情防控期间得到了广泛使用。

讨论　体温是一种人体生理信息，你还了解哪些人体生理信息？分别可以用哪些生理信息检测仪器进行检测？

一、简介

生理信息检测是指对人体内心电、脑电、肌电等电生理信息，以及体温、血压、血氧、脉搏、呼吸等非电生理信息进行检测、记录、分析，从而为医学诊断、疾病救治、健康状况识别提供临床依据。

根据检测的生理参数数量的不同，生理信息检测设备可分为单参数检测设备和多参数检测设备。单参数检测设备包括心电图机、脑电图机、肌电图机、体温计、血压计等；多参数检测设备通常根据具体应用需要，以单参数模块为基础，构成多参数监护系统，如危重患者监护系统、手术室监护系统、麻醉深度监护系统等。

二、电生理信息检测技术

在生物医学领域中，通常将生物机体在进行生理活动时显示出的电现象称为生物电现象。研

医药大学堂
WWW.YIYAODXT.COM

究生物电现象的生理学称为电生理学。在生物界中普遍存在着生物电现象。其中，伴随神经、肌肉和感觉器官活动的生物电现象最引人注目。这些生物电现象成为现代电生理学的主要研究内容。

由于机体不同部位的生物电检测能反映机体相应部位的兴奋性变化情况，因此生物电检测已成为临床诊断的重要依据。例如，心电信号的检测是现代医学诊断心脏疾病的主要手段。脑电信号的检测是探测脑部肿瘤和癫痫发作的重要依据。肌电信号的检测有助于诊断肌肉萎缩和肌肉神经支配疾病等。

生物电信号的检测涉及生物电起源、生物电测量电极、生物电放大、生物电记录等研究领域。在测量心电图、脑电图、肌电图、眼电图及细胞电活动等体内外生物电位变化时，所采用的生物电引导电极称为生物电测量电极。生物电测量电极通常由经处理的某种金属细针、金属板或金属网制成，测量电极的性能优良与否直接影响各种生物电位变化的测量结果。

生物电测量电极种类很多，以安放的位置分类，可分为体内植入式电极、体表电极和皮下电极等；按电极的形状分类，可分为针状电极、板状电极、环状电极、球状电极和螺旋电极等；按电极的大小分类，可分为微电极和宏电极；按电极与皮肤之间是否采用导电膏来分类，又可分为不用导电膏的干电极和采用导电膏的湿电极。

三、非电生理信息检测技术

在非电生理信息检测过程中，使用各式各样的传感器。用于非电生理信息检测的传感器功能各异，形式多样。总体来说，可以分为物理传感器、化学传感器和生物传感器3种类型。

1.物理传感器 利用物理性质和物理效应制成的传感器件。根据目前国内对传感器符号的标记方法，按传感器的工作原理，可分为应变式、电容式、电感式、压电式、磁电式、热电式和光电式等传感器；按传感器的检测对象，可分为位移、压力、振动、流量、温度和光学等传感器。由于一种检测对象通常可以用多种工作原理的传感器来测量，所以常常会在检测对象的前面加上相应的工作原理来命名物理传感器，如压电式压力传感器、压阻式压力传感器、应变片式压力传感器等。

2.化学传感器 将人体某些化学成分、浓度等参数转换成与之有确切关系电参量的传感器件。它主要是利用某些功能性膜对特定成分的选择性作用将被测成分筛选出来，进而用电化学装置将它变为电参量。一般多是按膜电极的响应机制、膜的组成和结构进行分类，通常有离子选择电极、气敏电极、湿敏电极、涂丝电极、聚合物基质电极、离子敏感场效应管、离子选择性微电极和离子选择性电极薄片等。目前可利用各种化学传感器测量人体中的某些化学成分，如用气敏电极测定氧分压和二氧化碳分压等；用离子选择电极测量钾、钠、氯、钙等离子。

3.生物传感器 利用某些生物活性物质具有选择识别待测生物化学物质能力而制成的传感器件。它是一种以固定化的生物体成分（如酶、抗原、抗体、激素）或生物体本身（如组织、细胞、细胞器）作为敏感元件的传感器。根据所用的敏感物质的不同，有酶传感器、免疫传感器、微生物传感器、组织传感器和细胞传感器等。根据所用的信号转换器的不同，将生物传感器分为电化学生物传感器、半导体生物传感器、测热型生物传感器、测光型生物传感器和测声型生物传感器等。为了更明确地反映传感器的敏感特性和转换特性，常综合使用上述两种分类法，如酶传感器中常分酶电极、酶热敏电阻、酶场效应管和酶光极等。

上述的物理、化学和生物传感器在效果上可以分别代替人体的视、听、味、嗅、触5种感觉器官，所以传感器也可以按人的感觉功能进行分类，分为视觉传感器、听觉传感器、味觉传感器、嗅觉传感器和触觉传感器。

电极与传感器的区别

电极的作用是将人体内的离子电流转换为电子电流，从而使得人体电生理信号能够被检测电路测量。传感器（如温度传感器）的作用是将非电量（体温）转换为电量（电压或电流），从而使得人体非电生理信号也能被检测电路测量。因此，电极与传感器在本质上是有区别的。

四、生理信息检测系统

生理信息检测设备尽管种类繁多、复杂程度各异，但是生理信息检测系统基本组成通常都包括信息获取、信号加工和记录显示三大部分。

1.信息获取部分　通常采用电极或传感器实现。信息获取部分用于感知被测信息，并将感知的信息转换成易于测量和加工的电信号或其他性质的信号。信号获取是测量系统与生物体相耦合的界面，是生理信息测量仪器的关键部分，对仪器的性能和生物体的安全起决定性作用。

2.信号加工部分　将电极或传感器获取的信号进行滤波、放大、存储等加工处理，以便对测量结果进行分析、识别、量化，并将处理结果提供给记录显示部分。随着电子技术的发展，生理信息检测仪器的信号加工部分已普遍应用数字技术和计算机技术，各种适用的算法已用于不同的信号处理中，生理信息检测仪器的整体功能越来越强。信号加工对生理信息检测仪器的功能起关键作用。

3.记录显示部分　将各种检测结果用一定的形式显示记录下来，供分析和保存。记录显示部分在设计上要求具有良好的人机界面和适宜的性能，能正确地记录和显示被测信息的特征和内容，便于检测结果的应用。

第二节　心电图机

一、简介

1903年，荷兰莱顿大学教授威廉·爱因托芬发明了世界上第一台采用弦线式电流计进行记录的心电图机，获得了诺贝尔生理学或医学奖。虽然他研制的设备现在已经不再使用，但是他发明的心电图记录方法仍然在现代心电图描记设备中应用。

请介绍一下自己之前见过的心电图机，并试述该如何正确使用心电图机记录心电图。

心电图机（图2-1），是用来记录心电图的专用仪器。按照可同时记录的导联数目，心电图机可分为单道心电图机和多道心电图机。多道心电图机可同时记录多个导联的心电信号，最多可同时记录12个心电导联。单道心电图机只能顺序记录12个导联。按照导联切换方式和控制方式的不同，可分为手控的模拟心电图机和程控的数字式心电图机。

（一）心电的产生

在心脏搏动之前，心肌首先发生兴奋。兴奋过程中，心肌产生了微弱的电流。电流经人体组织向身体各部分传导。由于人体各部分组织结构不同，并且各部分组织与心脏间的距离不同，于是在人体体表各部位表现出不同的电位变化。体表的这些电位变化可以通过导联线传送至心电图机，并被心电图机记录下来，形成动态曲线，从而得到心电图。心电图是从体表记录心脏电位变化的曲线。心电图反映了心脏兴奋产生、传导和恢复过程中生物电位的变化情况。

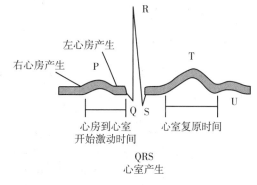

图2-1　心电图机

（二）心电波形的识别

心电波由一系列波形组成（图2-2）。其中，P波振幅小于0.25mV，波宽不大于0.11秒。P波的前一半主要由右心房产生，后一半主要由左心房产生。P波反映了左、右心房除极的过程。P-R间期是从P波开始处到QRS波群的开始处。它随着年龄的增大有加长的趋势，成人为0.12~0.20秒。P-R间期反映了心房除极开始至心室除极开始的时间。QRS波群最大振幅不超过5mV，波宽小于0.1秒。QRS波群反映了左、右心室除极的过程。ST段是从QRS波群终点到T波开始处。T波较钝而宽，由基线慢慢上升到达顶点，随即快速下降，上下支不对称，T波反映了心室复极的过程。

图2-2　心电波形图

（三）心电信号的基本特点

1.心电信号极其微弱　最小电压在20μV左右，峰值在1~5mV。

2.基波频率低　正常人一个心动周期频率略大于1Hz，心脏平均每分钟跳动75次。T波频率大约是1.3Hz，QRS波群大约是15Hz。由于二次以上谐波衰减很快，基波和二次谐波占总能量的85%以上，所以心电频谱主要取决于基波及二次谐波。

3.谐波丰富　QRS波群频率为15Hz，但是它的前沿上升率非常陡，而且对于早期隐伏的心脏病患者来说，其心电图QRS波群经常伴有切迹，有时可以达到200Hz；而ST段几乎平直，频率在0.14~0.8Hz。

二、基本结构与工作原理

心电图机是能接收心脏产生的微弱电流，并记录心电图的仪器。心电图机工作原理是将电极连接到人体心电信号采集点上，电极经过导联线与心电图主机相连，采集到的心电信号经过主机放大处理后，再由记录装置将对应的心电信号显示出来。

心电图机从原理上由输入电路、导联选择、放大电路、记录器和走纸机构5个部分组成。心电图机的基本原理框图如图2-3所示。

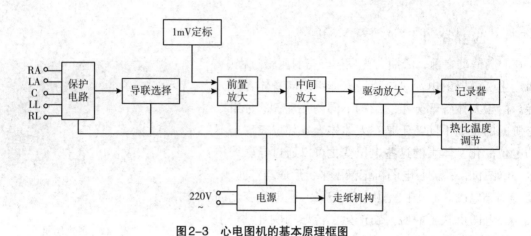

图2-3　心电图机的基本原理框图

（一）输入电路

输入电路有较大的输入阻抗，通常采用射极跟随的缓冲放大器。其中，有过电压保护电路。

（二）导联选择

导联选择通常由一个选择开关和一个威尔逊电阻网络组成。通过导联选择开关可以选用不同的电阻组合，从而切换不同的导联。

（三）放大电路

放大电路可以分为前级放大器、中间放大器、驱动放大器。

1.前级放大器　由差分放大器组成的，以获得较高的共模抑制比，选择的元件必须是低噪声的，从安全用电角度考虑往往做成电气隔离的，1mV定标电路也连在前级放大器上。

2.中间放大器　主要进行信号放大，滤波，以获得特定的频率响应特性，这包括阻容耦合电路、闭锁电路、增益选择、截止频率和50Hz陷波等。

3.驱动放大器　对得到的心电信号进行功率放大，以获得足够的电流去驱动记录器工作。

（四）记录器

记录器将心电信号的电流变化转换为机械移动。传统模拟式心电图机通常使用动圈式记录器或位置反馈式记录器，而现代数字式心电图机则采用热线阵打印式记录器。

（五）走纸机构

走纸机构由马达传动结构和控制电路组成。走纸机构能将记录纸的线速度稳定在25或50mm/s内。

三、使用与安全

微课

（一）心电图机的导联

在人体表面的相关部位安放两个电极。电极通过导联线分别与心电信号放大器的正、负极相连。通过电极以描记体表两点间的电位差。这种电极的放置方法及电极与心电图机的连接方式称为心电图导联。心电图机的常用导联包括标准肢体导联、加压单极肢体导联和胸导联。

1.标准肢体导联　最早使用的传统方式，属于双极导联的一种。它包括标准第一导联（Ⅰ）、第二导联（Ⅱ）和第三导联（Ⅲ）。标准肢体导联是指探查电极分别置于右上肢（R）、左上肢（L）及左下肢（LF），并与心电图机的正极相连，将中心电端与心电图机的负极相连。

医药大学堂
www.YIYAODXT.COM

2. 加压单极肢体导联 由标准肢体导联改进而来。加压单极肢体导联（aVR 、aVL 和 aVF 导联）的连接方式是断开测量肢体与中心电端的连接，在波形不改变的基础上使振幅增大50%。

3. 胸导联 将探查电极放在前胸壁，无关电极与威尔逊中心端连接，电极的安放位置有6个，分别称为V1~V6胸导联。

根据国际标准12导联体系，在四肢和胸部一共需要放置10个探查电极，依次为右上肢（R）、左上肢（L）、左下肢（LF）和右下肢（RF）、右胸骨边缘第4肋间空间（V1）、左胸骨边缘第4肋间空间（V2）、V2和V4中间（V3）、锁骨中线第5肋间空间（V4）、腋下线前与V4同一高度（V5）、腋下线上与V4同一高度（V6）。四肢通常采用平板电极，胸部通常采用吸附式电极。一般采用银 – 氯化银或不锈钢等适合作为乏极化电极的材质作为电极材料。

（二）心电图机的性能指标

为了正确地使用及维护心电图机，需要先了解心电图机的主要性能参数。以下是几项主要技术参数。

1. 共模抑制比 反映仪器的抗共模干扰能力，可表示为$CMRR = A_d/A_{cm}$，其中A_d为系统总的差模增益，A_{cm}为系统总的共模增益。共模抑制比常用分贝（dB）表示，即$CMRR = 20\lg(A_d/A_{cm})$。心电图机的共模抑制比应大于60dB以上，现在一般都能做到100dB以上。

2. 频率响应 反映不同频率信号的不同灵敏度。对0.1~25Hz频率范围内信号，心电图机的频率响应曲线必须是平坦的（$< \pm 0.5$dB）。截止频率是指灵敏度下降到70.7%（-3dB）时的频率。频率响应范围是指高频截止频率和低频截止频率之间的通频带范围。对于诊断用的心电图机的频响要求是0.05~100Hz；对于监护用的心电图机则频响要求可低些，如0.1~40Hz。

3. 时间常数 反映仪器的低频特性。实际测量时，记录1mV标准信号幅度下降到37%时所需要的时间，要求大于3.2秒。

4. 灵敏度 输入1mV电压时描笔的偏转量。实际测量时，至少分3档（×0.5、×1和×2），即5、10和20mm/mV。

5. 走纸速度 记录纸每秒移动的距离。实际测量时，记录纸的匀速运动速度为25或50mm/s。

6. 阻尼 用输入1mV矩形波来判别描笔记录的动态响应。实际测量时，应使阻尼处在临界阻尼状态，避免欠阻尼和过阻尼，数字心电图机没有该项指标。

（三）心电图机的安全指标

目前，心电图机的安全性执行GB 9706.1—2007《医用电气设备 第1部分：安全通用要求》及专用安全标准GB 10793.2000《医用电气设备 第2部分：心电图机安全专用要求》，必须符合Ⅰ类CF型设备的规定。出于心电图机的使用安全，电路保护设计是必需的。一方面保障使用者的人身安全；另一方面保护高精度的元器件免受静电等的干扰，包含电介质强度、患者漏电流、患者辅助电流、外壳漏电流等安全性指标。

四、临床应用与发展

在临床中，通常使用的多道心电图机有3道、4道、6道、8道、12道这几种类型。有些多道心电图机还同时具有多路波形显示、心电自动分析等功能。这些功能在很大程度上方便了医务人员的操作和使用。

目前，各类多道心电图机在心内科、急诊科、儿科、监护病房、心功能室、健康体检中心、保健中心、基础医学部、临床研究室等科室广泛使用。通过多道心电图机对心电图进行检查和分析，可以发现一些单道心电图机较难分析的心脏疾病，如宽QRS波心动过速的鉴别诊断，室内传导阻滞的诊断，多行期前收缩的定位、定性和识别，QT离散度和心律失常的分析和诊断等。

由于心电图与心脏的生理功能存在密切的对应关系，因此心脏的生理功能失常通常可以从心电图的波形变化上反映出来。心电图检查有助于心肌缺血、心肌梗死、心律失常、心脏缺损、心脏房室肥厚、心脏异位搏动等心脏疾病的诊断。

尽管心电图在临床上具有重要的诊断价值。然而，有些心电图的改变不是特异性的，在进行心电图检查时，还需要与其他必要的实验室检查相配合。

第三节　脑电图机

一、简介

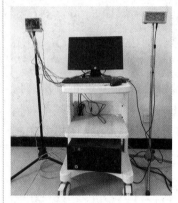

大脑是人类中枢神经系统的核心组成部分，大脑皮层中有多达上百亿个神经元细胞。神经元细胞是人脑活动的基础，它们产生自发的生物电活动。通过电极记录大脑神经活动的电信号变化曲线，形成脑电图。检测和记录脑电信号的仪器为脑电图机（图2-4）。

（一）脑电图的基本特征

通常记录到的脑电图可认为类似正弦波。以正弦波为主波进行分析，脑电图同样具有周期、振幅、相位、频率等基本特征。脑电图的振幅一般经常变化，并不恒定。临床中常用频率描述脑电图。

图2-4　脑电图机

（二）脑电信号的分类

脑电信号作为一种有节律的神经电活动，在人处于睡眠、困倦、兴奋等不同情况时，波形、频率、振幅等会产生明显差别。按频率不同，脑电信号分为以下几种（图2-5）。

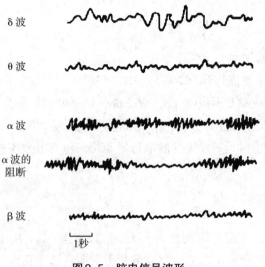

δ波

θ波

α波

α波的阻断

β波

1秒

图2-5　脑电信号波形

1.Delta波（δ波）　频率范围0.5~3.5Hz，振幅范围20~200μV。常见于成人慢波睡眠时或婴儿的脑电图中，在深度麻醉、缺氧、某些疾病如皮质下病变等情况下也可能出现。

2.Theta波（θ波） 频率范围4~7Hz，振幅范围20~150μV。在人处于深度和专注思维状态时，或幼儿的脑电图中常出现，有时青少年或成人处于嗜睡状态也会出现。

3.Alpha波（α波） 频率范围8~13Hz，振幅范围20~100μV。在闭眼和放松状态下最明显。睁眼、思考问题或受到其他刺激时，α波消失并出现快波，这一现象称为α波的阻断。

4.Beta波（β波） 频率范围13~32Hz，振幅范围5~20μV。安静闭目时只在额叶出现，当人处于警觉、焦虑状态下，β波增加。被测者睁眼视物，或听到突然音响，或进行思考活动时，头皮其他部位也出现β波，β波出现代表大脑皮质兴奋。

二、基本结构与工作原理

作为一种非侵入性的大脑探测手段，脑电图机通过电极获取微弱的生物电信号，经过放大器放大后，由记录器绘出图形。脑电图机结构主要包含输入、放大、记录、电源以及其他辅助仪器等部分（图2-6）。

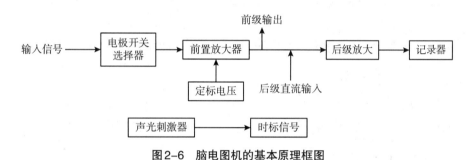

图2-6 脑电图机的基本原理框图

（一）输入部分

输入部分包括分线盒、导联选择器、电极电阻检测装置和标准电压信号发生装置。

（二）放大部分

放大部分包括前置放大器、增益调节器、时间常数调节器、高频滤波器、后级电压放大器和功率放大电路。

（三）记录部分

记录部分包括记录笔、磁带记录、计算机存储记录、拍摄记录等方式。

（四）电源部分

一般采用多组直流稳压电源给各部分电路供电。

（五）其他辅助仪器部分

通常配有声光刺激器、电子刺激器、脑电频率分析器以及记录装置等辅助仪器，用以记录机体受到某种刺激导致的脑电信号改变。

三、使用与安全

（一）脑电图机的导联

目前国际上广泛采用10-20系统电极法放置脑电电极。以鼻根到枕骨粗隆连成的正中线为准，在此线左右等距的相应部位定出左右前额点、额点、中央点、顶点和枕点，前额点的位置在鼻根上相当于鼻根至枕骨粗隆的10%处，额点在前额点之后相当于鼻根至前额点距离的2倍即鼻根正中线距离20%处，向后中央、顶、枕诸点的间隔均为20%。脑电图描记头皮上两个电极间电位差的波形，每一导联包含两个电极，分别接入放大器的两个输入端。

（二）脑电图机的性能指标

1.最大灵敏度 输入一定数值的电压以后，脑电图机记录笔偏转的幅度。最大灵敏度与放大器电压放大倍数直接相关。

2.噪声电平 脑电图机整机电路自身产生的噪声折合到放大器输入端的等效值。一般脑电图机的噪声指标为2~3μV。

3.时间常数 反映脑电图机的低频性能。

4.共模抑制比 反映脑电图机的抗干扰能力。

5.滤波 脑电图机的高频滤波特性，用于滤掉如肌电干扰、环境的高频干扰等一些不需要的高频信号。

6.频率响应 输入相同幅值的信号时，输出波形的幅值随输入信号频率变化而变化的特性。

（三）脑电图机的安全指标

目前，脑电图机的安全性执行GB 9706.1—2007《医用电气设备 第1部分：安全通用要求》及专用安全标准GB 9706.26—2005《医用电气设备 第2—26部分：脑电图机安全专用要求》。

四、临床应用与发展

脑电图在癫痫、颅内炎症、颅脑损伤、脑血管病、神经系统疾病等领域均是重要的检查手段。随着放大器、集成电路、微控制技术的不断发展，脑电图机不断推陈出新，从机械性的老式脑电图机，到现在主流的数字化脑电图机，从最初的8导联脑电图机，逐渐发展到16导、32导、40导、64导、128导、196导，甚至256导脑电图机。

PPT

第四节　肌电图机

一、简介

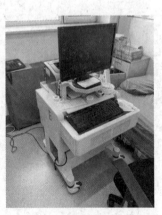

兴奋和收缩是骨骼肌的基本机能，产生骨骼肌的电位变化。肌细胞中存在不同的生物电位，包括静息电位、动作电位、终板电位和损伤电位。肌肉生物电活动随时间变化的曲线称为肌电图。检测和记录肌电信号的仪器为肌电图机（图2-7）。

通过研究骨骼肌不同状态下的肌电图，可以了解周围神经和骨骼肌功能状态。肌电图检查一般包括自发肌电图检查和诱发肌电图检查。

（一）自发肌电图检查

自发肌电图检查，包括插入电位、静息电位、运动单位电位等检查。

图2-7 肌电图机

医药大学堂
WWW.YIYAODXT.COM

1.插入电位 插入松弛的肌肉或移动针电极时，针电极对肌纤维一瞬间机械刺激在肌电图上出现一簇突然爆发的动作电位。

2.静息电位 插入完全放松时正常神经所支配的肌肉，肌肉没有电活动，肌电图呈现为一条平直的线，称为静息电位。

3.运动单位电位 表示肌肉功能的最小单位，由一个运动神经元和由它支配的肌纤维构成。正常肌肉轻微收缩时，肌电图上出现的动作电位称为运动单位电位。

（二）诱发肌电图检查

通过刺激周围神经引起神经兴奋，神经再把这种兴奋传递给终板使肌肉收缩，产生动作电位，可以进行诱发肌电图检查。诱发肌电图可以测定神经的传导速度和各种反射以及神经兴奋性和肌肉的兴奋反应，了解周围神经肌肉装置的机能状态，在周围神经疾病和中枢疾病的诊断上具有重要意义。

二、基本结构与工作原理

肌电图机主要由电极、前置放大器、信号处理系统、刺激系统、输出系统、电源系统等部分组成（图2-8）。

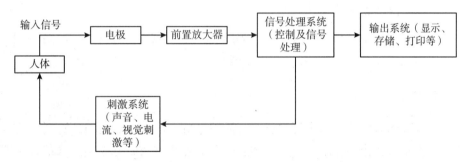

图2-8 肌电图机的基本原理框图

（一）电极

肌电图机的信号是通过电极来采集的，记录肌肉的电生理活动，可以使用插入肌肉的针电极，也可使用安置在肌肉表面的皮肤电极。

（二）前置放大器

肌电图机的前置放大器必须具备高输入阻抗、低噪声及高共模抑制比等特性。

（三）信号处理系统

肌电信号如果直接放大处理，因为背景噪声的存在，有效电信号将无法显现出来，所以必须经过处理，目前一般采用叠加平均技术。

（四）刺激系统

通过声音、电流、视觉等刺激信号，引发听觉诱发电位、体感诱发电位、视觉诱发电位等。通过皮肤电极或针电极将电刺激直接作用于神经干上，可用于神经传导速度测定。

（五）输出系统

具备显示、存储、打印等功能。肌电图机还会配置扩音器，用电位发出的声响辨别其来处。

（六）电源系统

各部分电路以稳压电源供电。一般由如 ±12V、±24V 等多组电源输出。

三、使用与安全

（一）肌电图机的性能指标

1. 放大灵敏度　5~5000μV/div。
2. 共模抑制比　≥100dB。
3. 滤波　下限为2、10、20、100Hz，上限为5、2、1、0.5kHz。
4. 输入阻抗　≥10MΩ。
5. 噪声　<3μV。
6. 扫描速度　1、2、5、10、20、50、100、200ms/cm，误差为 ±5%。
7. 刺激频率　0.5、1、2、5、10、20、50Hz，误差为 ±5%。
8. 刺激脉宽　0.1、0.2、0.5、1ms，误差为 ±10%。
9. 刺激幅度　0~300V。

（二）肌电图机的安全指标

按 GB 9706.1—2007《医用电气设备 第1部分：安全通用要求》执行，符合其中Ⅰ类BF型设备的规定。

四、临床应用与发展

肌电图在人体基础医学研究、生理学研究、病理分析、体育科学运动分析、人机工程和康复辅助等领域都发挥了重要作用。近年来，表面肌电图机可通过表面电极在被试者的皮肤表面上采集信号，因其具有安全无创，测试过程中被试可以运动，适用于儿童被试者、医学监护、运动肌肉分析等优点，逐渐得到了推广和应用。

第五节　医用监护设备

一、简介

随着生物医学工程和相关学科的不断发展，医用监护设备已经成为生理信号检测设备中不可缺少的一大类设备，在临床护理中起着越来越重要的作用。医用监护设备是一种用来测量和监视患者生理参数，并可以将测量结果与已知设定值进行比较，当测量结果出现超差时可以发出报警的装置。医用监护设备可以向医护人员提供患者生命体征的重要信息，帮助临床医师更加及时、全面、准确地掌握患者病情变化的情况，为临床医师进行应急处理、制定治疗方案、获得最佳治疗效果提供重要依据。医用监护设备广泛应用于医院的重症监护病房、冠心病监护病房、麻醉手术室及有关临床科室。随着计算机和信号处理技术的不断发展以及临床对危重患者和潜在危险患者监护要求的不断提高，医用监护设备的监测参数越来越多，操作界面更加友好简便，结构组合更加灵活，网络功能也越来越完善。

PPT

微课

（一）意义和作用

在临床治疗过程中，必须对危重患者进行持续监测。一旦发生险情，需要立即报警，通知医师及时抢救。医用监护设备可以对人体的生理参数进行长时间的连续检测，可以对检测结果进行存储、显示、分析和比较，当检测结果出现超差时可发出报警。由于某些病症现象出现的时间短暂，需要借助较长时间不间断的监测才能记录到异常现象，供临床医师诊断。

医用监护仪的使用，减轻了医务人员的劳动强度，提高了护理工作的效率，使医师能随时了解病情。当出现危急情况时可以及时通知医师进行处理，医用监护仪的使用大大降低了危重患者的死亡率，提高了护理质量。

（二）临床应用范围

目前根据临床护理对象不同，临床中已经开发和设计出以下几类护理监护病房：①重症监护病房；②冠心病护理病房；③肾透析病房；④儿科和新生儿病房；⑤外伤护理病房；⑥手术中和手术后护理病房；⑦高压氧舱监护病房；⑧放射线治疗机的患者监护病房。

（三）监护仪的分类

1.按检测参数分类 可分为单参数监护仪和多参数监护仪。

（1）单参数监护仪 只能监护一个生理参数，适用范围较小。

（2）多参数监护仪 可同时监护多个生理参数，适用范围较大，目前绝大多数医用监护仪都是多参数监护仪。

2.按仪器构造分类 可分为一体式监护仪和插件式监护仪。

（1）一体式监护仪 具有专用的监测参数。监测到的患者的生理参数通过导线或其他连接管与监护仪主机相连接。一体式监护仪监测的生理参数是固定不可变的。

（2）插件式监护仪 每项监测参数都有一个插件。临床中可以根据实际监测需要，选择组合相应的插件与主机相连。插件式监护仪功能扩展升级快速、方便。在同一型号的插件式监护仪之间，插件可以调换使用。

3.按接收方式分类 可分为有线监护仪和遥测监护仪。

（1）有线监护仪 通过导线、导管将监测到的患者的生理参数与主机相连接，比较适用于医院病房内卧床患者的监护，具有工作可靠、不易受周围环境影响的优点，不足之处在于对患者的活动限制相对较多。

（2）遥测监护仪 通过无线的方式发射与接收患者的生理数据，比较适用于能够自由活动的患者，具有对患者的活动限制相对较少的优点，不足之处在于易受外部环境的干扰。

4.按使用范围分类 可分为床边监护仪、中央监护仪和远程监护系统。

（1）床边监护仪 设置在病床旁边与患者连接，对患者的各种生理参数进行连续监测的仪器。它可以与中央监护仪构成一个整体。

（2）中央监护仪 又称为中央监护系统，它由主监护仪和若干床边监护仪组成。主监护仪可以控制多个床边监护仪，对多个患者的情况进行同时监护。中央监护系统的一个重要任务是完成对各种异常的生理参数和病历的自动记录。

（3）远程监护系统 应用信息技术对患者生理参数进行远距离监护，它由监护中心、远端监测设备和通信网络组成。远程监护的生理参数主要有心电、血氧、血压、体温、心率、呼吸等。应用远程监护系统进行生理参数的采集、传输、分析和数字化管理，有效地实现了医师与患者之间的远程信息交互，免去患者去医院的往返奔波之苦，满足了人们足不出户、在家享受医疗保健的愿望。

5.按仪器功能分类 可分为通用监护仪和专用监护仪。

（1）通用监护仪 通常所说的床边监护仪，在医院重症监护病房、冠心病监护病房中广泛应用，主要监测心电、血氧、血压、体温、心率、呼吸等常用的生理参数。

（2）专用监护仪 具有特殊功能的医用监护仪，它主要针对某些疾病设计，在某些特定场所中使用，如冠心病监护仪、胎心监护仪、新生儿早产儿监护仪、呼吸率监护仪、心脏除颤监护仪、麻醉监护仪、脑电监护仪、颅内压监护仪、睡眠监护仪、手术监护仪、危重患者监护仪、高压氧舱监护仪、放射线治疗室监护仪、24小时动态心电监护仪、24小时动态血压监护仪等。

（四）医用自动监护系统

目前在医院临床应用中，采用微机技术的自动监护系统逐渐取代采用模拟电路技术的监护系统。自动监护系统可分为三大部分：①工业电视摄像与显示系统，用于监护患者的活动情况；②必要的抢救设备，如呼吸机、输液泵、除颤器、起搏器等；③医用多参数监护仪。对于医用多参数监护仪，可分为信号检测部分、信号的模拟处理部分、计算机部分和人机接口部分。

1.信号检测部分 采用电极、传感器以及遥测技术，获得人体的各种生理参数。通过电极，可以提取人体的电生理信息，例如心电、脑电、肌电等。通过传感器，可以获得有关患者生理状态的非电量信息。传感器有测血压、体温、呼吸、血氧等各种类型，其中每一种类型又有许多适合不同要求的传感器。医用监护仪中的传感器需要对生理参数进行长时间的连续稳定监测，且不能给患者带来不适和痛苦。因此，与一般的医用传感器相比，对它的设计要求更高，有待于今后进一步研究和发展。

2.信号的模拟处理部分 将检测部分采集到的生理信号采用模拟电路进行放大，同时减少噪声，提高信噪比，对信号中感兴趣的部分进行采样、调制、解调、阻抗匹配，最后将模拟信号转变为数字信号供计算机处理。模拟处理部分，信号放大十分重要。根据所测参数和所用传感器的不同，放大电路也不同。用于测量生物电位的放大器称为生物电放大器。与一般的放大器相比，生物电放大器的设计要求更严格。在监护仪中，心电信号放大器是常用的生物电放大器。

3.计算机部分 包括信号的运算、分析及诊断。根据监护仪的功能不同，有简单和复杂之分。简单的处理，如在体温超过限度、血压低于规定值时，能实现上、下限报警；复杂的处理，包括整台计算机和相应的输入、控制设备以及软件和硬件，可实现以下功能。

（1）计算 如在体积阻抗法中，由体积阻抗求差、求导，最后求心输出量。

（2）叠加平均 排除干扰，取得有用信号。

（3）进行复杂的运算和判断 如对心电信号自动分析和诊断，识别心电信号的P波、QRS波、T波，区别心动过缓、心动过速、期前收缩、二联脉、三联脉等。

（4）建立生理过程的数学模型 用规定分析的过程和指标，使仪器对患者的状态进行自动分析和判断。

4.人机接口部分 包括键盘输入、信号显示、记录、报警和网络接口等，实现监护仪与用户间的信息交换。

（1）键盘输入 录入信息，可实现设置生理参数的上、下限值，切换显示模式等功能。

（2）信号显示 采用液晶屏或CRT屏幕，显示监测到的生理参数值及其随时间变化的曲线，供医师分析。

（3）记录 采用记录仪，将监测到的生理参数记录保存，目前大多采用热线阵打印机。

（4）报警 采用光报警和声报警，发出报警信号。

（5）通信接口 传递监护信息，可实现与中央监护系统联网。

二、生理信息监护仪

（一）多参数床边监护仪

多参数床边监护仪（图2-9），是一种用来对危重患者的众多生理参数进行长时间、连续、实时监测，经分析处理，实现自动报警、自动记录的监护装置。多参数床边监护仪的使用，不仅减轻了医务人员的劳动强度，提高了护理工作的效率，而且可以随时了解患者的病情，在出现危急情况时可及时报警，提高护理质量，大幅降低了危重患者的死亡率。多参数床边监护仪通常包括信号采集、信号处理、人机接口三大部分。

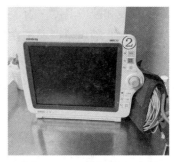

图2-9 多参数床边监护仪

1.组成

（1）信号采集部分 根据电生理参数（心电、脑电、肌电等）和非电生理参数（血压、体温、血氧饱和度、脉搏、呼吸、心输出量等）的不同特征，采用相应的电极与传感器，配备相关的检测电路，提取人体各类生理信息。

（2）信号处理部分 包括信号的模拟处理（放大、滤波、校正、变换、匹配、抗干扰等）和数字信号处理（计算、滤波、变换、分析、识别、分类等）。信号的模拟处理采用硬件电子电路来完成，数字信号处理采用计算机软件来实现。

（3）人机接口部分 可进行信号显示、记录与报警，实现监护仪与用户间的信息交换，是仪器的输入、输出装置。其中，通常采用液晶屏显示各类波形、文字、数字和统计曲线，并提供图形或色光报警信息，采用扬声器进行声报警，采用各类记录仪将监测到的生理参数记录保存，供医师分析。多参数床边监护仪显示界面通常显示有心电波形（ECG）、心率（HR）、心输出量（CO）、有创血压（BP）、无创血压（NP）、血氧饱和度（SpO_2）、体温（T）等多种生理参数和患者的相关信息。

2.生理参数

（1）心电波形 多参数床边监护仪最基本的监护参数。屏幕上除显示心电波形外，同时会显示心率。一些监护仪还具有心律失常等自动分析功能。

（2）有创血压 采用血压传感器，利用心导管插入术，直接高精度监测动脉血压、中心静脉压、右心室压、右心房压等血压值。在危重患者的监护中，采用心导管插入术有创监测左、右心腔的血压值和血压波形，是进行患者心血管功能状态判别的主要信息来源。

（3）无创血压 通常采用柯氏音法和测振法，实现血压的无创测量。柯氏音法通过检测袖带下的脉搏声来测定血压。测振法借助微音器和压力传感器检测气袖内气体的振荡波，振荡波源于血管壁的搏动，测量振荡波的相关点可测定血压值。

（4）血氧饱和度 衡量人体血液携带氧能力的重要参数。血氧饱和度的测量目前广泛应用透射法双波长光电检测技术。检测红光、红外光通过动脉血引起光吸收的电流变化成分之比，以及红光、红外光通过表皮、肌肉、静脉血等非脉动组织引起光吸收的直流稳定分量值，计算血氧饱和度。由于光电信号脉动规律与心脏搏动规律一致，检出信号的周期可同时确定脉率，因此该方法也称为脉搏血氧饱和度测量。

（5）呼吸波与呼吸频率 通过热敏电阻传感器直接测量呼吸气流的温度变化，经过电桥电路将温度变化转换成电压信号，可以测量呼吸频率。由于呼吸运动时，胸壁肌肉交变张弛，胸廓交替变形，肌体组织的电阻抗随之交替变化，也可采用阻抗法测量呼吸频率。

（6）体温　了解生命状态的重要指标。常采用负温度系数的热敏电阻作为温度传感器，采用电桥作为检测电路，测量体温。现在已有集成化测温电路可供选用。高档的监护仪可提供两道以上的测温电路，用来测量两个不同部位的温差。体温探头可采用体表探头和体腔探头，分别用来监测体表和腔内温度。为了避免交叉传染，一些特殊场合也可以采用红外非接触测温技术。

（7）心输出量　心脏在单位时间内输出的血量，是衡量心功能的重要指标。心输出量的测量常采用漂浮导管和热稀释法。漂浮导管中有一腔开口，可进行心房压力监测，导管前端有热敏电阻探头。将生理盐水注入漂浮导管中，当生理盐水与血流混合后会发生温度变化，温度变化由导管前端的热敏电阻检出，通过计算获得心输出量。这种方法可高精度地重复测量不同时间的心输出量。

3.主要技术指标

（1）测量范围　根据不同的生理参数而定。各生理参数都在一定的范围内进行定标，如体温测量范围在19~45℃，SpO_2范围在0~100%，脉率范围在35~250次/分。

（2）频率响应　当输入正弦信号时，仪器输出与输入之间的幅值比，称为幅度频率响应。相位延滞随正弦信号频率而变化，称为相位频率响应。

（3）灵敏度　即在测量范围内，仪器稳定状态下，输出信号变化量与输入信号变化量之比。一般希望灵敏度高，且在满测量范围内保持稳定。

（4）线性度　反映仪器偏离输出与输入关系曲线呈线性的程度。输出量与输入量的实际关系曲线偏离直线的最大偏移值与输出满量程之比，表示非线性误差。

（5）分辨力　仪器所能检测出的输入信号最小变化的能力，如温度测量的分辨力为0.1℃。

（6）漂移　仪器在无输入的情况下，输出朝一个方向偏移的现象。由温度变化引起输出值的偏移称为温度漂移。零输入的情况下，输出值随时间的漂移称为零点漂移。

（二）多参数中央集中监护系统

多参数中央集中监护系统是用来同时监护多位患者的多个生理参数信息的系统。该系统能同时监护患者的心电、血压、脉搏、体温、血氧饱和度、呼吸等生理参数和波形。

1.组成和原理　多参数中央集中监护系统通常由中央集中监护仪和多个床边监护仪组成。床边监护仪和中央集中监护仪之间由接口电路和数据通信线路连接。中央集中监护仪可以向床边监护仪发送控制指令，直接控制其工作。床边监护仪的超限报警信号可以同时在中央集中监护仪上显示出来，并指出对应的床号和生理参数。中央集中监护仪采用高性能计算机，具有专用的中心监护系统软件；能根据需要显示多床位的心电波形，也可根据需要显示某个床位的多种生理参数波形，并在波形附近显示相应的生理参数值；能采用字符显示软件菜单、报警显示、操作说明等；能实现报警回顾及报警参数显示。中央集中监护仪具有专用的心律失常分析软件，能根据需要对某床位进行跟踪分析，根据报警要求自动转入更为迫切的危重患者的生理参数分析，并将分析结果显示在屏幕上。中央集中监护仪的功能调度都由硬件及各种软件菜单来实现。床边监护仪和中央集中监护仪之间采用串行总线通信方式实现网络互连。有些中央集中监护仪和床边监护仪之间采用了局域网的连接方式，通过网络设备方便地扩充了床边监护仪的数量。

2.核心技术

（1）主机　中央集中监护仪采用高性能计算机，是一个带远程终端和本地外围设备的多处理器系统。中央集中监护仪与多个床边监护仪相连接，从床边监护仪采集的波形有心电、血压、血氧、脉搏、呼吸波，采集的数据有心率、血压、血氧、体温、呼吸值，以及心率、心律失常、血压、呼吸、体温等超限报警、电极脱落报警信号。为了减轻床边监护仪与中央集中监护仪的通信压力，中央集中监护仪自身产生各种趋势图。中央集中监护仪实时地采集上述波形和数据，在显示器上显示出来，并根据需要进行心律失常等分析。

（2）外围设备

1）显示器　可以用色彩、字符、波形及表格等方式显示各类医务人员所关心的患者信息。

2）记录装置　一般配备有打印机或热敏阵列式记录仪，用于打印各种参数、趋势图以及实时描记心电波。

3）软件　可以对来自床边监护仪的参数报警、ST段报警和心律失常报警进行二次通告及报警管理，对每台床边监护仪长达240小时的趋势数据进行存储及回顾，具备开机自检和手动自检功能。开机自检主要是对主机的故障检查；手动自检主要包括显示器及有关主要接口芯片的故障检查。

4）与床边监护仪的连接　可以采用串行总线、联网方式或无线方式进行数据的传递。中央集中监护仪还可通过网络接口与临床信息系统相连，实现全院信息共享。

5）床边监护仪　用来对危重患者的生理生化参数进行实时、连续、长时间的监测，经过分析处理，对超出设定范围的参数可发出声光报警。

3.主要技术指标

（1）监护参数　基本参数有心电、无创血压、体温、脉搏、血氧饱和度、呼吸；选配参数有心输出量、有创血压、呼吸末二氧化碳分压等。

（2）监护数量　一般可管理4~16台床边监护仪。

（3）安全指标　按GB 9706.1—2007执行，符合I类CF型设备的规定。

4.临床应用　在重症监护病房、冠心病监护病房，多参数中央集中监护系统可同时对多位危重患者的心电、血压、体温、脉搏、血氧饱和度、呼吸等人体重要的生理参数进行实时监护，帮助医护人员及时发现患者身体状况是否恶化，便于及时抢救。

（三）动态心电监护仪

动态心电图是心电学的一个分支。动态心电监护仪（图2-10），采用便携式记录器，能连续监测人体24小时或更长时间的心电动态变化信息。通过计算机系统回放、处理和分析，由打印机输出心电图。通过动态心电图能够发现短暂性或一过性的异常心电变化，为临床诊断、治疗及研究提供了重要的客观依据。

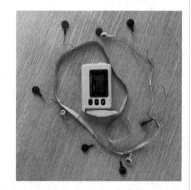

图2-10　动态心电监护仪

1.组成和原理　根据工作方式的不同，动态心电监护仪可分为回放分析型和实时分析型。目前临床应用中，以回放分析型为主。回放分析型动态心电监护仪由携带式记录盒和中央分析站组成。

携带式记录盒由电极、信号调理、微处理器、闪存卡及液晶显示器组成。心电信号经电极、心电电缆线引入记录盒中的信号调理电路，进行信号放大，去干扰滤波。微处理器一般采用自带模/数转换器的微处理器，将经过处理的模拟量心电信号转换为数字量，该数字量序列会被无压缩地存储在闪存卡中。闪存卡能保存24或48小时的心电信息。液晶显示器具备显示心电波形、开机状态、记录状态设置等功能。USB接口用于与中央分析站计算机连接，便于将存储在闪存卡中的心电数据上传至中央分析站。

中央分析站安装有心电分析软件，能从USB接口或从读卡器直接读取便携式记录盒上存储的心电数据，并能对这些数据进行快速阅读及处理，具有对24小时的心电波形进行分析、处理、检索、建档、管理、输出诊断报告及图形拷贝等功能。通过中央分析站的软件能够浏览和搜索感兴趣的波形，并将其显示出来；能对24小时心电波进行统计处理，实现按特征分类的全局浏览；能对心电数据加注和标记，修正实时分析中的错误；能提供一定的波形处理功能，特别是复杂波形的分析算法；能提供诊断报告的编辑功能，以及诊断报告硬拷贝的输出功能；能提供对患者长时间心电数据的管理功能。

2.临床应用　在心内科、儿科、心功能室、保健中心、综合诊疗中心等科室中，常使用动态心电监护仪检查分析，能及时发现和治疗早期心脏病及各类隐性、偶发性心律失常、心肌局部缺血等疾病。

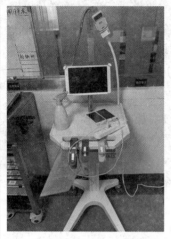

图2-11　无线遥测心电监护仪

（四）无线遥测心电监护仪

在对可行走患者的心电监护中，常采用无线遥测心电监护仪。与常规心电监护仪不同的是，无线遥测心电监护仪（图2-11）通常通过无线电电磁波传送患者的心电图。

无线遥测心电监护仪的主要组成部分包括测量电极、心电前置放大器、发射机、接收机、记录机和其他终端设备。患者的心电经过放大后调制在一个高频载波上，通过发射天线向空间辐射电磁波。远端的接收机通过接收电磁波、解调调制信号，将恢复的原先心电信号送至监护仪进行分析处理、显示和记录。

除了采用无线电电磁波外，无线遥测心电监护仪还可以采用红外光和超声等遥测方式进行心电信号的传送。

三、特种监护仪

（一）除颤监护仪

心脏除颤器是应用电击来抢救和治疗心律失常的医疗电子设备。当心脏的所有肌纤维在精确的同步收缩下，心脏才能产生有效搏动。当患者出现严重的快速性心律失常，如心房纤颤、心房扑动、室上性或室性心动过速时，常常造成不同程度的血流动力学障碍。尤其当患者发生心室颤动时，正常而规律性的心室收缩被快速无规律的心室颤动所代替，血液搏出严重锐减。如果正常的心律不能迅速恢复，患者很快就会死亡。除颤器是对心脏实施瞬间高能量电击，使心肌细胞去极化而停止不协调的收缩，然后窦房结能够恢复正常的窦性节律。

除颤监护仪（图2-12），是心脏除颤器与心电监护仪的组合装置。除了具有除颤器的功能外，还可以通过除颤电极或独立的心电监护电极获取心电信号，显示在监护屏上。它通常只作为心电监护仪使用，当出现心室颤动时发出报警，由操作者利用除颤器进行除颤，并可通过监视器观察除颤波形及除颤后的心电恢复波形。有的除颤监护仪除了有示波器显示之外，还带有记录仪。当

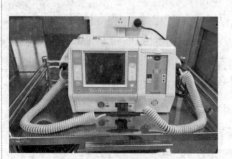

图2-12　除颤监护仪

心律出现异常或除颤之后能自动记录，将除颤器的输出波形以及异常心电图自动描记在记录纸上。

除颤监护仪由心电信号模拟放大电路、微处理器控制电路、电击除颤电路、高压放电电路、电池充电器、记录器等组成。

1.心电信号模拟放大电路　与心电图机的浮地前置放大电路工作原理基本相似。

2.微处理器控制系统　由主控电路、显示控制电路、

记录控制电路三部分组成。主控电路在仪器中起主导作用，对全系统进行控制，对操作控制部分的读取、患者心电信号的处理、除颤器放电和充电的控制、系统的自检诊断，以及通过软件计算心率、增益、放电电量等；显示控制电路接收心电信号和其他信息，进行同屏显示；记录控制电路接收主控电路送来的记录数据、控制打印，并反送记录器的相关状态信息。

3. 电击除颤电路　由充电器、高压电容器、高压充电变压器、电流变送器、2 个电击极板、极板接触及状态指示器、操作开关和切换用继电器等组成，是除颤治疗的最重要的电路部分。充电电路是一组直流−直流高压开关功率电源。在接到安全继电器工作信号、充电允许信号、充电时间控制信号后，充电电路脉宽调制器按照选定的充电时间要求，经过高压充电变压器输出线性上升的电流，经患者继电器充电位置开关对高压电容器充电。充电过程中，安全继电器脱开高压电容器上的分流电阻。电压检测电路检测出电容器上的电压，经缓冲送至控制板以便将要求的能量重复充电到规定值。放电时流向人体的峰值电流由高压电容器、高压电感、电流变送器、测试负载电阻、极板及人体阻抗等决定。电容器提供除颤能量，高压电感器用以平滑放电波形。电流变送器对放电电流分流，输送模拟心电信号放大电路作峰值检测用。两个极板与人体的接触阻抗尽量小。因此，在使用时必须涂导电膏，接触阻抗指示装置，直接指示极板接触的状态。

4. 软件　功能以主控处理机为核心，对模/数转换器进行服务，为显示处理及记录控制传送数据，读出面板开关键和能量选择开关的控制要求，患者心电信号的数字滤波、QRS 波的检出、心率计算报警，高压电容器的充电及放电控制，系统的自检等。

（二）麻醉深度监护仪

麻醉是指在手术时对伤害性刺激无反应、无回忆。麻醉强调对意识的抑制和对伤害刺激反应的抑制。麻醉是创造良好的手术条件所采取的保障患者安全的方法。在外科手术中，麻醉用药的安全变化范围很小，常因麻醉药物用量不足，患者会在手术过程中苏醒过来；也有许多人因用药过量，导致苏醒延迟而出现意外。尤其在临床麻醉中广泛使用肌松药后，"术中知晓"屡见报道。因此，麻醉深度的监测更加引起了临床医师的关注。在全身麻醉过程中，由于难以监测患者的麻醉状态，常常只是对其麻醉深度进行大概的估计，导致麻醉剂用量不准确，容易出现一些麻醉意外和并发症，因此，在外科手术中进行麻醉监护有着十分重要的意义。

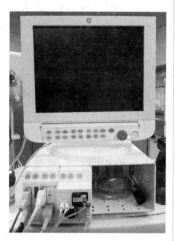

图 2-13　麻醉深度监护仪

目前，麻醉师主要依靠定性的身体特征，判断患者的麻醉程度，决定药物的使用量。这些自律行为的特征常会因不同患者对手术和麻醉剂的反应不同而缺乏准确性，而且使用药物也会减弱这些自律行为的变化。因此，需要更适当的技术来监控麻醉的深度，以提供更准确的参考指标。随着计算机技术的快速发展及其在医学领域的广泛应用，一些监护仪能通过对脑电图的检测和分析，自动评估麻醉深度。麻醉深度监护仪如图 2-13 所示。

第六节　可穿戴医疗设备

PPT

医药大学堂
www.yiyaodxt.com

一、简介

可穿戴设备通常指以人体为载体，通过便携式穿戴，结合电脑科技、多媒体、无线传输等，实现相应的业务功能的设备。随着交互技术、传感器技术、电池技术、通信技术、材料技术的快速发展，可穿戴设备不断推陈出新并应用于医疗领域。

由于可穿戴医疗设备具有对某些疾病进行预防和早期治疗，预防突发性疾病，实现长时间动态监测，持续跟踪患者情况，可提供更为全面的诊断数据等优点，因此越来越受人们关注。

二、可穿戴心电监测仪

可穿戴心电监测仪是一种新型心电监护设备。传统心电监测仪中各硬件部分通过线路连接，虽具有实用性，但不够灵活。可穿戴心电监测仪应用无线网络传输心电信号。

可穿戴心电监测仪主要包括传感器、信号处理模块、存储模块、数据传输模块、GPS定位模块、电源模块及配套移动端与数据库等部分。传感器将信号传输给数据采集卡。信号处理模块实时处理分析信号分析。存储模块记录近期数据。数据传输模块通过无线技术将数据传输到移动端或者数据库，供用户和医疗服务中心实时观察。GPS定位模块可上传位置信息。

患者通过使用可穿戴心电监测仪可以进行日常的自我监测，及时发现心脏病突发征兆，提前做出预防措施。移动端如手机上的配套软件可以提供心血管健康自我管理方案。医生可以通过可穿戴心电监测仪实时跟踪监测心血管疾病患者的生理信号变化。

三、可穿戴血糖分析仪

血糖分析仪在糖尿病患者的控制病情、预防并发症出现方面能够起到关键性作用。传统的血糖分析仪操作较烦琐，对老年糖尿病患者操作能力要求较高。可穿戴血糖分析仪采用微创或无创技术获取血糖信号，应用无线网络对患者进行实时快速的监测和健康指导。

微创连续监测血糖仪主要由传感器、转换器和接收器三部分组成。微创连续监测血糖仪原理跟血糖试纸类似，根据浅表皮肤组织液的葡萄糖浓度与血液葡萄糖浓度之间的对应关系，在皮下植入微型的葡萄糖氧化酶电极传感器，该传感器与组织液中葡萄糖接触发生反应后的化学信号转化为电信号，经过一定算法处理后传输到接收器上，从而读取血糖值。

无创血糖仪由带触控屏的主机和耳夹组成。通过测量超声波、电磁以及热量变化来计算血糖浓度。测试时只需将耳夹夹在耳垂上，约1分钟就可以知道血糖测试结果。

四、可穿戴脉搏监测仪

可穿戴脉搏监测仪通过将检测装置佩戴于人体腕部、胸部、四肢或足底等局部部位，实现对人体脉搏信号的实时监测，同时可采集心率、呼吸次数、温度、血压和行为姿态等生理信息。

可穿戴脉搏监测仪主要包含信号采集模块、信号处理模块、数据传输模块、电源模块。信号采集模块包含光源、光感受器、滤波放大电路。当人体脉搏周期性搏动时，充血容积发生周期性变化，二极管透光率随之改变，光电转换器接收经血液反射回来的光信号，将其转为电信号。信号经过采样滤波放大处理，通过无线传输模块上传至手机移动端以及数据库。

可穿戴脉搏监测仪在实现人体脉搏测量基础上，实现无线数据传输，比传统脉搏检测仪更便于携带，适用于多场景，有利于对患者进行长期的监测，也便于患者进行自我健康管理。

五、可穿戴胎心监护仪

胎心监护是了解母体生命体征和胎儿健康状况，保障两者安全健康的重要手段。可穿戴胎心监护仪在胎心监护的基础上，信息化、物联网化，提升了胎心监护的实时性、便携性。可穿戴胎心监护仪可以减少孕产妇路程往返的时间与风险，节约时间与经济成本；可以远程传输数据至医

PPT

学服务中心，累计长期数据，便于医生根据监测信息快速反应，并进行整体把握与诊断。

可穿戴胎心监护仪主要由信号采集系统、移动端和信息分析系统组成。信号采集系统运用多普勒超声探头获取胎心信号，通过蓝牙技术上传数据至移动端和信息分析系统，供孕产妇和医生进行查看与分析。

第七节　其他生理信息检测设备

一、温度计

体温是机体内部的温度，它是反映人体健康状况的一项重要指标。体温对疾病的诊断、治疗和护理有重要影响，有深部温度和表层温度之分。由于深部温度不易测试，临床上常用腋窝、口腔、直肠等处的温度来代表机体体温。用于测量人体温度的仪器称为体温计。体温测量主要有接触式和非接触式两种方式。

（一）接触式体温测量仪

常用的接触式体温测量仪有水银体温计和电子体温计。使用这类体温计进行测量时，体温计与被测部位应充分接触，可精确测得相应部位的温度。

1.水银体温计　利用水银热胀冷缩的物理特性进行体温测量（图2-14）。因其结构简单、性能稳定而被广泛应用。但其热平衡时间长（一般需3~4分钟），测量速度慢；采用折光原理读取数据困难，且准确度较低；水银复位不方便，易破碎，破碎后会带来汞污染。

2.电子体温计　利用温度传感器将体温以数字形式显示（图2-15）。在实际使用中，电子体温计读数清晰、灵敏度高、测量时间短、安全、携带方便，具有记忆及蜂鸣器提示功能。可作为电子体温计的温度敏感元件有热敏电阻、热电偶等。

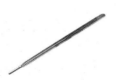

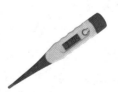

图2-14　水银体温计　　　　　图2-15　电子体温计

（1）热敏电阻　温度敏感传感器，用镍、锰、钴等金属氧化物制成，其电阻值会随温度的变化而变化。常用的热敏电阻有两种。阻值随温度升高而升高的热敏电阻，称为正温度系数热敏电阻；阻值随温度升高而降低的热敏电阻，称为负温度系数热敏电阻。医用温度计的热敏电阻探头必须做得很小而且很轻，这样它对温度变化的响应速度就能很快。

（2）热电偶　连接在一起的两种不同金属构成的温度传感器，它基于1821年Seebeck发现的热电动势效应。当两种不同金属的2个连接端点分别置于不同的温度下时，就会产生电动势。电动势的大小取决于两端的温度差以及金属材料的特性。这意味着热电偶只能识别两端之间的温度差，而不能直接测量热力学温度。利用"冷端补偿"原理开发的专用集成电路可以实现对被测物体进行热力学温度检测。热电偶体积小，响应快，结构设计灵活可靠，非常适用于在体测量。通过皮下注射器或导管可以将热电偶插入人体，在许多医疗仪器、深部组织温度监测、低温治疗等医学领域都有热电偶的应用。

（二）非接触式体温测量仪

非接触式体温测量仪多用在不方便进行直接测温或对人体核心温度不太关注的场合，如红外体温测量仪。红外体温测量仪，采用红外辐射测温的原理，通过红外线传感器检测物体放射的红外线来测出物体的相应温度。在临床使用过程中，与水银体温计相比，红外体温计操作简单、读数方便、测量时间短、安全可靠、减少了交叉感染的机会。不足之处是使用时易受环境的影响，空气中灰尘过多会影响红外线的传播，周围有温度过高的物体会影响被测者的温度等。红外测温技术早已被广泛应用于航天、机械等工业领域，但由于医用环境对精度、卫生等具有特殊的要求，直到20世纪80年代才逐渐进入医疗保健领域。目前应用中的红外体温测量仪大致可以分为耳腔式红外体温测量仪、表皮式红外体温测量仪、医用红外热成像仪、红外体温监测仪4种。不同形式的红外体温测量仪又具有不同的特点。

1.耳腔式红外体温测量仪 下丘脑被视为人体体温调节的主要中枢，由于其血管与耳膜区域直接相通，因此可以将耳膜温度作为评估人体核心温度的最佳部位。耳腔式红外体温测量仪常采用热释电探测器作为传感器。当遇到温度变化时热释电传感器会产生电动势，根据所产生的电动势的强度来计算热辐射的强度。需要注意的是，使用耳腔式红外体温测量仪时，需将探头插入人的耳道内，这对操作人员的要求很高，还需要配备一次性探头，以防止交叉感染。尽管红外体温测量仪使用方便快捷，但由于其自身局限性的原因，并不适合在机场、海关等人群聚集的地区进行快速筛查，一般多用于医院门诊或家庭自测。

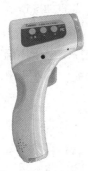

2.表皮式红外体温测量仪 用于测量人体表面皮肤的温度，常用的是额温计（图2-16）。与耳温计原理相似，额温计采用热探测器探测人体额头皮肤的红外辐射强度，将其转换分析以得到人体额头温度信息。由于其所测量的部位为人体的额头皮肤，不用接触或介入体内，所以使用起来较耳腔式红外体温测量仪更加方便。但与耳膜温度能代表人体体温不同，由于被测者自身情况特点及环境温度等诸多复杂因素的影响，有时额头温度与体温之间的差异会很明显，因此在临床上不能作为体温的医学确认。

图2-16 额温计

3.医用红外热成像仪 原理与表皮式、耳腔式红外测温基本一致，不同之处在于，红外热成像仪显示的是整个人体体温分布的二维投影。其红外探测部分是一个阵列，在信号的采集、传输与处理上较上述温度计更为复杂，而且还要随时显示人体的二维图像，其显示单元部分也是一整块大显示屏，主要显示被测者辐射强度的强弱分布。更高级的红外热成像仪还添加了复杂的光学系统和冷却系统，成本大大高于普通的红外热成像仪，一般只在大型医院或实验室中使用。

4.红外体温监测仪 近年来在SARS、甲型H1N1流感、COVID-19等传染病暴发流行期间逐渐广泛使用的一类特殊的非接触式体温测量仪。其目的是为了对具有发热症状的人群进行快速筛查。这类仪器的原理与表皮式红外温度测量仪相同，以测量人的额头皮肤温度为主，主要用于人流较大的公共场所如车站、机场、海关等。根据探头固定与否可分为2种类型：一种主要通过探头的转动来寻找目标区域额头并最终完成测量；另一种则采用固定探头的方式，在人流行进的过程中捕捉目标区域的温度信息。与表皮式红外体温测量仪相同，红外体温监测仪所测的都是皮肤表面温度，并不能代表人体实际温度，而且大多是在公共场所使用，更容易受环境等诸多复杂因素的影响，因此只能用于传染病暴发等非常时期发热症状的初步筛查。虽然对某些无发热症状的人群具有一定程度的漏检，也不能排查出处于潜伏期的患者，但由于其简单方便的优点，仍不失为传染病暴发流行期间对发热人群进行快速筛查的有效方法。

二、血压计

（一）血压测量基础

血液在血管内流动时对血管壁产生的侧压力，称为血压。血管有动脉、静脉和毛细血管，血压可分为有动脉血压、静脉血压和毛细血管血压。我们通常所说的血压是动脉血压的简称。心室收缩将血液射入动脉，通过血液对动脉管壁产生侧压力，使管壁扩张，并形成动脉血压。心室舒张不射血时，扩张的动脉管壁发生弹性回缩，从而继续推动血液前进，并使动脉内保持一定血压。心室收缩时，动脉血压所达到的最高值称为收缩压。心室舒张时，动脉血压下降，它所达到的最低值称为舒张压。收缩压与舒张压之差称脉压，它表示血压脉动量，一定程度上反映了心脏的收缩能力。血压测量可分为直接测量血压和间接测量血压两种方法。直接测量血压法精确、可靠，但它属于一种创伤性检查。因此，临床上广泛应用血压计间接测量血压。

（二）血压的直接测量法

借助X射线透视技术监视导管顶端的位置，通过导管术的方法，将导管送至需要测量的位置。导管术不仅用来测量动脉压，还可以测量和监视中心静脉压、肺动脉和肺毛细血管楔入压及左心房、左心室等的压力。插入肝、肾附近的血管，用以检查肝脏和肾脏的病变。

直接血压测量方法将导管通过穿刺植入被测部位的血管内，导管的体外端口直接与压力传感器连接，在导管内注入生理盐水。由于流体具有压力传递作用，血管内压力将通过导管内的液体被传递到外部的压力传感器上，从而可获得血管内压力变化的动态波形，通过特定的计算方法可获得收缩压、舒张压和平均压。

在进行有创血压监测开始时，要对仪器进行校零处理。监测过程中，要随时保持压力传感器部分与心脏在同一水平上。为了防止导管被凝血堵塞，要不断注入肝素盐水冲洗导管。由于运动可能使导管移动位置或退出，因此要牢牢固定导管，并注意检查，必要时进行调整。

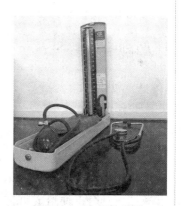

图2-17　水银血压计

（三）血压的间接测量法

1.柯氏音法　水银血压计（图2-17）测量血压采用柯氏音法。先用连接水银柱的袖带将被测者的臂膀扎住，关闭阀门，然后对袖带打气，再适当松开阀门进行放气。在放气期间，将听诊器听筒放在袖带与臂膀之间的动脉附近，听脉搏音。开始时因为袖带压力大将脉搏阻断，声音很小或几乎没有声音。随着袖带压力下降，脉搏音逐渐增大，在一个点上会感到声音明显增大。脉搏音增大到最大后，又逐渐减小，最后声音变调、消失。上述过程中，脉搏音明显增大的时刻所对应的水银柱高度为收缩压，而脉搏音从大到小开始变调的时刻所对应的为舒张压。

2.测振法　电子血压计（图2-18）通常采用测振法。测振法的基本原理是在血压检测部位施加外力，当外力超过某一值后，在减压过程中根据检测到的脉搏波和压力值计算出血压值，也称为示波法。与柯氏音法相比，测振法不同之处在于，放气过程中不是检测柯氏音，而是检测气袖内气体的振荡波。

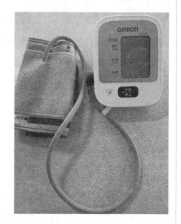

图2-18　电子血压计

振荡波起源于血管壁的搏动。当气袖压高于收缩压时，动脉被压闭，此时因近端脉搏的冲击而呈现细小的振荡波；当气袖压小于收缩压时，则波幅增大；当气袖压等于平均压时，动脉管壁处于去负荷状态，波幅达到最大值；当气袖压小于舒张压以后，动脉管腔在舒张期已充分扩展，管壁刚性增加，因而波幅维持在较小的水平。因此，只需要在气袖放气过程中连续测定振荡波。振荡波一般呈现近似于抛物线的轨迹，振荡波的包络线所对应的气袖压力就间接地反映了动脉血压。

充气袖套由一压缩气泵充气，用电磁阀来进行放气。启动测量后，电磁阀闭合，气泵打气，到设定值时停止打气，此时袖带气压保持恒定。处理器记录压力信号，并识别脉搏振动信号。当确认有脉搏振动信号后，记录此时的振动强度信号，处理器发出以台阶量逐步放气的指令，并检测袖带压力，检测到脉搏振动信号后继续放气到下一级台阶。当压力下降量到达设定值时，立即关闭电磁阀，保持袖带压力，开始新的一轮压力及振动信号的记录。记录到振动信号后再到下一个台阶测量。

三、听力计

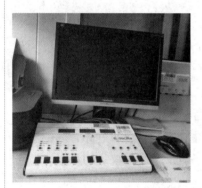

图2-19　听力计

听力计是用来测试人的听觉能力的声学电子仪器（图2-19）。听力计由纯音振荡器、以分贝为标度的衰减器和耳机（气导和骨导）组成。受试者戴上听力计的耳机后，记录能听到的声压级（dB）。频率一般采用125、500、1000、2000、3000、4000和8000Hz。通过将不同频率测得的结果，以声压级为纵坐标，以频率为横坐标画出听力曲线，再与标准零级曲线做比较，即可判断受试者的听力是否有所损失，以及在某一频率上损失的若干分贝数。纯音听力计是应用电声学原理设计研制而成的综合性测试仪器。通过电子振荡、放大、衰减等线路产生不同强度的多种纯音和掩蔽噪声信号，经耳机传送，以测试人耳听觉功能。

（一）分类

1.按功能分类

（1）一型听力计（高级诊断听力计）　操作方便，多为双通道，有两套独立的系统。气导最大输出为120dB，骨导最大输出为70dB，频率范围一般为125~10kHz。具有宽带和窄带两种掩蔽噪声，能将噪声加到同侧或对侧骨导或气导耳机。采用数码或液晶显示分贝值和频率，设有15dB衰减挡。具有多种测试功能，除基本纯音气、骨导测试外，还可进行声场测听、言语测听、辨差阈、声衰减、短增量敏感指数、交替双耳响度平衡试验和啭音测试等。

（2）二型听力计（诊断听力计）　气导最大输出为110dB，骨导最大输出为60dB，频率范围为125Hz~8kHz。能发出连续纯音或脉冲音，并有调幅装置。设有白噪声及窄带两种掩蔽噪声。可进行口声、唱片或录音磁带等言语测听。

（3）三型听力计（简便诊断听力计）　气导最大输出为100dB，骨导最大输出为50dB，频率范围为250Hz~8kHz。有或没有掩蔽噪声。体积小，便于携带，适用于基层单位或巡诊。

（4）四型听力计（筛选听力计）　只有气导，没有骨导，听力级在0~70dB或90dB之间，频率范围为250Hz~4kHz或6kHz，分集体筛选与便携式筛选两种。

（5）五型听力计　听力级及频率更加简单，最低要求未做硬性规定，可按需选定。

2.按操作方式分类

（1）手控听力计　测试信号的出现、听力级的改变、频率的选择、结果的记录均需手动操作。

（2）自动记录听力计　测试信号的出现、频率的选择是自动的，听力级改变的方向由受试者控制，自动记录受试者的反应。

（3）计算机控制听力计　检查程序由计算机控制。

（二）临床应用

听力计是听功能测试用的电声仪器，是近代耳病诊治和听力学研究的重要设备，应用于临床、科研等方面，可以为听力损失的定性、定量和定位诊断提供重要依据。

四、视觉电生理检查系统

当视网膜被光照射或图像刺激时，视觉系统中不同神经元所产生的生物电活动可以用视觉电生理检查系统进行测定。视觉电生理检查系统（图2-20），应用视觉形成过程中生物电的变化作为观察指标，可以对视觉系统疾病进行鉴别和诊断，进而可以对视觉系统疾病进行病情监视、预后评估、疗效鉴定和发病机制研究。视觉电生理检查系统是一种无创伤性的视觉功能客观检查方法，目前已被越来越广泛地应用于眼科临床中。

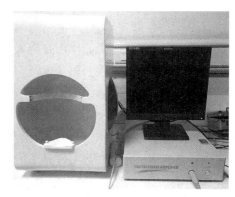

图2-20　视觉电生理检查系统

视觉电生理检查，包括眼电图、视网膜电图及视觉诱发电位三大部分。其中，眼电图主要反映视网膜色素上皮光感受器复合体的功能。视网膜电图主要反映视网膜感光细胞到双极细胞及无长突细胞的功能。视觉诱发电位主要反映视网膜神经节细胞至视觉中枢的传导功能。根据刺激方式和刺激条件的不同，如闪光或图像刺激、视网膜适应状态、刺激光的强度和频率、刺激光的颜色、图像翻转频率和对比度等，每项检查方法又可分为许多更加特定的检查方法。

眼电图用来记录眼睛运动引起的电位变化。在眼电图测量时，将一对电极附着在眼睛的两近侧。当眼睛在固定参考点位置时，定义眼电图的电位为零。当眼球水平移动时，眼电图的电位发生变化。眼电图可以提供眼睛运动的取向、角速度、角加速度的信息，也可用于研究药物对眼运动的影响，还可用于研究睡眠和视角搜查时眼运动的情况。

当视网膜受到瞬间闪光刺激时，安放在网膜内表面或角膜上的探测电极与安放在前额或耳垂部位的参考电极之间可以记录到短暂的电位顺序变化，从而获得视网膜电图。

视觉电生理检查作为一种无创伤性的视觉功能客观检查方法，不仅适合于一般的患者，更适合于不能进行心理物理检查的患者，如智力低下者、婴幼儿或伪盲者。对屈光间质混浊，看不到眼底者，视觉电生理检查可以克服混浊的障碍，测定患者的视功能。对白内障、玻璃体混浊、视网膜脱离手术前的视觉电生理检查可以帮助预测手术后视力的恢复情况。如果将各种视觉电生理检查方法联合应用，可以对整个视觉系统疾病进行分层定位诊断，并可以实现从功能上对视觉系统进行断层扫描。因而，在眼科临床中，视觉电生理检查已得到越来越广泛的应用。

本章小结

人体生理信息有电生理和非电生理信息。心电图机、脑电图机、肌电图机通过电极检测并记录人体生物电活动变化曲线。医用监护设备可以监测人体各项生理参数，当监测结果出现超差时报警。可穿戴设备通过便携式穿戴实现生理信息监测。体温测量有接触式和非接触式测量。血压测量包括直接测量法和间接测量法。听力计用于测试人的听觉能力。视觉电生理检查系统用于视觉系统疾病的鉴别诊断。

习题

习题

一、单项选择题

1.生物电测量电极的作用是将人体中存在的（　　）。

A.离子电流转换为电子电流　　　　　　　　B.电子电流直接提取

C.电子电流转换为离子电流　　　　　　　　D.以上都不是

2.心电图5个波P、Q、R、S、T中，T波表示（　　）。

A.心室去极　　　　　B.心房去极　　　　　C.心室复极　　　　　D.心房复极

3.心电测量的导联数一般是（　　）。

A.1　　　　　　　　B.3　　　　　　　　C.6　　　　　　　　D.12

4.心电测量时，aVR导联属于（　　）。

A.单极胸导联　　　　　　　　　　　　　　B.双极胸导联

C.单极加压肢体导联　　　　　　　　　　　D.双极加压肢体导联

5.根据频率和振幅不同，脑电波分为 α 和（　　）。

A.δ、β、γ波　　　　　B.σ、β、θ波　　　　　C.δ、β、λ波　　　　　D.β、θ、δ波

6.与脑电图机相比，心电图机一般没有（　　）。

A.滤波电路　　　　　　　　　　　　　　　B.声光刺激器

C.导联切换电路　　　　　　　　　　　　　D.放大电路

7.脑电电极的放置采用（　　）。

A.10-10系统电极法　　　　　　　　　　　B.10-20系统电极法

C.20-10系统电极法　　　　　　　　　　　D.20-20系统电极法

8.脑电图机、心电图机、肌电图机都不具备（　　）。

A.波形描记或打印电路　　　　　　　　　　B.放大滤波电路

C.声音监听电路　　　　　　　　　　　　　D.电源整流电路

9.利用测振法测血压时，同时记录袖带中的静压和（　　）。

A.袖带中的振荡波压力　　　　　　　　　　B.袖带中的压力变化

C.血管中的脉搏波　　　　　　　　　　　　D.手腕的脉搏波

二、简答题

1.心电图机有哪些常用导联？

2.监护仪器有哪些分类？

3.血压测量有哪些方法？

（陈文山　陈琴怡）

第三章 医用超声诊断与治疗设备

第一节 概　述

PPT

案例讨论

案例 一位孕妇（11W+3D）在超声科准备做NT检查，预约20~24W的系统检查。孕妇问："超声检查会不会对我宝宝的未来发育产生影响？"医生耐心地说："超声检查不存在电离辐射，请放心检查。"检查过程中，孕妇又问："我约的是彩超，你们的图像为什么是黑白的，是不是骗我呢？一会儿能否帮我看看宝宝是男是女？"

讨论 孕妇为何要做超声检查？为什么不能做CT或磁共振检查？如果你是大夫会怎样回答第二个问题？

超声波成像技术（ultrasound imaging，UI）可以分为基于回波扫描的超声探测技术和基于多普勒效应的超声探测技术。基于回波扫描的超声探测技术主要用于解剖学范畴的检测，了解器官的组织形态学方面的状况和变化。基于多普勒效应的超声探测技术主要用于了解组织器官的功能状况和血流动力学方面的生理病理状况，如观测血流状态、心脏的运动状况和血管是否栓塞检查等方面。

医用超声成像具有无创、实时性好、时间分辨率高等特点。成像的基础是一束超声波在穿过不同组织分界面时会发生部分反射。如果把反射波作为时间的函数来接收，并已知超声波在组织中的传播速度，那么就可获得组织分界面的位置信息。超声波成像不仅用于显示形态和解剖，还可用于评价血流和心肌的运动速度。血流成像的物理基础是多普勒效应（Doppler Effect），被称为彩色多普勒成像。

超声波本质上是一种频率较高的声波。声波按频率高低分成三类：次声波、可听声波和超声波。可听声波的频率范围是20~20 000Hz，这是正常人耳所能听到的频率范围。频率低于20Hz的称为次声波，频率高于 20 000Hz 的称为超声波。医用超声诊断设备是用压电晶体制成的超声换能器（ultrasonic transducer）来产生超声波，其工作频率大多数在 2~20MHz。

一、医用超声成像技术的发展

1880年，法国物理学家居里兄弟发现了压电现象（压电效应），从超声换能器发射和接收超声波的起点到今天超声成像技术有了一个巨大的飞跃，超声成像技术的发展经历了萌芽期、成熟期和快速发展期。

（一）发展简史

1.萌芽期（1942~1972年） 超声波作为医学诊断手段的第一次应用可追溯到1942年，两个奥地利人采用超声波的传播定位了大脑中的肿瘤。1949年，有人给出了第一个脉冲–回波系统的蓝图。

20世纪50年代获得了二维超声波灰度图。1950年，美国的 D·H·Howry 利用复合圆周扫描法得到第一张人体组织横断面的超声影像图。1952年，Wild 应用 A 型超声诊断设备进行医学诊断。同年，B 型超声诊断应用于临床实践。1956年，多普勒技术诞生。1965年，西门子公司开发出第一个可用于实时扫描的二维超声波扫描器。1968年，出现了电子电路控制的相控阵技术。

2.成熟期（20世纪70年代中期~90年代中后期） 从20世纪70年代中期以后，电子超声波扫描技术逐渐被推广。1991年，美国推出世界上第一台全数字化超声系统。20世纪90年代中后期，医学超声成像设备向两极发展：一方面便携超声诊断设备大量进入市场；另一方面向综合化、自动化、定量化和多功能等方向发展，介入超声、全数字化电脑超声成像、三维成像及超声组织定性不断取得进展，推动了超声设备和诊断技术持续发展。

3.快速发展期（21世纪初期至今） 超声三维成像技术是超声诊断技术领域的一项重大突破，它可获得三度空间上的图像信息，从而弥补平面成像技术的不足。纵观超声诊断技术的发展，经历了一个点（A型超声）、线（M型超声）、面（B型超声）、体（三维超声）的发展过程；也是一个由一维向多维，由静态成像向实时动态成像，由单参量诊断向多参量诊断技术发展的过程。

（二）发展趋势

超声医学设备正向着专门化、智能化和柔性组合化发展。不断朝模拟和数字聚焦、单维和多维显示、幅度和频移转换、静态兼动态成像、全息和全身诊断、多功能和多种类的探头配备、融合WINDOWS/IOS操作平台、数字化信息检测、网络化远程通信、多图像多功能存储系统、多系统并行工作的超级超声诊断设备的方向迈进。改善超声工作流程，将人工智能整合到超声中，即时超声（POCUS）的广泛临床使用，新的超声可视化方法以及多传感器集成和融合等技术的出现，将会大幅提升临床诊疗效率，开创全身超声的智能化新时代。

二、医用超声诊断设备的分类

超声诊断的种类较多，而且互有交叉，分类复杂，目前国内外均未统一，按显示回声方式和空间的不同，分类如下。

1.超声示波诊断法——A型超声成像（A-mode） 一种幅度调制型（amplitude modulation）模式，是最早应用于临床的类型。其显示方式如同示波器，横坐标是超声的传播时间，也代表探测深度，纵坐标是反射波的幅度，代表回声强度，反映声学界面的声阻抗差。超声波每遇到一个界面，就产生一个回声波，根据回波信号的大小和分布的疏密做出诊断，如图 3-1 所示。

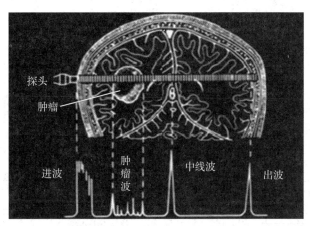

图3-1 医用A型超声诊断设备原理

A型超声始于1912年，奥地利科学家K.T.Duusik首先应用超声穿透法来探测颅脑疾病。A型属于一维超声成像，其回波图只能反映沿声束传播路径上组织的反射情况，不能提供解剖图形。目前A型超声主要用于眼轴测量、脑中线探测等。

2.超声光点扫描法——M型超声成像（M-mode） A型成像检查运动的脏器时，声学界面的位置随时变化，回波图所显示的波形也随时间而改变，因此得不到稳定的波形图。如果将回波信号加至示波管的亮度调制极，图像的亮度就表示回波的强度；以图像的纵轴表示探测深度；示波管水平偏转电极上加一慢扫描时间电压，图像的横轴则代表时间。这样，就能获得各反射界面的运动曲线图，即M型超声成像，如图3-2所示。

1954年，瑞典科学家Edler和Hertz应用超声探伤设备获得了世界上第一幅心脏M型图像。M型仍属一维超声成像，只适用于运动脏器如心脏、大血管的探查，可获得心室壁、血管壁的运动曲线。对于静止的声学界面，运动曲线将变为水平直线。

3.二维超声显像诊断法——B型超声成像（B-mode） 因采用亮度调制（brightness modulaton）模式而得名，也称二维灰阶成像或黑白成像。它是目前临床上应用最基本、最广泛的超声成像方式，现代超声多普勒成像设备均以此成像方式为基础。其图像显示的是人体组织或脏器的二维断面图，可以实时动态地显示运动脏器的二维断面图，如图3-3所示。

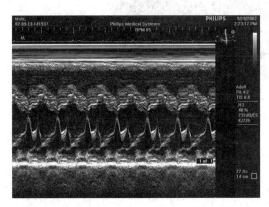

图3-2 M型超声图像

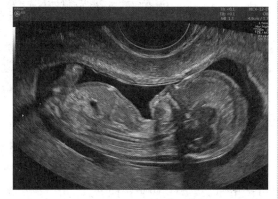

图3-3 B型超声图像

B型超声成像的研究始于20世纪50年代，70年代中期实时B型超声应用于临床。采用亮度调制方式，图像的纵轴仍代表深度，但在水平方向上声束却是高速扫描，能获得不同位置（角度）和深度方向上的界面反射回波。完成一次水平扫描后，便可得到一帧扫描平面内的二维超声断面图像，如图3-4所示。

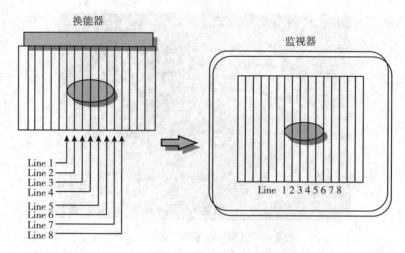

图3-4　B型超声成像示意图

4.超声频移诊断法——多普勒超声成像　从A型、M型到B型超声成像，都是利用超声波在声学界面（声阻抗差大于0.1%的界面）的反射特性成像，即超声探头发射超声波，在声学界面上产生反射或散射波，探头接收后根据返回信号的时间和强度处理显示，得到组织内部的结构信息，本质上都是声阻抗差成像。而多普勒超声成像则是利用多普勒效应，对运动的脏器或红细胞的反射（散射）波频移信号进行检测处理，获得运动目标的速度信息，本质上都是运动速度成像。传统的多普勒血流成像检测的是血液运动，后来出现的组织多普勒成像则是检测心肌、血管壁等组织的运动。如图3-5所示。

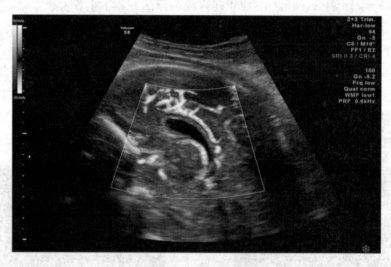

图3-5　CDFI图像

5.弹性成像（elastography）——E型超声成像　把获取的生物体材料的弹性信息转换成医生习惯的可见光图像，从而让医生能够通过可见光图像判别组织的材料力学特性，进而根据组织的软硬情况。判断相应组织或器官可能发生的病理改变以及其位置、形状和大小。弹性成像主要方式有两种：压力式弹性成像和剪切波式弹性成像。如图3-6所示。

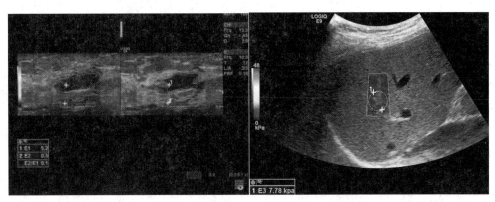

图3-6　压力式和剪切波式弹性成像图像

6.三维或四维超声诊断法——3D或4D超声成像　三维超声成像经历了四个发展阶段：第一阶段为静态三维超声成像，主要用于静止器官的三维显示；第二阶段是动态三维超声成像，用于显示运动的心脏，由于受数据采集速度的限制，构成动态三维图像的各个二维图像是在心电触发下分别于不同心动周期内采集得到的，进而脱机重建，因此并非真正意义上的实时三维成像；第三阶段为实时三维超声成像，由于实现了由机械驱动式扫描和自由臂扫描向一体化探头扫描的飞跃，所以扫描时间明显缩短，可以获得实时动态三维图像，但成像速度仍然很慢，时间分辨力低；第四阶段采用矩阵型排列的换能器，实现了声束在三维空间内的扫描，形成立体三维图像数据库，时间分辨力和空间分辨力获得了很大提高。实时动态三维超声成像也称为四维超声成像。

前三个阶段，三维超声成像的基本方法是将三维空间按照一定方式分成一系列连续的二维平面，利用已有的二维超声成像方法采集各个平面内的图像，并同步记录位置信息，如图3-7所示，然后应用计算机技术重建出三维图像。

第四阶段，二维面阵探头采用矩阵型排列的换能器，也就是将二维平面晶片按纵向、横向多线均匀切割成微小阵元，如图3-8所示。

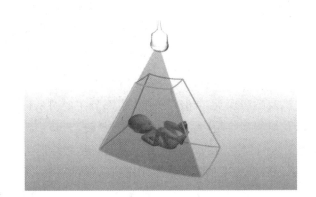

图3-7　三维成像的数据采集示意图

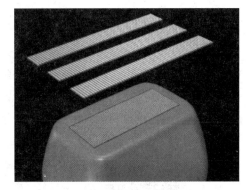

图3-8　二维面阵容积探头阵元示意图

对应于每一个阵元都配置相应的延迟线，发射与接收过程中只要改变每个阵元不同的延迟时间，就能在纵、横两个方向上进行声束控制和动态聚焦，改变波束的指向，实现波束在三维空间内的扫描，形成立体三维图像数据库。

现已可以实现彩色多普勒或能量多普勒信号的三维重建，用于观察血管走行和结构，判断组织血供情况及观察心腔血流的空间分布特性。

目前，临床所用的彩色多普勒超声诊断设备（简称彩超）实际上是一个综合性的超声诊断系统，它在B型超声图像上叠加彩色血流图，既能显示人体组织器官的形态结构，又能反映运动信息。

三、医用超声诊断设备的特点

目前医用超声诊断设备的种类非常繁多，它们的突出特点如下。

1.对人体无损伤 因超声波属于一种机械波，没有放射性损伤，也未出现过超声检查副作用的案例，所以这种检查的安全性非常的高，不损伤损害身体。对青春期、妊娠期以及孕期的女性都有良好的检查作用。这个特点也是与X射线诊断最主要的区别，特别适合于产科与婴幼儿的检查。

2.实时连续性好 超声检查可以动态地显示器官的运动以及血流状况，检查出相应的异常改变，实时进行身体上检测部位以及任意方向的检查，同时获取功能和形态学方面的信息，有利于病变的检出，实时连续性好。中档以上的超声诊断设备多留影像输出接口，使影像易于采用多种形式，如录像、打印、感光成像、计算机存储等留存及传输与交流。

3.检查成本低 超声检查操作便捷，检查快，费用低。短时间内能对患者进行反复多次检查，出结果快，易于快速诊断；费用低，可减轻患者经济压力。

4.图像优势互补 医用超声诊断设备采用超声脉冲回波方法进行探查，适用于胸腹脏器、心脏、眼科和妇产科的诊断，而对骨骼和含有气体的脏器组织，如肺部，则不能较好地成像，可与常规X射线诊断互相弥补。

第二节　医用超声诊断设备

💬 **案例讨论**

案例 超声临床医生使用超声诊断设备工作时，提出设备的穿透力、清晰度和对比度都不佳，希望临床应用工程师来调节参数，使超声达到最佳诊断效果。

讨论 临床应用工程师应该通过调节设备的哪些参数来改善超声图像质量呢？频率与穿透力和分辨力的关系如何？动态范围大小对图像对比度的影响如何？

一、简介

医用超声诊断设备主要有两大部分，即设备主机及超声探头。超声诊断主机部分主要对从探头接收回来的信号进行处理及显示。超声探头可以发射和接收超声，进行电声信号转换，将主机送来的电信号转变为高频振荡的超声信号，又能将从组织脏器反射回来的超声信号转变为电信号而显示于主机的显示器上。

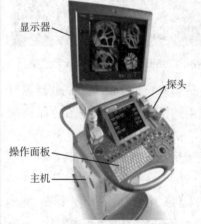

显示器
探头
操作面板
主机

图3-9　多普勒超声诊断设备组成

二、基本结构与工作原理

一台完整的医用超声多普勒成像设备外观如图3-9所示，主要包括探头、主机、操作面板和显示器。从功能上看，彩色多普勒超声诊断系统主要由B型超声成像和多普勒血流成像两大功能组成。B型超声的二维灰阶图像是基础，显示人体断面结构；在此基础上采集多普勒频谱，或叠加彩色多普勒血流图显示血流信息。用于检查心脏的超声系统，均包含有M型成像功能。高档的医用超声多普勒成像设备还具有三维成像系统。

PPT

医药大学学
WWW.YIYAOSXT.COM

（一）探头

超声探头（ultrasonic probe）是超声诊断设备必不可少的关键部件，它具有超声发射和接收双重功能。发射时将电激励信号转换为超声波（电能转换为机械能）进入人体，接收时将人体反射的超声波转换为电信号（机械能转换为电能）处理后成像。超声探头又称为换能器，其核心部件是压电材料（压电振子）。其性能和品质直接影响整机的性能，它参与超声信号的时–空处理，可收敛波束，提高超声图像的横向分辨力和纵向分辨力，提高超声仪器的灵敏度，增大探测深度。

1.压电效应与压电材料　某些电介质材料在一定方向上受到外力作用而变形时，其内部会产生电极化现象，在某两个相对的表面上分别出现正、负相反的电荷；当外力消失后，电荷亦消失；变形方向改变时，电荷的极性也随之改变，这种现象称为正压电效应。相反，在这些材料的极化方向上施加电场，这些材料也会发生变形；电场去掉后，形变随之消失；电场极性反转，形变亦会反转，这种现象称为逆压电效应。如图3-10所示。具有压电效应的材料称为压电材料。将高频交变电激励信号作用于压电材料，根据逆压电效应使其产生高频振动而发射超声波；超声波作用于压电材料使之产生高频振动、变形时，根据正压电效应其两个电极面将会出现交变的电信号，从而达到接收超声信号的目的。

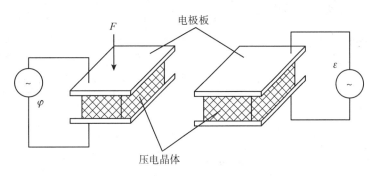

图3-10　压电晶体的两种效应

压电效应仅存在于无对称中心的晶体中，这些晶体都具有各向异性结构，而各向同性的材料不会产生压电效应。外力作用下使晶格发生形变时，晶体中的正、负电荷重心可能被分开而产生表面电荷。目前压电材料种类日益丰富，包括无机压电材料和有机压电材料两大类，无机压电材料又分为压电晶体和压电陶瓷。

2.探头的结构　超声探头种类繁多，性能各异。但基本结构包括超声换能器、外壳、连接电缆和其他部分。

（1）超声换能器　超声探头完成超声波和电信号相互转换的核心组件，其功能是发射超声波和接收超声回波。主要由声透镜（acoustic lens）、匹配层（matching layer）（一层或多层）、压电振子（或压电晶体阵列）和吸收块组成。如图3-11所示。

（2）外壳　功能主要是支撑、屏蔽、密封和保护换能器。

（3）连接电缆　功能是连接换能器和主机。

（4）其他部分　因探头功能类型而异，主要由机械探头的动力、位置信号检测和传动机构等部分组成。

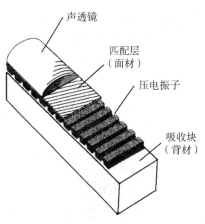

图3-11　探头结构示意图

3. 探头的分类 超声探头的分类方法很多。按诊断部位可分为：眼科探头、心脏探头、腹部探头、小器官探头和腔内探头等。按应用方式可分为：体外探头、腔内探头、介入探头（或其他探头加上穿刺架）和术中探头等。按探头中换能器所用的晶体振元数目可分为：单元式探头和多元式（阵列式）探头。按波束控制方式可分为：线扫探头、相控阵探头、机械扇扫探头和面阵探头等。按发射或接收的超声波频率可分为：单频探头、变频探头和宽频探头等。按工作原理可分为：脉冲回波式探头（pulse echo ultrasonic probe）和多普勒式探头（Doppler ultrasonic probe）。

多普勒式探头主要利用多普勒效应来测量血流参量，以进行心血管疾病的诊断，亦可用于胎儿监护，分为连续波（concatenation wave，CW）和脉冲波（pulse wave，PW）多普勒探头。

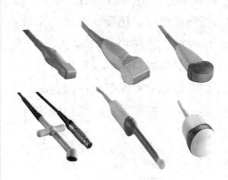

图3-12　各类超声探头

图3-12中，从左上至右依次为凸阵探头（腹部探头）、线阵探头（小器官探头或高频探头）、相控阵探头（心脏探头）。从左下至右依次为三维一体化探头、阴式容积探头（经直肠或阴道探头）、CW多普勒笔式探头（心脏或小儿科探头）。

4. 探头的频率 早期探头只有一个工作频率，称为单频探头。该频率为发射时振幅最强的频率，也是探头的标称频率，如2.5MHz探头、3.5MHz探头等。目前大多数超声诊断设备的探头可以在多种频率下工作，称为变频探头。通过人为选择，同一探头可选择多种工作频率，如3.5MHz、5.0MHz。宽频探头发射的超声波有一个很宽的频带范围（例如5~12MHz），无法用中心频率来标称探头的工作频率。

（二）主机

频谱多普勒采集的只是一维声束上的血流信息，M型成像显示的也只是一维声束上心室壁的运动。因此，这两种成像方式都属于一维成像。彩色血流图显示的是二维平面上的血流信息，与B型图像一样，属于二维成像。三维成像目前多数以二维成像为基础，采用旋转或摆动的方式采集三维空间的信息。一台医用超声多普勒成像设备能同时具有以上成像功能，主机内包括了B型或M型成像系统、频谱多普勒系统和彩色血流成像系统等。

三、使用与安全

（一）工作环境要求

（1）机房应具有良好的防尘、通风、采光和照明，显示器屏幕要避免强光直接照射。天气干燥的季节，操作者应穿纯棉工作服，以防止人体静电损坏设备。

（2）机器的供电电源、接地装置应符合说明书规定的要求。如电源条件不佳，应配备有足够功率余量的、工频输出方式的稳压电源，并按要求接地。

（3）配备超声图像工作站时，应选用设备厂家推荐的产品，以防止因差频干扰而降低图像质量。

（二）探头使用要求

超声诊断设备的核心部件是超声探头，因此，在使用时应着重保护好探头。

（1）在开机使用时，若检查患者暂停，应及时按冻结键，使超声处于冻结状态。

（2）有些探头不允许接触某些有机溶剂。应使用非油性、无腐蚀性的耦合剂。

（3）小心保护探头表面，防止划损。使用前需检查（表面及电缆），若有损坏应更换。

（4）使用完毕，及时用湿纱布或柔软的卫生纸擦净，不得高温消毒。

（5）非水密封探头不能浸水使用，以免损坏探头内部电路。

为了减少和避免超声诊断设备发生故障，应做好日常保养和性能参数的定期校正。

（三）日常保养要求

在日常使用中，应注意保持诊断设备表面清洁。每日使用完毕，用洁净的、潮湿的纯棉布擦净灰尘和汗渍等。用洁净的毛刷清扫按键、开关缝隙内的灰尘。超声探头的声透镜表面应用洁净的、潮湿的纯棉布轻擦去除黏附的耦合剂，不能跌落，避免剧烈震动。探头与主机间的连接线保持自然放松的状态。经常检查电源电压是否在正常范围内，尤其是配有不间断电源的机器，在不间断电源正常工作后再打开超声。电源异常时，应停止工作。定期检查各部分接地线是否连接正常，接地电阻应不大于4Ω。定期清除机内灰尘，特别是机内各通风口的滤网。实施保养时，严禁通电，确保超声与人身安全，确认无误后方可通电。检查并旋紧各固定螺丝，特别是主机脚轮，以免在移动中发生意外。

（四）参数的定期校正

超声诊断设备各成像参数以及包括显示器的主要参数都会影响成像质量，因此，要定期对机器的各参数进行校正。显示器的对比度、亮度、饱和度等参数根据工作的需要随时调整；探头的参数以及电路的主要参数应由专业人员调整。

四、临床应用与发展

（一）医用超声诊断设备的临床应用

（1）检测实质性脏器的大小、形态及物理特性。超声检查可以测定肝、脾、腹、肾、甲状腺、子宫及卵巢、前列腺等实质性脏器的大小，了解其外形及内部结构，并根据组织结构的回声特征，发现各种类型的病变。

（2）检测某些囊性器官（如胆囊、胆道、膀胱等）的形态、走向及功能状态。

（3）检测心脏、大血管和外周血管的结构、功能及血流动力学状态。

（4）检测脏器内各种占位性病变的物理特性，鉴别占位性病变是实质性、囊性还是混合性，并能部分鉴别良恶性。

（5）检测各种积液，并初步估计积液量。

（6）引导穿刺、活检及导管插入，即介入性超声的应用。

（二）医用超声诊断设备的发展

1.超声成像技术与参数开发　雷达原理的控阵扫描技术；非线性二次谐波成像技术；可提高纵向（轴向）分辨力的高频超声成像技术；具有宽频载波的超宽频带成像技术，高密度阵元探头技术和电子矩阵的探头技术；多通道采集信号技术；超声TUI断层成像技术，按传播方式又可分超声透射成像和超声反射成像技术；利用超声干涉和衍射原理的全息超声成像技术；超声液面成像术和断面合成全息成像术；超声显微镜技术；探头的动态聚焦和变频功能新技术。

2.依托计算机硬件和软件开发的超声新技术　电子全程聚焦技术；三维空间超声技术；三维图像重建技术；用二维阵列式换能器进行容积式扫描技术；三维立体电影回放图像的四维超声技术；以红细胞背向散射原理为基础的灰阶血流技术。

3.**参量成像技术开发** 超声剂量学和定量超声诊断技术；压力式和剪切波式弹性成像技术。

4.**超声临床应用新技术开发** 借助胶囊技术的无线超声探头技术；借助内窥镜技术的腔内超声探头技术；介入式超声引导、微创手术技术。

现代医学超声设备正向着专门化、智能化、柔性组合化的方向发展。

📖 **拓展阅读**

剪切波式弹性成像技术

新一代超声剪切波弹性成像系统是一种能够全面应用于表浅组织、腹部脏器、血管等方面的组织弹性成像技术。根据组织硬度弹性值的不同，能有效鉴别实性肿瘤的良恶性。对于恶性病变的诊断具有较高的特异性和敏感性，尤其对于甲状腺、乳腺、前列腺等小器官，能够完成常规超声不能完成的组织定量分析，可以实时、全幅、全定量地获得组织弹性（硬度）信息，为鉴别肿瘤的良恶性提供客观、量化的诊断依据。

第三节　医用超声治疗设备

PPT

💬 **案例讨论**

案例 某心脏超声治疗过程如下：将耦合剂均匀涂在左胸部心脏超声治疗区皮肤表面，准备工作即完成，按声强输出键即可进行治疗。耦合剂涂抹量以治疗探头在心脏超声治疗区皮肤上移动自如即可。耦合剂属医用等级，无毒无害。

讨论 超声耦合剂是根据某超声设备能量传导参数要求而配制的专用介质，可不可以用其他物质或其他成分的耦合剂替代？

一、简介

超声波治疗疾病属于自然疗法，在我国用于临床医学已有50多年历史，全国各大医院已积累了相当丰富的临床经验。其治疗效果得到了世界各国医疗机构的临床验证，对人体无创、无痛、无毒副作用。

超声治疗设备是指根据超声波能在人体内能产生温热、理化、震动的功效，及其具有的方向性强、能量集中、穿透力强的特点，将超声波能量作用于人体病变部位，进入人体肌肉、骨骼深层组织，直达病灶深处，对某种疾病进行治疗的设备。

超声的热效应可以使局部血管扩张，血流加速，也可利用超声的机械效应来解除挛缩，从而达到理疗目的，其主要特点如下：①使用单片式圆形平面换能器；②治疗头为手持式，直接接触体表辐射超声波能量，作用深度一般比较浅；③声强不超过3W/cm²。

超声治疗设备主要由一个高频电功率发生器和一个将电能转化成超声的治疗头组成。采用连续波或脉冲调制连续波方式输出能量，超声工作频率范围为500kHz~5MHz，超声输出总功率为数瓦至数十瓦。超声治疗设备具有结构简单、技术成熟、操作方便、适用范围广的特点，作为康复保健设备有较大的应用领域。

超声治疗设备分为单纯的超声波治疗和复合式超声治疗设备，复合式超声治疗是将超声治疗与低频电疗或中频电疗技术结合，使其同时作用在患者的病灶部位，所以产生了超声电疗设备、超声穴位治疗设备等"超声–电疗"复合式治疗设备。

二、基本结构与工作原理

（一）医用超声治疗设备的结构及参数

1.超声换能器 在超声频率范围内，将电能转换成超声能的器件。

2.治疗头 由手柄、换能器和将超声作用于患者局部的导声片（匹配层）构成的组件。

3.额定输出功率 在任何允许的网电压下，超声治疗设备的最大输出功率。

4.调制波形 对超声波幅度调制的时间包络波形，一般有正弦波、方波、三角波、锯齿波。

5.有效辐射面积 外推至治疗头前端面处的波束横截面积与无量纲因子的乘积。

6.有效声强 输出功率与有效辐射面积之比。

（二）医用超声治疗设备的工作原理

1.机械效应 超声振动可引起组织细胞内物质运动，由于超声的细微按摩，使细胞质流动、细胞振荡、旋转、摩擦；细胞的按摩作用（称为"内按摩"）可以改变细胞膜的通透性，刺激细胞半透膜的弥散过程，促进新陈代谢、加速血液和淋巴循环、改善细胞缺血缺氧状态，改善组织营养、改变蛋白合成率、使细胞内部结构发生变化，导致细胞的功能变化，提高再生机能，使坚硬的结缔组织延伸，软化组织，增强渗透，这是超声波治疗所独有的特性，因此具有独特的"调理"作用。

2.温热效应 人体组织对超声能量有比较大的吸收本领，超声波在人体组织中传播时，其能量被组织不断地吸收而变成热量，组织细胞的自身温度升高产热过程是机械能在介质中转变成热能的能量转换过程，即"内生热"。超声温热效应可增加血液循环、加速代谢、改善局部组织营养、增强酶的活力。一般情况下，超声波的温热作用对骨和结缔组织尤为显著。

3.理化效应 超声波的机械效应和温热效应又可促发若干物理及化学变化，继发弥散、触变、解聚、消炎、修复细胞五大作用。

三、使用与安全

（一）医用超声治疗设备的使用方法及注意事项

（1）由于超声波具有方向性强、能量集中、穿透力强的三大特点，所以应尽可能地做到对症调理，找准痛点和病变处，以达到最佳效果。

（2）由于超声波波束集中，能够进入人体深层细胞组织，所以用于中医穴位治疗效果更好，即超声穴位调理法。

（3）人对超声波的适应能力大小和耐受力不同，治疗时皮肤有温热和轻微针刺的感觉是正常反应，如果皮肤感到灼热，不能忍受则应降低治疗档位或暂停治疗。

（4）超声波调理必须要有足够的导声膏涂抹在皮肤表层，以便于超声导入人体，同时治疗头要完全接触皮肤才能保证超声波的正常传导。导声膏过少或探头与皮肤接触不良，超声波就难以传导入人体，探头易发烫受到损害；更不可用其他物品代替。

（5）超声探头必须围绕"调理部位"做往复式移动，不能固定或停留在某一部位。

（6）使用本设备将加速新陈代谢，排出毒素及废物，请多喝开水。

（7）超声与通常所运用的电子脉冲、微波等电磁波治疗完全不同，超声波调理所运用的声波能量是纯粹的机械波，无辐射。

（8）中药超声穴位导入调理法：使用中草药浓缩药膏，通过超声波作用，经皮肤穴位或黏膜导入人体体内，以达到药物治疗的目的，综合了中医穴位针灸、超声治疗和中药外敷的优点，三效合一、协同作用，实现针灸理疗化、理疗穴位化、中药外治化、外治增效化，是中西医结合研究的经验总结。

（二）医用超声波治疗设备的禁忌证

（1）严重出血性疾病及外科急病症，严重心、肝、肺等疾病，肾功能衰竭及其他危重患者禁用。

（2）装有心脏起搏器者，不准在心前区使用。

（3）妇女妊娠期、月经期暂停使用。

四、临床应用与发展

国内市场上常见的超声治疗设备有超声治疗机、超声穴位治疗设备、超声按摩设备、超声骨折治疗机、超声脑血管治疗设备、超声血管内介入治疗设备、超声减肥设备等。

（一）医用超声治疗设备的临床应用

1.**活血化瘀消炎镇痛**　用于腰腿病、颈椎病、关节病、骨质增生、肌肉关节酸痛肿胀、四肢麻木、肌肉痉挛、风湿及类风湿关节炎、肩周炎、腰椎间盘突出，关节韧带损伤和慢性劳损、跌打损伤等的治疗。

2.**康复科**　颈、肩、腰、腿痛，劳损。

3.**外科**　药物透入治疗，骨折愈合。

4.**神经科**　神经疼痛，脑血管意外偏瘫及脑中风后遗症的肢体运动障碍恢复。

5.**运动医学科**　软组织扭、挫伤，半月板损伤。

6.**皮肤科**　皮肤瘙痒，带状疱疹，硬皮症。

7.**泌尿科**　前列腺炎、前列腺增生。

8.**美容科**　美容及减肥。

（二）医用超声治疗设备的发展

（1）开展高强度聚焦超声治疗肿瘤的深入研究，拓展适应证、规范方法学和计量学。

（2）在非肿瘤疾病领域，超声治疗存在着巨大的发展空间和前景，如溶栓、止血、美容、理疗和保健等。

（3）对声空化效应的研究：现在用于临床的超声治疗技术，不管是治肿瘤，或是治疗非肿瘤性疾病，均是利用超声波作用与生物组织产生的热效应来达到治疗目的。而热效应要求措施治疗高、设备结构复杂、体积庞大。如能利用声空化效应作用来治疗，势必更具有发展前景。

医用超声治疗设备

聚焦超声热消融：一次性消融靶组织，通常靶组织的温度大于60℃。在病理学上所见靶组织是凝固性坏死，即靶组织蛋白凝固，是不可逆的热损伤，可使靶区内所有细胞坏死。聚焦超声热消融可作为一种主要的治疗手段，努力获得根治或肿瘤实质性破坏，是可以单独作用于肿瘤的治疗方法。

聚焦超声热疗：将靶组织加温到42℃以上50℃以下，增加细胞对其他损伤因子的敏感性，即使延长加热时间也不能完全杀死肿瘤细胞。聚焦超声热疗是放疗和化疗的增敏措施，即辅助治疗手段，单独应用的效果非常有限，并有增加转移的潜在可能。

本章小结

医用超声成像是一种在临床上已获得广泛应用的成像方式，它具有无创、实时性好、时间分辨率高等特点。按显示回声方式和空间的不同分为A型超声成像、B型超声成像、M型超声成像、多普勒超声成像、3D或4D超声成像。主要结构包括探头、主机、操作面板和显示器。超声治疗设备是根据超声波能在人体内能产生温热、理化、震动的功效，及其具有的方向性强、能量集中、穿透力强的特点，将超声波能量作用于人体病变部位，对某种疾病进行治疗的设备。

习题

习题

一、单项选择题

1.超声波（　　），探测（　　），分辨力越好。
　　A.频率越高，深度越大　　　　　　　　　　　　B.频率越低，深度越小
　　C.频率越高，深度越小　　　　　　　　　　　　D.频率越低，深度越大

2.纵向分辨力的值（　　），影响声像图上纵向界面的层理越清晰。对于连续超声波，可达到的理论分辨力等于半个波长。
　　A.越大　　　　　　　　B.越小　　　　　　　　C.适当　　　　　　　　D.未知

3.声束宽度越窄，侧向分辨力越好。而声束宽度与晶片（　　）有关。
　　A.直径和工作频率　　　B.厚度和工作频率　　　C.宽度和工作频率　　　D.直径和工作环境

4.传播距离相同时，超声衰减系数 α 越大，信号（　　）。
　　A.变化越小　　　　　　B.变化越大　　　　　　C.动态范围越小　　　　D.动态范围越大

5.显示器亮度和媒质衰减系数等都会影响侧向分辨力，所以在测量侧向分辨力时，一定要将设备的（　　）调到最佳状况。
　　A.幅度和亮度　　　　　B.增益和亮度　　　　　C.灰度和亮度　　　　　D.增益和灰度

6.重复频率越小，超声探测深度越深，超声发射脉冲的带宽（频带）越宽，其（　　）。

A.横向分辨力越小　　　B.纵向分辨力越小　　　C.纵向分辨力越高　　　D.横向分辨力越高

7.由于显示的影像是由运动回波信号对显示器扫描线实行辉度调制，并按时间顺序展开而获得一维空间（　　）图，故称之为M型超声成像诊断设备。

A.多点运动时序　　　B.单点运动时序　　　C.单点运动时间　　　D.多点运动时间

8.A型超声诊断设备因其回声显示采用（　　）而得名。

A.亮度调制　　　　　B.辉度调制　　　　　C.宽度调制　　　　　D.幅度调制

9.机械扇形扫描B超设备的超声波束以扇形方式扫查，可以不受透声窗口窄小的限制而保持（　　）。

A.较小的探查范围　　　B.较大的探查范围　　　C.较大的探查深度　　　D.较小的探查深度

10.M型超声诊断设备对人体中的运动脏器，如心脏、胎儿胎心、动脉血管等功能的检查具有优势，并可进行（　　）的测量。

A.一种心功能参数　　　　　　　　　　B.多种动脉血管功能参数

C.多种肝功能参数　　　　　　　　　　D.多种心功能参数

E.噪声和振动都很小

二、简答题

1.简述超声设备的日常保养。

2.简述数字扫描部分的作用。

（马敬研）

第四章　医用放射诊断与治疗设备

知识目标

1. **掌握**　X射线设备成像原理；核医学及放射治疗的基本原理。
2. **熟悉**　X射线设备的基本结构、重要参数；常见核医学设备及放射治疗设备的基本结构。
3. **了解**　医用X射线、X射线设备、CT的发展史。

能力目标

1. **学会**　X射线设备的工作原理和重要结构组成，为相关使用人员提供技术支持。
2. **具备**　X射线设备、核医学设备日常维护与保养的基本技能。

第一节　概　述

案例讨论

案例　2020年2月，国家卫健委发布《新型冠状病毒感染的肺炎的诊疗方案（试行第五版）》，规定将CT影像结果作为临床诊断病例的诊断标准（只限于湖北省内），对病毒胸部影像学临床特点总结为：早期呈现多发小斑片影及间质改变，以肺外带明显；进而发展为双肺多发磨玻璃影、浸润影，严重者可出现肺实变，胸腔积液少见。由于临床诊断情况比较复杂，所以在疫情防控的特定时间段，放射学诊断是辅助COVID-19诊断的有效依据，所用的影像设备是CT。

讨论　从诊断到确诊，为什么要使用CT作为COVID-19的诊断支持，而没有使用DR？

PPT

医用放射诊断与治疗设备是医学影像设备的重要组成部分。医用放射诊断设备利用人体不同组织间的密度差异成像，可以使医生获得受检者目标部位相应的灰阶影像，使受检者体内病变部位、范围、形状与周围组织的关系等信息被直观成像。核医学成像设备利用正常组织与病变组织之间的放射性核素浓度差别来显示脏器或病变与邻近组织的关系，主要用于疾病的早期诊断、辅助定性诊断、功能成像和基础医学研究。医用放射治疗设备利用高能量高穿透率的X射线来清除患者体内较深处的肿瘤细胞，而利用穿透率较低的电子射线治疗较浅部或体表的肿瘤细胞。医用放射诊断与治疗设备的发展促进了医学的发展，改变了医生传统工作方式，提高了手术成功率，挽救了患者的生命，已经成为现代医学中不可缺少的诊疗手段。本章主要介绍X射线成像设备、核医学成像设备、放射治疗设备。

一、X射线成像设备

医用X射线设备是应用最早、最普及的医学影像设备。通过人体不同器官或组织间对X射线吸收率的不同，以灰度差反映不同器官或组织间的密度差异。X射线成像设备主要包括常规X射线机、软射线X射线机、数字X射线摄影机（DR）、X射线计算机体层成像设备（CT）等。

从最早的气体X射线管、X射线机，到现在的数字化X射线机，X射线设备的发展始终以实现降低辐射剂量、不断提高图像分辨率为目标。随着热电子X射线圈、变压器式高压发生装置、三相高压发生装置、电容充放电X射线装置、旋转阳极X射线管的相继问世，X射线设备逐渐变得实用。20世纪中叶，X射线影像增强器、多功能遥控床、大功率旋转阳极X射线管的问世，使医生可以在明亮的操作室内遥控操作使用X射线机。21世纪初平板探测器的发明，使得X射线机逐渐进入数字化时代。

随着分析软件功能的不断完善，诊断人体部位开发应用到全身各部位。在针对心血管、肺部、骨骼、胃肠道的透视诊疗、综合分析，以及进行导管检查和介入治疗时，X射线成为临床医生的常用检查手段。

二、核医学成像设备

核医学成像设备是通过有选择地测量人体内的放射性核素所发出的γ射线来实现人体成像的设备，主要包括γ相机、单光子发射计算机体层成像设备（SPECT）和正电子发射体层成像设备（PET）。

1958年，第一台γ相机问世，它既可以提供疾病诊断的图像，又可以显示组织器官循环、代谢等方面的信息。但其属于平面显像，结构重叠，较深、微小病变显示效果差。20世纪70年代，SPECT和PET相续研制成功，使核医学成像从二维图像发展到三维图像阶段，显示的信息量和图像质量均较γ相机有了很大的提高。PET-CT融合设备的应用解决了普通核医学成像结构对比度低的缺陷，融合后的图像能同时显示出人体解剖结构和器官的代谢功能，达到了信息互补的目的。

三、放射治疗设备

放射治疗是治疗恶性肿瘤的三大重要手段之一，是一种利用放射线破坏肿瘤细胞的DNA，使其失去分裂与复制能力，达到缩小、消除肿瘤组织的临床方法。有60%~70%的恶性肿瘤患者需要接受放射治疗。其相关设备主要包括X射线治疗机、钴60治疗机、X刀、γ刀、医用直线加速器等。放射治疗设备的放射源主要包括三种：①放射性核素衰变产生的α、β、γ射线；②电子加速器产生的不同能量的X射线束和电子束；③重离子加速器产生的质子束、中子束等。

X射线治疗机与钴60治疗机属于早期放射治疗设备，现已应用不多，趋于淘汰。目前应用的放射治疗设备主要是医用电子直线加速器和立体定向放射外科设备（X刀、γ刀）。其中医用电子直线加速器是放疗领域的主流核心设备，随着放疗设备的不断发展，将进入主要以医用电子直线加速器为核心，多学科综合运用、外围设备综合配套的精确放疗时代。

课堂互动

学生思考：根据国家卫生健康委员会2018年3月下发的《关于发布大型医用设备配置许可管理目录（2018年）的通知》（国卫规划发〔2018〕5号）确定的甲、乙类大型医疗设备目录，CT属于哪类大型医疗设备？由哪一级卫生健康委员会负责审批？

教师解答：64排及以上X射线计算机断层扫描仪（64排及以上CT）属于乙类大型医疗设备，由省级卫生健康委员会负责配置管理。

PPT

第二节 X射线诊断装置

一、X射线成像原理

人体中的软组织主要由H、O、C等化学元素组成，骨骼主要由Ca、P等化学元素组成。当X射线穿透物质时，物质的原子序数越低，X射线越容易透过。X射线穿透人体时，人体组织对X射线有不同的衰减吸收程度；由专门的设备和软件接收、处理透过的人体的X射线信号，通过荧光片或胶片就可以得到黑白灰度不一的影像。当人体组织发生病变时，透过X射线的黑白对比，病变组织的影像与正常组织的影像能产生明显的差异，由于灰度不一而成像。

（一）X射线产生的四要素

X射线是高速运动过的电子流撞击到高原子序数的障碍靶面上而产生的。产生医用X射线必须有以下四个要素。

1.阴极 与高压电场的负极相连，产生电子束的灯丝电子源。

2.阳极靶 与高压电场的正极相连，阻挡高速电子束的高原子序数的金属靶。

3.高压强电场 阴极、阳极之间的较高的电位差，为电子束加速，使其获得动能。

4.阴极、阳极处于高真空环境 高真空环境里无任何粒子阻挡，能保障加速电子直接撞击阳极靶不消耗能量，阴极不易被氧化。

（二）高速电子撞击阳极靶产生X射线的过程

高速电子撞击阳极靶的物理过程中X射线能的转换效率很低，不到1%，99%左右都在碰撞中转为热能，主要有以下四个物理过程。

1.电离 原子的外层价电子或内层电子在高速电子碰撞下脱离了原子轨道逸出的过程。电离过程中原子向外发散两种光谱。

（1）光学光谱 价电子脱离原子轨道，离子与自由电子结合变为激发态原子，在回至基态的途中发射光子。最外层电子轨道能级差小，发射的光谱一般在紫外线、可见光和红外线的波长范围。此类光能几乎被周围原子全部吸收，转化为加快热运动，阳极温度陡然上升。

（2）标识X射线 内层电子脱离原子轨道，使原子变为激发态。原子中较高各能级的电子向能级较低的内层空位跃迁，跃迁中发出一个光子，产生X射线。阳极靶原子的不同层电子被击出后，其空出的原电子空位由其他层能级较高的电子跃迁填充。不同能级跃迁到同一壳层的空位使发出的谱线组成一个线系，每个线系具有最短波长边界，此为产生此类X射线的波长。不同靶材料产生不同的X射线波长，其波长可作靶物质的原子结构特征的标识，即标识X射线。标识X射线是单能谱，用于医用X射线，其线谱为线状。

高速电子动能转化为三部分：①能量伴随发射光学光谱和标识X射线发散变成光能释放；②能量转化成为二次电子的动能；③能量转化成为出射电子较低的动能，出射电子将与其他原子发生作用。

2.激发 高速电子撞击原子外层电子，将外层电子推入高能级的空壳层，使原子处于激发态。激发态原子发射光学光谱。入射电子的动能一部分转化为出射电子改变方向、速度的动能；其余则被原子吸收。最终使得固体分子热运动加快，转化为热能。

3.弹性散射 高速电子受原子核电场作用只改变运动方向，但能量不变。此过程没有光谱辐射，无能量损失。

4.韧致辐射 高速运动的电子被阳极靶阻挡，骤然减速，一部分动能转化为光能辐射出去的过程，又称为刹车辐射。每个电子与靶原子核作用损失的电子能量不同，其转化为光子能量比例不同，产生的X光子频率也不同。频率不同的光子发射组成波长连续的X射线谱。连续X射线谱的波长仅与管电压成反比，与其他任何因素均无关系。

韧致辐射产生的X射线是连续谱，波长短、能量大、穿透力强，为医学诊断、治疗主要使用的X射线。

二、常规X射线成像装置

常规X射线机一般由主机系统、辅助设备两部分组成。主机系统包括X射线管、高压发生器、控制装置三大部分。辅助设备主要包括：支持设施、其他机器装置、图像采集、处理、显示系统；激光相机、高压注射器等其他配套装置。

（一）X射线管

产生X射线的装置称为X射线发生装置。医用的X射线发生装置根据功能主要分为诊断、治疗两类。X射线管是X射线发生装置的核心部件，也称为管球或球管。X射线管可以分为以下几类。

1.固定阳极X射线管 球管由可发射加速电子的阴极灯丝、接受电子撞击的阳极靶一起密封于高度真空的玻璃管中构成。阴极一般为钨丝，由低压电源提供电流，发射聚焦电子。电流越大，钨丝温度越高，单位时间内发射的电子越多。阳极靶和散热体一起构成阳极，通常由钨靶或钼靶焊接在铜圆柱散热体上。球管工作时，阴极、阳极之间为几万到几十万伏的直流高压电，此为管电压。电子不断被加速，撞击阳极靶，从而产生X射线从阳极靶辐射出来。由于转化为X射线能量的电子动能只有不到1%，所以阳极靶上产生大量的热能，温度迅速升高。阳极靶的材料为耐高温的材料，为了保证机器的正常使用，必须能迅速冷却。

早期的X射线管的阳极为固定阳极，如图4-1所示。

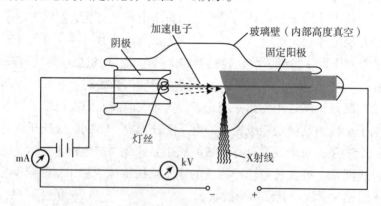

图4-1 固定阳极X射线管结构示意图

2.旋转阳极X射线管 随着技术的发展，X射线管逐步出现了阳极可旋转的技术。旋转阳极X射线管的靶面面积比固定阳极X射线管的靶面大。它由一个与垂直轴有一定夹角的倾斜圆盘连接金属轴和旋转转子组成。阳极管外的定子线圈启动，带动转子旋转。当阳极靶阻挡高速电子时，产生大量的热量可以分散到旋转的阳极靶面轨道上。部分大功率X射线管的阳极常做成中空的，用流动的油来冷却。

3.特殊X射线管　主要有金属陶瓷结构X射线管、栅控X射线管；根据用途分为诊断X射线管和治疗X射线管。在诊断X射线管中，乳腺、口腔诊断使用软X射线管。

（1）金属–陶瓷结构X射线管　将真空玻璃外壳改成金属和陶瓷的管壳主体，高压接入部分为陶瓷，与管壳绝缘。金属管壳以接地方式吸收二次电子，管壁上的电场与电位梯度保持不变。

（2）栅控X射线管　阴阳极之间加入一个栅极，X射线管的阳极电流呈脉冲状态，这种X射线管称为栅控X射线管。栅控X射线管可以进行脉冲透视和脉冲曝光摄影。

（3）软X射线管　针对乳腺、口腔等软组织进行X射线摄影时，必须使用软X射线。此类X射线管的阳极靶材料一般用钼（原子序数42，熔点2622℃）或铑（原子序数45，熔点1966℃）。软X射线管的输出窗口一般用铍（原子序数4），对X射线的吸收性能比玻璃低，极易令软X射线通过。软X射线管的极间距离一般为10~13mm，远远小于普通X射线管17mm的极间距。

（二）遮线器

由于X射线对人体有一定危害，故既考虑实际临床照射需要，又能最大限度地避免不必要的原发射线的装置称为X射线遮线器。遮线器又叫缩光器和准直器，材质一般采用铅，能对原发射线进行遮挡，控制X射线照射视野范围，提高图像清晰度，减少照射者受辐射剂量。

目前使用的多为多层式活动型遮线器。调节限速器的方式有手动式、电动式、自动式。照射视野提示有卤素灯光源指示。

（三）滤线器

将无法提供有效穿透数据、无规则方向的散X射线滤掉的装置称为滤线器。滤线器的核心组件是滤线栅。滤线栅由两侧向中心倾斜一定角度的薄铅条，两条相邻铅条之间填充低密度物质（如木、塑料、纸片等）交替排列组合而成。

1.主要参数　有栅比、栅密度、焦距。

（1）栅比　铅条的高度与相邻铅条间隙之比。栅比越大，滤线效果越好。

（2）栅密度　每厘米宽度内铅条与间隙填充物的配对数。栅比一样，栅密度越大，铅条越薄，滤线效果越好。

（3）焦距　两侧最外层铅条向上延伸会聚而成的一条虚拟线，即会聚线，滤线栅中心垂直线与会聚线相交的点即为滤线栅的焦点。焦点到滤线栅中心的垂直距离则为焦距。焦距为滤线栅的使用距离。

2.使用　滤线器有固定式、活动式两类。滤线器置于人体与片盒之间，聚焦面朝向X球管发射射线方向。X射线管焦点应在滤线栅铅条的会聚线上。X射线的中心线可沿铅条方向倾斜。

（1）固定式滤线器　直接用于X射线摄影。使用较方便，栅密度小，易出现铅条图像。

（2）活动式滤线器　曝光前瞬间滤线器开始运动，直到曝光结束。滤线器与铅条排列方向垂直运动，在消除散射线的同时不易出现铅条图像。振荡式滤线器为普遍采用的活动滤线器。滤线板四个角有弹簧片支撑，电磁线圈在曝光准备阶段产生电磁效应，将栅板吸于一侧，曝光开始瞬间线圈电量消失，栅板不再被吸住而开始进行自由衰减振荡，开始滤线。

三、数字X射线成像装置

将X射线透射的影像转换成数字图像的X射线设备称为数字X射线成像装置。根据成像原理可分为计算机X射线摄影机（CR）、数字X射线摄影机（DR）、数字减影血管造影机（DSA）。

（一）CR

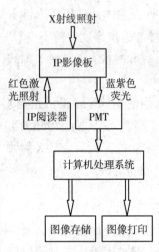

图4-2　CR成像过程

1.成像过程　CR的成像过程如图4-2所示。

当X射线照射CR的数字成像采集板——IP板时，在IP板上形成潜影。这是因为制作IP板的材料主要是含铕元素（Eu）的氟卤化钡盐。被X射线照射时，卤化物俘获Eu的受激电子，Eu原子由原来的2价变成3价。读取时，IP阅读器发出红色激光，照射IP板，使被卤化物俘获的电子获得能量回到Eu原子的轨道。这个过程IP板发出蓝紫色荧光，发生光激励发光现象。此荧光强度与第一次X射线照射激发时的光子密度和激光强度成正比。IP板发出的荧光被光电倍增管（PMT）读取后进行光电转换，将光信号转变成电信号，再经A/D模数转变成为数字影像信号输入计算机处理系统进行图像处理。

2.重要部件

（1）IP板　负责CR的数字成像采集。IP板光激励发光荧光物吸收X射线光子释放电子，其中部分电子形成潜影。潜影在存储期间一部分逸出的光电子被俘获使第二次荧光物质被激发时发出的光激励发光荧光物质荧光强度减小，此为存储信息的消退。一般在IP曝光不足或存储时间过长，成像就会显示较大噪声，最好在第一次激发8小时内读出IP板存储的模拟影像。IP板存储的X射线潜影，可由擦除装置消除，重复使用。

在使用过程中，为了达到较好成像效果，在IP板再次使用时最好做一次擦除光照射，以达到消除潜影的效果。

（2）读取装置　有暗盒型和无暗盒型。暗盒型读取装置必须将被X射线曝光后的IP板装入暗盒内送入读取装备的插入孔内。波长约为600nm的激光扫描读出潜影信息，再对IP板上的潜影进行擦除。IP板在读取装置和读取部分之间的堆栈中等待，IP分类器将IP板送回暗盒，暗盒自动封闭被传出读取装置。无暗盒型读取装置通常装备在专用机器上，常规X射线摄影设备不能装备此装置。

激光束直径越小，读取的信息量越大，得到的图像质量越好。在读出过程中，外来光、反射光的干扰，光学系统的噪声，电流与机械传动系统的稳定程度都对图像质量有一定影响。

（3）计算机图像处理系统　CR的计算机图像处理系统对输入的信号进行特殊处理，在一定范围内改善图像质量，最终得到稳定、高质量的图像。图像还可以被压缩存储、传输。

3.日常维护与保养

（1）设备清洁与环境卫生　CR机房要保持良好的温湿度，注意环境清洁卫生。IP板长期重复使用，表面容易出现划痕，并且容易积累灰尘，导致产生伪影。平时应注意使用专门的清洁剂定期清洁，消除表面的灰尘，减少划痕。

（2）IP板保护　IP暗盒按照尺寸分别有序竖立放置，保存时做好屏蔽保护。IP板的使用频次一般为1万次曝光，超过此期限后，IP板会出现灵敏度、分辨率下降，产生残存伪影显像。应根据使用情况，对CR透视摄影进行统计，在IP板使用寿命到达时及时更换，以保证图像质量。

（二）DR

CR的图像过程经历了一个光电、模数的转变过程，IP板的读取过程比较耗时，图像存在多种噪声。DR是目前市场广泛使用的X摄影设备。

对DR的研究从20世纪70年代末期开始，它可以将X射线直接转换为电信号，利用A/D转换器将电信号转变为计算机可以处理的数字信号。DR具有高效、高清晰度的优势。

1.成像过程 DR的成像过程如图4-3所示。

当X射线从X射线管发射出，平板探测器将照射它的X射线转换成电信号，通过A/D转换器输入计算机处理系统，计算机处理系统进行图像后处理得到稳定、高质量的成像图像。

2.平板探测器 DR的关键部件，根据工作原理可以分为四类：非晶硅平板探测器、非晶硒平板探测器、多丝正比室平板探测器、CCD摄像机型（电荷耦合型charge-couple device）。

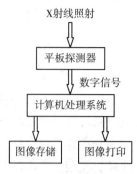

微课

图4-3 DR成像过程

（1）非晶硅平板探测器 其DR称为间接数字化X射线摄影机。非晶硅平板探测器中的闪烁晶体将照射的X光转变为可见光，探测器上的光电二极管矩阵将其转换成电信号；电信号由行驱动电路及图像信号读取电路对每个像素的电信号进行放大、模数转化（A/D转化）；X光被直接转变成数字信号传送到计算机图像处理系统进行后处理。

非晶硅平板探测器由下往上的结构依次为：支撑层、行驱动电路及图像信号读取电路、探测器矩阵、闪烁晶体层、反射层、保护层。反射层可将闪烁晶体发出的光全反射，提高利用率。闪烁晶体材料一般有两种：碘化铯（CsI）闪烁体、硫氧化钆（Gd_2O_2S：Tb）荧光体。这是因为碘化铯具有高X射线接收和可视光子产量。铯原子序数高，它是X射线接收器的最佳选择材料。产生每个光子需要20~25电子伏。CsI激发出550nm的光，正是非晶硅光谱灵敏度的峰值。碘化铯闪烁晶体的厚度一般为400~500μm。CsI闪烁体层为晶体结构，在传递信号的同时发生光散射，吸收率下降，但对最终图像质量影响不大。其较高的量子检测效能可在较低剂量曝光情况下获得高质量的图像。由于成像快，可用于透视及时间减影等领域，极大扩充了X射线检查的使用范围。

（2）非晶硒平板探测器 其DR称为直接数字化X射线摄影机。因为光敏电阻自身具有高分辨力特性，用更厚的光导吸收层可获得更高的X射线灵敏度，所以用硒作为光导材料。当非晶硒平板探测器接收X射线照射时，硒光电导层被X射线照射后产生的电子——空穴对，在顶层电击和集电矩阵间外加5~10kV高压电场的作用下被分离，形成电流，被每个像素单元接收电极收集存储到电容中。存储的电量与入射X射线强度成正比。每个像素均有一个场效应管，具有开关的作用。场效应管在读取控制信号的时候一次导通，存储在电容内部的电信号被读出，经放大器、A/D转换，最终转换成计算机可以处理的数字影像的数据。非晶硒平板探测器将X射线直接转换成数字信号传送至计算机处理系统。以硒作为光电导体可以直接将光信号转换为电信号，可以避免散射的发生。但硒对X射线吸收率较低，在低剂量条件下图像质量不能被很好地保证。硒层对于温度较敏感，使得使用条件受到限制，一般最佳状态工作温度在10~30℃。

（3）多丝正比室平板探测器 一种气体探测器。多丝正比室因为对电离电子有放大作用，所以有较高的探测灵敏度，且金属丝收集的电子与入射X射线强度成正比。

（4）CCD摄像机型 荧光板将采集到的X射线转换成荧光图像，通过一组透镜反射进入CCD摄像机光明区。CCD摄像机对荧光图像进行处理，转换成数字信号，传输进图像处理器进行后处理、存储、打印等。CCD摄像机可将图像缩小，此种机型必定期更换荧光板。CCD器件需要降温系统，以保证成像系统的信噪比。

3.日常维护与保养 做好设备的日常维护与保养工作，可以增加设备的使用率，提高设备的准确度。

（1）设备清洁与环境卫生 DR机房环境应保持清洁卫生，保证良好的温湿度。一般温度保持在20~28℃；相对湿度控制在60%~70%。定期对机器外围装置、环境进行除尘、清洁。

（2）校正　严格按照生产商提供的维护手册定期校正探测器，防止暗场偏移、响应不一致、坏点等情况的发生，从而影响图像质量。

（3）平板探测器保护　高千伏电压、大电流检查部位一定要注意遮线器的合理使用，以减少无用的X射线，减少平板探测器转换层的消耗。

（三）DSA

数字减影血管造影机（DSA）是20世纪80年代兴起的一种医学影像新技术设备，能把血管影像上的骨与软组织影像消除而突出显示血管。

1. 成像过程　针对要成像的部位，在注入造影剂前摄取X射线图像——掩模像或蒙片。通过计算机控制，高压注射器注入人体造影剂后，再针对同一部位摄取X射线图像——造影像或充盈像。将掩模像和造影像相减得到的图像为减影像。减影像的图像信号和对比剂的厚度成正比，与对比剂和血管的吸收系数有关，与背景无关。减影像中将骨骼、软组织等背景图像相减消除，留下的影像仅为充满对比剂的血管图像。数字减影成像过程如图4-4所示。

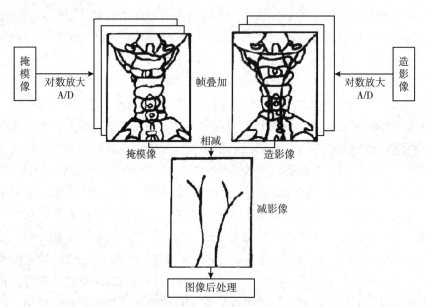

图4-4　DSA成像过程

掩模像和造影像在进行减影前需要进行对数变换处理。对数变换由对数放大器或A/D转换器后的数字查找表来进行，多幅掩模像和造影像进行帧叠加，然后再进行减影处理。数字图像的灰度与人体组织对X射线衰减系统成比例。因为血管成像的对比度较低，所以必须对减影像进行对比度增强。在对有用图像增强的同时，图像噪声被同时放大，因此对原始图像要求有较高的信噪比，减影像才能清晰。

2. 系统组成　一般有机架、导管床、高压发生器、球管、非晶硅数字化探测器，能够完全满足数字化平板采集特点的数字图像处理系统，存储系统（含各种分析软件），控制操作系统，防护设备，连接电缆以及高压注射器、监视器等附属设备。

（1）机架系统　DSA一般用于神经、血管、心脏的造影和介入治疗。为了能达到良好的透视、摄影角度，获得需要的影像，X射线管和影像增强器同步移动，因此DSA的机架一般多为C形臂、U形臂等。目前大多数采用C形臂，安装方式有落地式和悬吊式。C形臂的上下两端分别为X射线管、数字平板探测器。在任何角度，X射线中心线精确对准探测器的中心，平板探测器始终与检查床保持相对静止。C形臂可以在臂架的支持下沿受检者X轴、Y轴、Z轴转动，C臂旋转速度（非旋转采集）15°~25°/s，从而达到软件后处理三维成像效果。

机架具有角度支持、角度记忆、体位记忆、快速旋转、安全保护功能，可方便转换各个角度，支持透视和摄影。

（2）导管床　一般是碳纤维浮动床面，可以升降，可以沿横轴、长轴移动，以适应成像需要。导管床升降调节高度可以使摄影选择放大倍数。导管床在水平面内可以进行二维移动。让受检者受检部位主动移动进入X射线照射野。床面在两个方向都有电磁锁，以固定床的位置。导管床旁有铅防护帘屏蔽装置，配合DSA系统的床旁摄像程序对工作人员进行电离辐射保护。

（3）数字图像处理系统　DSA的数字图像处理分成图像采集和后处理操作。图像采集一般为25帧/秒以上的实时减影速度。一般由碘化铯非晶硅数字化平板探测器将数字信号传输进数字图像采集系统。

图像后处理基本功能包括：窗宽、窗位调节，缩放，放大镜，漫游，翻转，图像剪切，伪彩，反白、旋转和恢复操作等功能。还备有心血管分析软件包，如心室功能分析软件，可测量舒张末期和收缩末期容积、射血分数、每搏量；血管定量分析软件，可测量血管狭窄位置、狭窄率及距离测量功能、长度等。有的DSA图像后处理功能还具备虚拟支架置入术功能，可在计划放置支架的病变血管部位进行模拟演示放置支架后的情况，帮助医生研判支架置入位置、大小、支架贴壁情况、封闭位置是否合适。当真正置入支架时，比照模拟支架放置实物，达到良好的诊疗效果。

（4）高压注射器　DSA都有高压注射器。高压注射器可配合DSA曝光时序精确控制对比剂的注射总量、注射流速，在需要血管造影要求的短时间内将对比剂快速注入备检部位的血管中。工作人员可以在操作室遥控操作高压注射器，离开X射线辐射范围。高压注射器由注射头、控制台、移动机架组成。

3.日常维护与保养

（1）设备清洁与环境卫生　DSA的控制台、机架、导管床、高压注射器的表面需要每天清洁。机房内应保持良好的温湿度，每天应用湿拖把进行清扫，防止灰尘对设备的影响。

（2）用电安全及运动部件润滑　定期对DSA各个部件进行巡检，经常活动、旋转、平移的部分要用专门的保养剂进行润滑。检查控制台的各按钮是否灵敏，配电柜的接地是否松动等。

四、X射线成像装置的临床应用

医用X射线机是将X射线用于对人体放射诊断、治疗的医用设备，是医学影像学的重要组成部分。医用X射线诊断设备应用于人体各个部位的病灶定位、成像，提供影像依据供临床诊断。

常用的医用X射线诊断设备有X射线摄影设备、X射线透视设备、移动式X射线机、便携式诊断X射线机、胃肠X射线设备、X射线骨密度仪、车载X射线机、血管造影X射线设备、泌尿X射线设备、乳腺X射线摄影设备、口腔X射线设备。

医用X射线机已经可以对人体骨骼肌肉系统、呼吸系统、循环系统、乳腺、消化系统、泌尿与生殖系统、中枢神经系统、头颈部进行成像诊断与手术影像依据，还可开展血管、非血管介入手术。医用X射线机的图像后处理系统可以将采集到的图像进行处理、重组、三维成像等。

第三节　X射线断层成像设备

X射线断层成像设备即CT。1971年，英国工程师豪斯菲尔德发明了世界上第一台CT机。1974年美国工程师兰德利研制出第一台全身CT。

PPT

医药大学堂
WWW.YIYAODXT.COM

一、CT 的发展

各代CT机的特点由X射线管和探测器的关系、探测器的数量及排列方式、X射线管与探测器的运动方式决定。

（一）各代CT机的特点

第一代、第二代CT机，X射线管与探测器相对安装在同一扫描机架上，同步进行扫描。第一代CT机是笔形X射线束，平移+旋转（一次1°）的扫描方式，2~3个探测器采集数据。第二代CT机改进为扇形X射线束，平移+旋转（一次5°~20°）的扫描方式，3~30个探测器采集数据。

第三代CT机为30°~45°扇形X射线束，360°旋转的扫描方式，300~1000个探测器采集数据，可全身扫描。第三代CT所要求的技术性较高，在成本和图像质量方面具有较大的优势。在第三代CT的基础上发展而来的螺旋CT是目前临床上应用最为广泛的一种CT机。

第四代CT机采用静止+旋转扫描，扇形（45°）X射线束，60~2000个探测器360°分布，因密度低故利用率不高，可全身扫描。出现第四代CT的初衷是为了减少第三代CT的环形伪影。但随着第三代CT利用稳定可靠的探测器解决了环形伪影问题后，第四代CT很快成为历史。前四代CT扫描方式如图4-5所示。

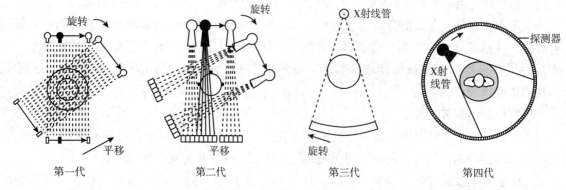

图4-5　前四代CT扫描方式

第五代CT机结构图如图4-6所示。第五代CT机称为超高速CT（UFCT）。扫描装置由一个特殊的大型X射线管和静止排列的探测器环组成，扫描方式出现了动态空间扫描和电子束扫描。UFCT的扫描时间最快速度达17次/秒，配备专门的分析软件用于心血管和其他空腔脏器疾病的诊断。

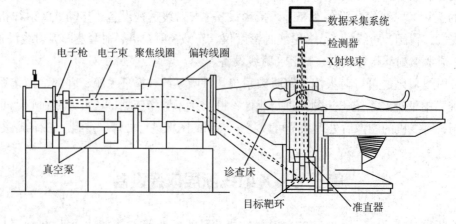

图4-6　第五代CT扫描方式

（二）CT机的发展趋势

随着科学技术的发展，提高患者诊疗体验、最大限度地减少辐射剂量、成像更加快速清晰、图像重建更加直观、更多的创新、跨越多领域、一机多用，将是CT发展的方向。

1.CT硬件方面　①X球管向大功率高管电流输出、高散热率的方向发展，可保证机器长时间扫描，无须等待冷却；②目前多层螺旋CT（multi-slice CT，MSCT）的探测器多为稀土陶瓷固体探测器，由于采集最薄物理单元已为亚毫米，进一步提高空间有限，因此探测器的闪烁体材料和总体宽度的变化，提高图像质量、扫描速度和覆盖范围为今后探测器的发展趋势；③高压发生器的发展趋势为由原来的油浸式变为大功率固态高频高压发生器，可减少发生漏油损坏故障；④新型驱动系统，已出现采用磁悬浮技术、气动悬浮技术的机型。

2.CT软件方面　①CT血管成像（CT angiograghy，CTA）可以快速、无创伤、准确地显示血管疾病，实现大流通量患者的冠脉疾病、颅脑血管瘤等疾病的筛查；②三维图像重建技术可以使诊断图像更加立体，为复杂解剖部位的临床诊断提供准确影像支持；③仿真内镜（virtual endoscopy，VE）技术发展，可获得CT图像呈仿真内镜图像，显示腔内病变，从而由无创诊断补充纤维内镜诊断；④利用CT成像快速、高效的优点进行CT引导下的介入诊断与治疗；⑤通过CT成像支持医生对肿瘤位置、大小确认的放射治疗，监视放射诊疗效果。

二、CT 的成像原理

与传统X射线成像设备相比，CT以横断面成像，扫描速度快，图像清晰，无前后影像重叠，不受层面上下组织干扰，同时密度分辩率显著提高，能以数字图像形式（CT值）做定量分析，可用于多种疾病的检查。CT成像是运用高度精确的X射线束，围绕人体某一部位，按一定厚度的横断层面进行连续扫描，每个选定层面分成若干体积相同的长方体或正方体，称为体素。灵敏度极高的探测器采集穿过体素的X射线，通过A/D转换器转换成数字信息，将数字信息传输至电子计算机运算处理进行图像重建，得到该层面各点的X射线吸收系数值，得到这些数据形成图像矩阵。数字图像矩阵的每个数字用不同灰阶的小方块显示，称为像素。人体断层结构成像就可以在显示器或胶片上显示，即CT图像。

（一）X射线衰减系数μ的概念

当X射线穿透人体时，其强度I随着受检人体断面的厚度x而按指数规律衰减，如图4-7所示，可用式（4-1）表示。

$$I=I_0e^{-\mu x} \qquad (4-1)$$

式中，I_0为入射X射线的强度；I为经过厚度；x为人体断面后的X射线的强度；μ为该物质的线衰减系数，简称衰减系数。由上式可见，μ越大则X射线强度衰减越快。μ的大小与受检部位的密度有关。密度越高，吸收X射线越多，探测器接收到的信息就越弱。

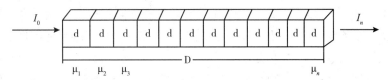

图4-7　X射线透过各体素的衰减示意图

当X射线透过厚度为D的人体组织时，因各组织成分、密度不同，μ不一样，为方便计算，每一小单元定为体素。每个体素的厚度d相等，记为x。每个体素可看作单质均匀密度体。图4-7

中，第一个体素的衰减系数为μ_1，第二个体素的衰减系数为μ_2，以此类推，最后一个体素为μ_n。强度为I_0的X射线经过第一个体素衰减强度变成I_1，经过第二个体素衰减为I_2，经过最后一个体素变为I_n。若知道I_0、I_n和x，则可以求出该束X射线在传播方向上的各体素的衰减系数之和。

（二）X射线衰减平均值CT值的概念

吸收衰减系数μ是一个具有一定物理含义的物理量，为了方便使用，英国工程师豪斯菲尔德定义CT值为表达某区域相对应的X射线衰减平均值的量。CT值可用式（4-2）计算。

$$CT值 = \frac{\mu_{物质} - \mu_水}{\mu_水} \times 1000 \tag{4-2}$$

式中，μ为现行衰减系数。CT值与被扫描物体所在组织密度相关。水的衰减系数为1，则水的CT值为0HU；空气的衰减系数为0.0013，则空气的CT值近似为-1000HU。致密骨的衰减系数为1.9~2.0，骨密质的CT值为+1000HU。人体组织的CT值界限有2000个分度，上限为骨的CT值+1000HU，下限为空气的CT值-1000HU。一个层面的CT图像为不同衰减的CT值的矩阵，即像素。

CT用CT值量化指标来分辨出组织的密度，采用窗宽技术来实现感兴趣区域的组织结构的最佳观测效果。根据CT值的范围选用不同的窗设置。

三、螺旋CT成像技术及基本结构

CT自20世纪70年代被发明运用于临床诊断工作至今，技术发展很快，已经可以用于颅脑、全身、软组织等各部位疾病的诊断。

（一）滑环技术

滑环技术的出现及成功应用，使CT技术发生了重大革新。传统CT机X射线管系统供电及信号传输通过电缆实现。在数据采集过程中，每次扫描都有启动、加速、均速采集、减速、停止过程，电缆因球管随机架旋转容易缠绕，长期使用故障频发。以铜制滑环和导电碳刷取代原先的电缆，两者接触导电且球管做单向连续旋转。滑环有高压滑环和低压滑环。

1.高压滑环 机架外的高压发生器产生高压由电缆传递到滑环，碳刷接触滑环，通过供电环将高压传输给旋转架上的X射线管。

2.低压滑环 旋转架上集成高压发生器、高压逆变电路与X射线管。碳刷和滑环传输低压电给高压逆变电路使其产生X射线管所需的高压电。由于高压滑环易产生高压放电而令图像出现噪声，因此目前大多数CT机使用的是没有这种高压噪声的低压滑环技术。

（二）螺旋CT的特点

因为有了滑环技术，螺旋CT由此诞生。有了滑环技术的支持，X射线管就可以绕机架单方向旋转。整个扫描轨迹呈螺旋线，故称螺旋扫描，又称体积或容积扫描。在曝光、扫描过程中，X射线球管在机架内连续旋转曝光，每一次曝光的同时检查床同步向前匀速运动，探测器同步采集数据。通过CT算法在重建图像时可以获得专门的部位图像，提高三维重建图像质量。

与常规CT相比，螺旋CT扫描主要有以下优点。

（1）一次闭气下便可获得整个器官或部位的容积扫描，不会遗漏病灶，提高了诊断效率。

（2）重建扫描层面可随意变化，可以任意回顾性重建图像，不受层间隔大小和重建次数限制。

（3）容积扫描，可进行多层面、三维重建，图像质量明显提高。

（4）单位时间内扫描时间缩短，可在造影剂最高浓度时扫描成像，提高造影剂使用效率。

螺旋CT扫描的主要缺点有：数据存储量大，处理图像时间较长；层厚响应曲线增宽，纵向分辨率下降。

（三）螺旋CT的基本结构

螺旋CT的基本结构主要包括三部分：投影数据获取装置、计算机和图像重建系统、图像显示及存储系统。

1.扫描系统　由X射线管发生装置、高压发生器、准直器、滤过器、探测器与数据采集系统、扫描机架、扫描床等部分组成。螺旋CT机架内部结构如图4-8所示。

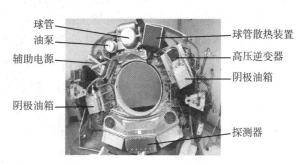

图4-8　螺旋CT机架内部结构

（1）X射线发生装置　X射线管（球管）为产生X射线的核心器件。CT机X射线管的重要性能指标是阳极热容量和阳极散热率。这两个重点指标越大，表明X射线管可连续工作时间就越长。目前CT的X射线管最高阳极热容量可达8MHU。

发射X射线方式有连续发射和脉冲发射两种。脉冲发射占比较大。脉冲持续时间为投影时间，螺旋CT的X射线管绕被检者旋转一圈的脉冲数决定了投影数。

X射线管焦点技术主要是飞焦点技术和动态焦点技术。飞焦点技术原理是在曝光过程中对X射线管芯施加偏转磁场，阴极电子束受洛伦兹力发生偏转，阳极靶得到两个焦点。动态焦点技术的X射线管不同于常规X射线管的一大一小两个灯丝确定焦点，它仅有一个灯丝。通过类似磁聚焦方式，对灯丝发射的电子束施加磁场影响，以改变电子束打到阳极靶面的焦斑面积来改变焦点面积，同时动态控制X射线管的功率。

X射线管的寿命一般为20万~40万秒/次。超过这个曝光次数后，球管的焦点会模糊，成像质量受到严重影响。良好的日常维护保养，减少不必要曝光使用等，都可以延长球管的使用寿命。

（2）高压发生器　CT的高压发生器与X射线机基本相同，主要由高压变压器、灯丝变压器和高压整流器组成。工作类型可分为单相工频、三相工频、工频倍压和高频逆变等形式。现代CT广泛采用体积小、精度高的高频逆变式高压发生器。高频逆变式高压发生器由直流电源、逆变器、谐振电容器组、高压变压器、高压整流器、高压检测单元及单片机控制单元组成。

高压发生器的主要性能参数有：最高输出电压、最大输出功率、最高工作频率、输出电压的稳定性。可以用输出电压波形及相关波纹系数来量化衡量高压输出的稳定性。波纹系数是电压的波动量占峰值的百分比。降低波纹系数，可增加电压输出的稳定性，保证X射线能谱变窄，保证CT数据采集的准确性。

（3）准直器　由可屏蔽X射线的壳体、铅质光栏叶片、光栏传感器及驱动装置组成。准直器的作用主要是降低受检者辐射剂量、控制X射线成像照射视野、减少进入探测器的无关散射线。

（4）滤过器　吸收低能X射线，使X射线束通过滤过器和受检者的透射射线束强度分布均匀。

（5）探测器　通过被检测部位衰减后的X射线管离子的能量差异检测到并转换成电信号输出。CT中常用的探测器类型有两种：①气体探测器，常用高压氙气作为电离介质；②固体探测器，由闪烁体和光电接收器组成。

早期CT采用气体探测器，线性度好、稳定性好、无余晖效应，但由于体积较大，灵敏度相对较低，而被固体探测器取代。

固体探测器有闪烁晶体探测器和固态稀土陶瓷探测器。闪烁晶体探测器虽有较高的灵敏度，但稳定性差、余晖时间长，非晶硅型平板探测器在DR中应用普遍，CT中应用较少。稀土陶瓷是一种发光材料，经X光照射后发出可见光，半导体硅光电转换器件将其转换成不同强度的光电流。由于半导体硅光电转换器件相应光谱的中心频率与稀土陶瓷材料发光时的光谱中心基本一致，因此两者相配合能产生最佳转换效率。现代CT探测器几乎全部采用稀土陶瓷探测器。

（6）数据采集系统　由探测通道、多路转换器、A/D转换器及接口电路组成。半导体转换的不同光电流，经过前置放大器、对数放大器、积分器放大处理后，输出到A/D转换器，最终转换成数字信号，接口电路将处理转换的数字信号输入计算机。

（7）扫描机架　内部由固定部分、旋转部分两部分组成。固定部分主要包括底座、支架、旋转控制电机机器伺服系统、机架主控电路板、扫描床控制电路等。旋转部分主要包括X射线管及其冷却系统、准直器及其控制系统、滤过器、探测器、数据处理装置、滑环、高压发生器（低压滑环式SCT）等。

扫描机架内孔径一般为65~70cm，孔径中有激光定位装置用于帮助定位检测部位，孔径较大的CT更加方便使用。扫描机架可沿垂直轴做前后方向倾斜，倾斜角度一般为20°~30°，能满足患者不同部位的扫描。

（8）扫描床　包括两部分：底座和床面。扫描床可上下升降、前后水平平移。扫描床定位精度小于0.1mm，配合球管曝光扫描时移动距离。扫描床面由碳素纤维制成，强度大、透光率强，保证X射线不被床面吸收衰减。扫描床一般配套头托、延长板等。

2.计算机和图像重建系统　CT计算机系统的功能主要有：控制整个CT系统的运行、图像重建、图像处理、故障诊断及分析。CT图像重建系统流程如图4-9所示。

图像重建需要数百万次的数学运算，从而得到各个位置像素的μ值。经过对数据的处理，把数据存入投影器中，再进行反投影计算。将反投影好的数字数据填入存储器中摆好的矩阵像素中，形成扫描位置的数字图像。CT的本质就是图像重建，克服了常规X射线设备线积分测量的局限性。

常规CT全扫描时形成一个完整的闭合圆环，获得的是物体在不同角度的数据，重建成物体内部的二维分布图像。螺旋CT扫描的旋转起点与终止点有偏差，采集的是体积数据。螺旋CT图像重建方法在常规CT图像重建前，附加一个预处理步骤——螺旋插值。通过对原始平面投影数据运用内插方式处理，获得容积重建图像。

3.图像显示及存储系统　数字图像以二维像素矩阵的方式存储，CT值范围为-1000~+1000HU。每个像素点将其对应的CT值转换为灰阶显示图像。人体肉眼在图像监视器上能分辨的灰度级仅128个左右，难以辨认CT值差别不大的病

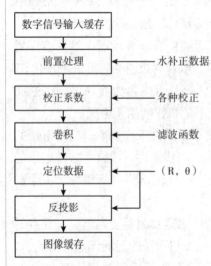

图4-9　CT图像重建系统流程图

变部位。所以，CT图像显示技术中设置了窗位、窗宽技术。整个CT图像显示技术又称窗口技术，通过正确的选择运用窗位、窗宽技术，能获得清晰的图像。

（1）窗位　对应于灰度级的中心位置的CT值。

（2）窗宽　表示所显示CT值的范围。

例如，我们选择窗位为150，窗宽为100，则CT值为100~200的组织将被显示出来。此时，150为中位值。

重建后的图像不仅可以在显示器或胶片上显示，还可以存储进光盘、存储器等外围设备，进行长期保存。

（四）多层螺旋CT

多层螺旋CT（MSCT）是在单层螺旋CT的基础上发展起来的。MSCT是X射线管旋转一周可以获得多层图像数据的CT，但并不是多排探测器CT（SSCT）。

1.螺距因子　MSCT中，螺距因子不同于SSCT中螺距与层厚之比，螺距因子为螺距与成像层数和每排探测器准直宽度乘积值的比率。

MSCT螺旋因子有两种模式选择：高图像质量模式（high quality，HQ）和高速质量模式（high speed，HS）。HQ模式采用优化采样扫描，提高Z轴空间分辨力，图像质量提高。HS模式通过提高床移速度，缩短扫描时间提高成像效率。一般通常使用HQ模式，但在长时间屏气扫描、大范围的CT血管成像及创伤的检查情况下采用HS模式。

2.层厚　由X射线束宽度和探测器陈列组合来获得。层厚和扫描层数变化，能得到不同成像效果。

3.图像重建算法　主要采用两种：优化采样扫描和滤过内插法。优化采样扫描以调整采样轨迹获得补偿信息，缩短采样间隔，增加Z轴上的采样密度的方法改善图像的质量。滤过内插法通过在Z轴设置一个滤过宽度，基于多点加权非线性内插法对采样扫描的数据，通过滤窗来改变滤过波形和宽度，自由调整切层轮廓外形的有效层厚、图像噪声，实现Z轴多层图像重建。

4.主要优点

（1）X射线利用率大大提高　在同样曝光的X射线剂量下，MSCT能获得更多层图像，大大提高了X射线的利用效率，减少患者扫描时间和获取图像时间。

（2）图像质量更好　X射线的散射减少，扫描层厚更薄，能高质量三维成像。对MSCT来说，小于1mm层厚的采集毫无问题，三维的分辨率几乎相同，重建图像的各个方向分辨率一致，这对血管造影很有意义。应用于结肠或支气管等的仿真内镜三维成像图像质量高，接近于内镜的微小病变诊断能力。

（3）检查范围大　一次屏气时间内，可以完成较大范围的检查。

（4）利于多时相动态增强检查及功能研究　MSCT可实现某些脏器（例如肝脏）的多时相动态增强检查及功能研究。

（5）利于特殊检查的科研　MSCT可以做进一步的科学研究和特殊检查开发，比如绿色心脏灌注成像研究、智能血管分析、支架模拟放置等。

四、CT的维护保养

CT是价格昂贵的大型精密医疗设备，临床应用非常广泛。对于颅脑、胸腹部、骨骼、中枢神经系统等均可运用CT进行成像诊断。CT影像诊断价值很高，解决了常规X射线摄影中存在的影像重叠问题，可以获得人体各器官的断层影像，可以分辨出密度相差较小的组织。作为医疗设备

微课

管理人员，应对CT的产品说明书进行仔细阅读，熟悉设备的结构、性能及规范操作流程。掌握CT的使用及维护保养，能处理常见故障，保护好自身人身安全和设备安全，配合临床做好CT的高效使用。

（一）人身安全

操作扫描架内部部件时，一定要将安全开关断开，避免有人误操作造成人身伤害。维修过程中需要辐射曝光时应注意防护，不要随意曝光。维修高压系统时必须将高压部分进行放电，释放残余电荷，避免高压触电危险。

（二）机房环境

CT机房环境应保持清洁卫生，注意通风换气，地面用湿墩布清洁，防止浮尘电离。一般机房温度保持在18~22℃，湿度保持在45%~60%。CT扫描床每天应用90%乙醇或消毒剂擦洗消毒。CT机架应每天用中性清洁剂擦拭。

（三）各结构部分维护保养

1.电缆线 定期对铺设在室内电缆检查，注意防鼠。定期检测接地电阻，发现异常时及时处理。

2.X射线管 合理控制曝光条件，减少不必要的曝光次数和不必要的高强度曝光。当曝光时间较长时，可适当让X射线管休息，使之快速冷却，恢复到可再次进行大功率工作的正常状态。定期巡视X射线管，监督使用状态。对于X射线管的冷却系统要尤其关注。一般每3个月对风扇、防尘网进行检查，用高压气泵冲净灰尘和杂物。记录X射线管的曝光次数，作为效率分析等的依据。

3.机械部分巡检 扫描架内部旋转轴承、扫描床机械运动的皮带等机械部分应定期巡检。需要润滑的部件根据使用情况定期添加润滑脂。对螺丝、螺扣等连接部分定期巡检，防止脱扣松动。

4.配备不间断电源 CT属于大型医疗设备，外接电源的稳定性非常重要。可以为CT或后处理工作站加装配备不间断电源（UPS），以保证设备的稳定运行，防止突然断电对设备的损伤。

第四节　核医学与核医学仪器

💬 **案例讨论**

案例 患者小张准备做核医学检查，在他做完所有的检查前准备工作后，路标指引和语音提示禁止患者家属陪同到候检室等待，并且被要求检查前不许离开候检室。

讨论 为什么患者家属不能陪同候诊？为什么患者被要求检查前不许离开？

核医学是利用放射性核素及其标记物进行临床诊断、疾病治疗以及生物医学研究的一门学科，是核科学与医学结合的产物。核医学仪器是指在医学中，用于探测和记录放射性核素发出射线的种类、能量、活度以及随时间变化规律和空间分布的仪器。主要包括显像仪器（γ照相机、SPECT、PET）、脏器功能测量仪器、放射性计数测量仪器等。

PPT

一、简介

1958年，Anger发明了第一台γ照相机，为核医学显像奠定了基础，20世纪70年代推出了SPECT，实现了全身显像和断层显像，80年代后期，PET进入临床应用，使影像核医学在临床医学中的地位有了显著的提高。核医学成像的基本原理是将具有放射性核素标记过的示踪剂引入人体内，通过核医学成像设备在体外对放射性核素发射的γ射线进行采集和处理后获得图像。由于可选择不同作用机制的放射性核素示踪剂，因此核医学成像既能显示形态结构的影像，又能反映脏器、组织细胞的某些功能状况，是一种"功能性图像"。在绝大多数情况下，疾病引起的功能性改变要早于形态学改变，这就有利于疾病的早期诊断和基础医学研究。

核医学检查简便易行，所用的放射性示踪剂安全可靠，一般无过敏反应，比较容易被患者接受。但核医学影像的空间分辨力很差，提供成像的信息量相对比较低，其影像不如CT、MRI影像显示的结构形态清晰和易于分辨，观察核医学影像时需要结合示踪剂种类、生物学、药理学特性以及图像显示的多种资料进行综合分析判断。

核医学成像的过程是先将放射性示踪剂引入体内，然后在脏器、组织或病变中选择性聚集，利用放射性核素衰变（如常用的 ^{99m}Tc、^{131}I、^{18}F 等）释放射线（如γ射线），在体外用探测器扫描这些放射线并进行显像的技术。放射性核素示踪原理是核医学成像的理论基础。

二、γ照相机

γ照相机也称闪烁照相机，是对人体内脏器或组织中的放射性核素分布一次性显像的设备。它可以提供静态图像和动态观察；也可提供局部组织脏器的图像和人体全身的照片，且图像中功能信息丰富。因此，γ照相机是诊断肿瘤及循环系统疾病的一种重要核医学装置。

（一）工作原理

采用闪烁探测器的γ照相机称为闪烁γ照相机，简称闪烁照相机。到目前为止，γ照相机仍以闪烁照相机为主。闪烁γ照相机的工作原理是将放射性示踪剂注入人体后，被脏器和组织摄取、浓集，放射性药物辐射出γ光子，发射出的γ射线首先经过准直器准直，然后入射到闪烁晶体上，由闪烁晶体接收并转换为可见光子，可见光射入光电倍增管阵列中，并按照一定的比例关系转换成电信号。将所有光电倍增管的输出信号加权处理和位置计算，经计算产生出的能量信号确定哪些闪烁事件应该被记录，而位置信号确定闪烁事件发生的位置。有了精确位置和闪烁事件，经一段时间测量统计后就可得到在闪烁发光晶体平面上每个坐标元内发光次数，在显示器上就可以构成一幅二维图像。

（二）基本结构

闪烁γ照相机主要由探测器、电子线路、显示记录装置以及一些辅助装置。探测器也称闪烁探头，是核心部件，主要包括准直器、闪烁晶体、光电倍增管。电子线路包括位置计算电路和能量信号电路（前置放大器、主放大器和分析器、均匀性校正线路等）。显示装置包括示波器、照相机等；还有其移动架和操纵控制台等。操纵台上装有能量选择器、显示选择器、控制器、定时器、定标器、摄影显示器。现代γ照相机都装有计算机图像数据处理系统，如图4-10所示。

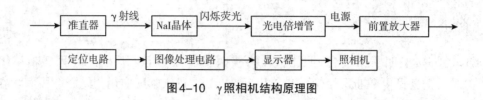

图4-10　γ照相机结构原理图

（三）探测器

γ照相机的探测器（探头）主要由外壳、准直器、闪烁晶体、光导纤维、光电倍增管阵列及电路等组成，探测器性能的好坏直接影像成像的质量。

1.准直器　位于探头结构最前端的金属有孔屏蔽板。一般主要由铅或钨制成。其孔的长度、数量、大小间隔距离、与探头平面之间的角度等参数依准直器的功能不同而有所差异。

（1）作用　准直器的性能在很大程度上决定着探头的性能，它的作用是限制非规定方向和非规定能量范围的射线进入，仅使局限于某一空间单元的射线通过准直孔进入探测器。而与准直器孔角不符的γ射线则被准直器屏蔽。准直器起空间定位、限制探测器视野、提高分辨力等作用，将射出体外的γ射线选择性通过。

（2）结构　准直器是在有一定厚度的重金属（如铅、钨或铅合金等）屏板上制作出不同形状和数目的小孔制成的。在实际应用中大多采用铅，有时为增强其屏蔽能力，在关键部分用钨合金铸成。

（3）类型　由于成像的目的和要求不同，准直器有许多类型，以适应不同的需要。

1）按纵向剖面的几何形状分类　单针孔型、多针孔型、平行孔型、平行斜孔型、多孔聚焦型和多孔发散型等。如图4-11所示。

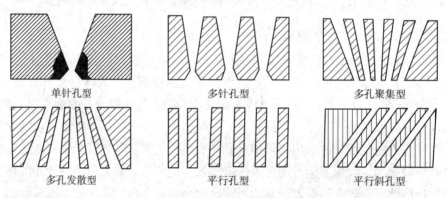

图4-11　几种类型的准直器

2）按横截面分类　圆形、六角形、方形、长方形和扇形等。

3）按准直孔的数目分类　单孔和多孔两种。

4）按适用的γ射线能量分类　低能、中能和高能。

5）按灵敏度和分辨力分类　高灵敏型、高分辨型、通用型（兼顾灵敏度和分辨力）。

一台γ照相机一般都配备若干个不同类型的准直器。根据不同的检查部位，使用不同的准直器，系统将得到不同的灵敏度、分辨力及视野。

2.闪烁晶体　位于准直器和光电倍增管之间。其作用是将高能量、短波长的γ光子转换成可见光子供光电倍增管接收。γ射线经准直器到达闪烁晶体后，与之发生相互作用，产生荧光，荧光的强度与入射γ射线的强度成正比。闪烁晶体的侧面采用铝板密封，这是为了既能透过γ射线，又能遮光；其光电倍增管侧面用光导玻璃密封，这是为了让闪烁光子顺利进入光电倍增管。闪烁晶体的形状可以是圆形、矩形和方形，其中圆形闪烁晶体最常用。

3.光导 位于闪烁晶体和光电倍增管陈列之间，多由有机玻璃制成，它的作用是使闪烁体发出的荧光能均匀有效地传输到光电倍增管的光电阴极上，提高光的传输效率，改善光的空间分布。其形状、大小、厚薄、结构对γ照相机的影响较大。现在有的γ照相机已去掉光导，只在晶体与光电倍增管间涂上一层硅油。

4.光电倍增管 阵列安装在闪烁晶体的后面，排列依晶体的形状而定，截面多呈圆形、六角形或方形。光电倍增管的数目取决于视野尺寸和光电倍增管大小，以便覆盖整个闪烁晶体。增加光电倍增管的数目可以提高分辨力，但因各管性能离散性会影响探测的均匀性。对光电倍增管的整体性能影响最大的是直流高压的稳定性，因此在使用时对稳压电源的精度要求很高。

若采用半导体探测器来代替闪烁晶体、光导和光电倍增管，则仪器的灵敏度与分辨力会更高。

（四）电路

γ照相机的电路部分主要由位置计算电路（X和Y的位置电路）和能量信号电路（包括脉冲总和电路和脉冲幅度分析器）两部分组成。

1.位置计算电路 主要由定位电路和位置信号通道电路组成。当闪烁体的某一位置上发生荧光闪烁时，不同强度的光线照射到光电倍增管阵列的许多光电倍增管上。阵列中的每一个光电倍增管都会输出相应的电信号。根据各个光电倍增管输出大小的不同，可以计算出发生闪烁的位置，即闪烁体中各闪烁点的闪烁亮度与被检体的放射性分布相对应。闪烁点的位置描记主要是由定位网络电路进行计算处理的。定位网络电路可获得位置信号。

2.能量信号电路 从探头输出的位置信号和能量信号都是十分微弱的，一般均在毫伏数量级，需通过前置放大器和主线性放大器把电信号整形和放大到数伏。

（1）前置放大器 介于探测器和主放大器之间，一般与探测器组装在一起构成探头，以减少信号的传输损失。它有以下两个作用。

1）阻抗变换 前置放大器输入阻抗高，而输出阻抗低，可使探测器和主机电路良好地匹配。

2）信号预放大 前置放大器先对探测器输出的信号进行预放大，其增益是可调的，放大倍数一般在1～100倍之间，调整γ照相机均匀性很重要的一步就是调节前置放大器的增益。

（2）主放大器 作用是将放射性探头输出的电脉冲信号成比例地进行足够的放大并进行滤波成形。其放大倍数一般在100～1000倍，它应有良好的线性和稳定性。

（3）脉冲幅度甄别器（分析器） 分为单道脉冲幅度分析器和多道脉冲幅度分析器，作用是将探头的输出信号幅度进行甄别，选择一定的能量和能谱范围光子信号，只允许某一定幅度值（甄别阈）内的信号通过并输出具有一定形状和幅度的脉冲。

（4）均匀性校正电路 要使空间分辨力好，像素数目就要多。而在一定的闪烁计数数目下，每一个像素的光子计数数目就会小，统计涨落会对像素造成不良影响。一幅质量较好的图像，每个像素显示必须要在40~50以上个计数。现代γ照相机都有均匀性校正线路，它由微处理器来完成。

（5）脉冲计数器 功能是测定某一段时间内由探头输出的脉冲信号的绝对数目，以获取射线强度或能量的具体数据。将这段时间的脉冲信号计数除以这段时间便得计数率。

3.信号数字处理 包括γ相机的数据采集、图像处理、图像显示（三维显示、等计数级或等计数线显示）、感兴趣区显示、局部动态曲线的制作与分析和数据检查等。

4.图像显示处理 当我们一次次地记录了闪烁点的位置后，就可以构成一幅呈矩阵形式排列的数字化图像。矩阵的像素点愈密集，图像的空间分辨力愈高。γ相机的图像一般在监视器的荧光屏上显示，记录图像的方法大多以胶片为主。

三、单光子发射型计算机体层设备

20世纪70年代末第一台头部SPECT研制成功；我国于20世纪80年代中期引进后迅速发展。SPECT是一种γ照相机与计算机技术相结合而进一步发展的核医学设备，它既有γ照相机的功能，又增加了断层显像的能力，是核医学显像技术的一大进步。

（一）成像原理

成像原理：SPECT的图像是反映放射性在体内的断层分布图。首先由患者摄入半衰期适当的放射性同位素药物，在药物到达所需要成像的断层位置后，通过在体外测定其放射性衰变放出γ光子，确定分布浓度并通过光电倍增管转化为电信号，在计算机辅助下经过重建得到体层图像。探头系统为一旋转型γ照相机，围绕轴心旋转360°或180°采集一系列平面投影。利用滤过反投影方法，借助计算机处理系统从一系列投影像重建横向体层影像，由横向断层影像再经过重建处理可得到矢状断层、冠状断层和任意斜位方向的断层影像。

（二）基本结构

1.探测器 SPECT探测器的结构与作用和γ闪烁照相机的探测器类似，包括准直器、闪烁晶体、光电倍增管、电路和探测器外壳。

2.机架 SPECT的机架主要由机械运动部分、控制电路等组成，主要用来支撑探测器，并接受计算机操作控制命令，以完成不同扫描所需要的各种动作。机架运动主要分为四种。

（1）机架沿导轨做直线运动，主要适用于全身扫描。

（2）探测器以支架机械旋转轴为圆心做圆周运动，主要适用于体层采集。

（3）探测器沿圆周运动半径做离心或向心直线运动，主要为了使探测器在采集数据时尽可能贴近患者。

（4）探测器沿自身中轴做顺时针和逆时针倾斜或直立运动，主要适用于特殊体位的数据采集。

为了提高图像质量，要求机架稳定、可靠、安全，能迅速灵活地调整定位，采集数据时应旋转平稳、精确（旋转360°总误差小于1°），旋转中心准确（误差不超过1mm）。要求在旋转过程中既要贴近受检部位，又不能碰撞患者。

3.控制台与计算机 SPECT的计算机通常安在控制台内，其工作条件及所有数据都由计算机统一控制和管理，还负责采集数据的修正、图像重建和结果显示的控制。要求计算机的运算速度快、稳定性好，并具备生理信号的输入接口和标准的网络接口。

4.外围设备 包括激光打印机、多幅照相装置和各种型号的准直器，生理信号检测输出设备，以及用于仪器调整和质量控制的专用器材和模型等。

（三）成像特点

目前SPECT的能量测量范围为50～600keV。临床大量应用的核素是^{99m}Tc，还有^{201}Tl、^{133}Xe和^{67}Ga等。SPECT的成像特点主要有以下几方面。

1.成像方式多样 SPECT比普通的γ照相机在没有增加许多设备成本的情况下获得了体层图像，还可以做多层面的三维成像，同时保留了γ照相机的平面显像的功能。

2.衰减校正 核医学检测的γ射线能量在60～511keV，辐射源处在人体内部，由于人体组织对γ射线能散射和吸收，所以传播过程中的衰减是明显的，会使所得的图像失去定量的意义或产生伪像。因此，SPECT会在图像重建之前对人体衰减引起的伪像进行校正。

3.空间分辨力比较低　固有空间（横向）分辨力在3～5mm范围内；对于平行孔准直器的纵向分辨力（体层厚度）约为15mm。一般来说，旋转半径愈大，空间分辨力愈差。

4.灵敏度比较低　采用准直器后大部分光子被阻挡不能进入检测器，只有少量的光子能被检测到。用这样有限的信息来成像势必造成较低的灵敏度。

5.价格便宜　由于SPECT和γ照相机相比没有增加很多的硬件设备，和PET相比不是必须配备回旋加速器，所以价格相比PET便宜很多。

四、正电子发射型计算机体层设备

1932年，美国物理学家安德森（Carl David Anderson）发现了正电子，因此在1936年获得诺贝尔物理学奖。

在正电子衰变中，核内的质子转化为中子，同时释放一个正电子和一个中微子，中子停留在原子核内，而中微子和正电子被发射出去。正电子在周围的物质中俘获一个电子形成电子偶素，在一个很短的时间（10^{-12}~10^{-11}秒）内，发生湮没辐射，消耗质量，在二者湮没的同时，产生两个能量相等（511keV）、方向相反的γ光子。由于正电子只能瞬态存在，很难直接测量，只能通过测量湮没辐射的γ光子，从而可以探测正电子的存在。

临床核医学常使用的正电子放射性核素有^{11}C、^{13}N、^{15}O、^{18}F。将这些放射性核素标记在水、氧、糖、氨基酸等代谢物质上，注入患者体内，通过摄像，就能生理、药理、生化的过程转变为图像。

（一）探测原理

PET是探测体内湮没辐射并进行体层显像的核医学设备，重建的是放射性核素分布图像。PET不需要机械几何准直器，只是在湮没辐射的两个方向的直线上对置两个探测器，后面配接符合探测电路，只有当两个探测器在一个很短的时间间隔（通常称为时间窗，窗宽时间为8～12纳秒）内，同时都探测到γ光子时，才认为在这两个探测器空间的直线上有正电子释放，符合电路才有信号输出。若只有一个探测器收到光子，符合探测电路就没有信号输出，这样实际上起到了一个准直器的作用，故也称之为电子准直。与SPECT相比，由于PET不使用铅准直器，因而提高了系统的灵敏度。

PET与γ照相机和SPECT相比具有以下优点：①不需要屏蔽型准直器；②极大地提高了检测灵敏度；③本底小，分辨力好；④易于吸收校正；⑤可正确定量测量。

（二）基本结构

PET的基本结构包括采集系统、辅助装置、计算机与外围设备等。

1.采集系统　主要包括探头及其附属电路。PET的探测器主要有闪烁探测器和多丝正比室等，目前应用最广泛的是闪烁探测器。

2.辅助装置　主要是机架，机架主要用来固定探测器，并能让探测器在其上以某种方式运动，根据探测器在机架上排列的阵列形状，机架的中心孔可以是六角形也可以是圆形的。为了提高性能，一些环形PET带有旋转装置，在机械传动系统的驱动下做圆周运动。

3.计算机与外围设备　与SPECT的计算机的工作原理与功能基本相同。配套的重要装置有加速器和核素标记实验设备。

（三）成像特点

PET是当前所有影像中最有前途的技术之一，也是目前唯一显示分子代谢、受体及神经介质活动的显像技术。使核医学进入了分子核医学时代。其成像具有以下特点。

1.分辨力与灵敏度高　PET不需要准直器，检测灵敏度高（一般要优于SPECT 10～100倍），分辨力好（一般要优于SPECT 2～3倍）。当疾病早期处于分子变化阶段，病变区的形态尚未呈现异常，其他影像学检查不能明确诊断时，PET检查即可发现病灶所在，便于早期诊断。

2.特异性强　其他影像学检查发现有肿瘤时，良恶性很难判断，PET检查可以根据良恶性肿瘤的不同代谢特点而做出判断。

3.全身显像　PET检查一次性全身显像可获得全身各个部位的影像。

4.辐射剂量小　PET检查所用核素量较小，并且半衰期短，对患者的辐射剂量很小，一次PET检查的辐射剂量要小于常规CT检查。

5.示踪剂具有生物学活性　在PET检查中常使用碳、氮、氧和氟的正电子同位素^{11}C、^{13}N、^{15}O、^{18}F等都是人体组织中最基本的元素，用它来给各种基质、代谢物、药品和其他生化活性化合物以及其他类似物加标志并不影响它们的化学和生化性质，从而可测量人体生理、生化过程，准确地反映机体的代谢情况。近年来又生产出的正电子放射性核素如^{68}Ge、^{68}Ga、^{82}Sr、^{82}Rb，为PET的应用提供了一条新的途径

6.系统复杂、费用高　由于常用的核素半衰期短，有的只有十几分钟，来不及异地运输，必须现用现制，因此需要配备加速器和快速制备这些短半衰期标记放射性药物的实验室。整个系统复杂、价格高，运行维护成本大，因此，PET的普及受到了很大的限制。

> **拓展阅读**
>
> #### PET-CT融合设备
>
> PET的临床应用是医学影像学的一次革命，不仅可快速获得多层面断层图像，还可以从分子水平观察代谢物或药物在人体内的生化变化。但其图像缺少解剖参照且结构对比度低，PET-CT的出现很好地解决了这个缺陷。PET-CT将PET和一台螺旋CT整合成一台设备，共用一个检查床。PET与CT的扫描是分别进行的，扫描的数据先由各自的工作站处理重建，然后由计算机图像融合软件进行精确融合。融合后的图像能同时显示出人体解剖结构和器官的代谢活动，实现了解剖结构影像与功能、代谢、生理生化影像的实时融合，达到了信息互补的目的。

微课

五、其他核医学仪器

（一）γ放射免疫计数器

简称γ计数器，主要应用于医学样品测量，是一种利用放射性同位素示踪技术的灵敏性和免疫学反应的特异性来对生物样品中物质含量进行微量测定分析的核医学仪器。近年来，生物活性化合物质微量测定技术已由化学测定时代进入放射免疫分析的新时期，γ计数器具有分析灵敏度高、特异性强、用血器少、重复性好以及准确可靠等优点，已成为一些基础科学临床医学实验中必不可少的设备。它主要由探头、自动换样传动部分、计算机系统等组成。

医药大学堂
WWW.YIYAODXT.COM

1.探头 完成γ射线每分钟计数值的探测，主要包括铅室、闪烁晶体、光电倍增管和前置放大器等。有些γ计数器为多探头结构。测量样品的速度可成倍增加。

2.自动换样传动部分 完成样品测量前的进样、升样及测量后的降样、退样等工作。由马达、控制传感器及驱动电路组成。

3.计算机系统 控制整个系统的运行，包括样品传动、数据处理等。样品的计数值由γ射线探测完成后，送至计数器电路，由计算机软件进行数据处理，适时显示和打印结果。

在放射免疫分析中，生物样品中的被测物质浓度与其中标记核素释放的γ射线数量成一定的函数关系，利用标准品的测量结果可以拟合出一条标准曲线，在曲线上根据γ计数值反求出浓度。部分γ计数器配有稳谱系统，提高了测量的准确度，能使标准曲线的线性系统达到最佳。

（二）脏器功能测定仪器

1.甲状腺功能测定仪 又称甲功仪，是一种利用放射性碘作为示踪剂注入人体（一般为口服）测定甲状腺功能的仪器。根据甲状腺对碘具有选择性吸收的生物化学特点，对核素 ^{131}I 释放的γ射线进行测量，以达到甲状腺功能检查的目的。将甲状腺功能仪对准患者甲状腺部位测定不同时间内甲状腺摄碘百分率的变化，可判断甲状腺的功能状态。其相当于一台γ计数测量装置，由准直器、γ闪烁探测器、放大器、分析器、计算机等组成。准直器一般采用张角型，张角长度约为20cm，当患者颈部贴近准直器时，张口刚好把甲状腺完全覆盖。

2.肾功能测定仪 又称肾功仪或肾图仪，是用于肾功能测定的仪器。其由两套相同的探测器、放大器、准直器、计数率仪、计算机等组成。两个探头分别固定在可以升降和移动的支架上，对准左右两肾，通过两套计数率仪电路，把左右肾区对放射性药物的聚集和排泄过程分别记录下来，所得到的时间-放射性曲线就是肾功能曲线，简称肾图。通过对肾图曲线的分析，可用于诊断上尿路梗阻、肾血管性高血压、测定、监测肾功能，观察治疗效果等。

3.多功能测定仪 又称多功能仪，是由多套探头组成的功能测定仪，可同时测定一个脏器的多个部位，也可同时测定多个脏器。各个探头既可分别使用也可组合使用，能对心脏、双肺、肝脏、肾脏、甲状腺等脏器进行测定，能达到一机多用的目的。

第五节　放射治疗设备

一、钴60远距离治疗机

PPT

钴60（^{60}Co）远距离治疗机俗称"钴炮"，是一种利用放射性核素 ^{60}Co 衰变过程中释放出的γ射线从体外治疗疾病的设备。^{60}Co 放射源半衰期5.27年，平均每个月衰变约为1%，γ射线的能量高、剂量输出率大、穿透力较强。因 ^{60}Co 的γ射线最大能量吸收发生在皮肤下4~5mm的深度，皮肤剂量相对较小，故能较好地保护皮肤。同时骨与软组织对该能量射线的吸收大致相同，因而在射线穿过正常骨组织时不至于引起骨损伤。在一些组织交界面处，等剂量曲线形状变化较小，尤其适合于头颈部肿瘤治疗。

治疗床可前后左右移动和升降，还可做床面床基旋转，配合治疗头光学测距尺和激光定位灯可做到精确定位，控制台配有双道数字计时器、源位指示灯、断电时间记忆、急停按钮，以及多路连锁装置，可对设备进行全面监控，保证设备安全可靠的工作。

钴60远距离治疗机是早期的外照射设备，其成本较低、结构简单、维修方便。但是由于 ^{60}Co 放射源的衰变问题，需要定期更换（一般为3~5年），存在半影问题，目前该治疗设备已经趋于淘汰。

（一）工作原理

^{60}Co是一种放射性核素，是由普通的金属^{59}Co在反应堆中经热中子照射轰击所产生的不稳定的放射性核素。

反应堆中子密度越高，轰击时间越长，得到的^{60}Co放射比度（单位质量的放射性活度）就越大。^{60}Co是高中子放射性核素，它能把多余的中子转变为质子并放出能量为0.315MeV的β射线，同时释放出能量为1.17和1.33MeV的两种γ射线，其平均能量为1.25MeV。

^{60}Co属高毒性核素，具有极强的辐射性，可严重损害人体血液内的细胞组织。要用铅容器密闭保存，工作环境中有^{60}Co时，要注意防护。

（二）基本结构

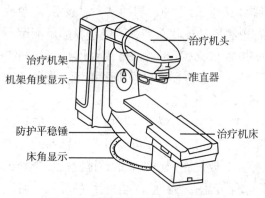

治疗机头
治疗机架
机架角度显示
准直器
防护平稳锤
治疗机床
床角显示

图4-12　钴60治疗机结构示意图

按结构可分为固定式和旋转式，前者已淘汰，旋转式钴60治疗机的机架可以做360°旋转，机头也可朝一定方向移动，照射起来方便，可做多种模式治疗。其一般结构如图4-12所示。

1.治疗机头　钴60治疗机的关键部件，包括钴源、源容器、遮线器装置等。

（1）钴源　一般是由直径为1mm、高1mm的^{60}Co圆柱状小颗粒组成的，放在一个直径为2~3cm、高2cm的很薄的不锈钢密封容器中。

（2）源容器　钴源密封在很薄的不锈钢容器中，但由于其放射性活度大，不便于应用、防护和更换，因此把它再固定在一个长60~80cm的钢柱中心内，源底面暴露，也有用圆形或椭圆形的。治疗时，通过特制的机械装置，将钴源推到照射窗口处。治疗结束后，机器会将钴源拉回源容器内储存。

^{60}Co是活度很高的放射源，必须加强放射防护才能保证使用安全，因此治疗机头的主要结构是一个大而安全的防护壳，它用高密度材料制成，一般用铅或钨合金浇铸而成，外表用钢做套壳。根据国际放射防护委员会制定的标准，任何一个远距离放射性核素治疗机，当钴源处于关闭位置时，距离钴源1m处，各个方向的平均剂量<2mR/h，在此距离处不应有超过10mR/h的地方。根据这样的机头防护要求，通常储源容器材质为钨或铀合金，用钨屏蔽其厚度需合金为20cm，铀为13.5cm。

（3）遮线器装置　遮线器就是截断钴源的装置。当遮线器处于开的位置时，射线束就可以通过一定方向出来，进行治疗；当遮线器处于关闭位置时，射线束就会被截断，只有少部分射线漏出来。

2.准直器系统　能限制射线束的范围，即限定一定的照射野大小以适应治疗需要。根据国际放射防护委员会制定的标准，准直器的厚度应使漏射量不超过有用照射量的5%。若使用铅，其厚度应为5.7~6cm，但又由于钴源的半影问题，所以铅准直器的厚度应大于7cm。

3.控制台　钴治疗机的控制台配有总电源开关、源位指示器、双道计时系统、治疗机控制钥匙开关、门连锁指示器、气源压力系统、机头机架角度指示、电视监控和对讲机等。

4.治疗床　一般要求治疗床能承载足够体重的患者，并且当射线通过时，其吸收剂量小、散射少。同时床面能垂直升降，既满足治疗需要，患者上下床也方便，同时左右移动灵活，又可固定，纵向移动也有同样要求。床座和床面都可转动 ±90°。

5.平衡锤　除平衡机头的中心外，还可以吸收和阻挡γ射线，降低屏蔽材料的建设造价。

（三）临床特点

（1）γ射线的剂量分布特性不够理想，皮肤受量较大，能量不可调节，适应证受限。

（2）钴源需要定期更换，更换时对工作人员具有较大的放射危险。

（3）主要优点是结构简单，成本较低，因此，在中小医院仍有一定的市场。

二、医用电子直线加速器

医用加速器是医学上的一种用来对肿瘤进行放射治疗的粒子加速装置。加速器利用人工方法借助不同形态的电场，将各种不同种类的带电粒子加速到高能量。依据加速粒子种类的不同，可分为医用电子加速器、医用质子加速器、医用重离子加速器等。目前国际上在放射治疗中使用最多的是电子直线加速器。

医用电子直线加速器（linear accelerator）如图4-13所示，是利用微波电磁场加速电子并且具有直线运动轨道的加速装置，高能量电子直接引出，可做电子线治疗，撞击钨靶可产生高能量X射线（相对于一般放射诊断科X射线机能量的数百、数千倍），做X射线治疗。直线加速器利用高能量高穿透率的X射线来清除患者体内较深处的肿瘤细胞，而利用穿透率较低的电子射线治疗较浅部或体表的肿瘤细胞。

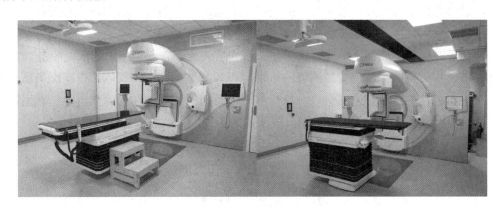

图4-13　医用电子直线加速器

医用电子直线加速器是目前国内外放射治疗的主流设备和发展方向，加速器的种类很多，主要有电子感应加速器、电子直线加速器和电子回旋加速器。电子感应加速器由于剂量率低、照射野小、体积庞大，目前已退出临床使用。电子直线加速器自从1953年在英国使用以来，得到了突飞猛进的发展，且技术不断完善，运行更加可靠，并以其剂量率高、束流稳定、剂量计算准确、治疗时间短等独特的优点，适合全身肿瘤的放射治疗，是目前最常用的医用加速器。缺点是结构复杂，成本昂贵，维护要求高。电子回旋加速器既有电子感应加速器的经济性，又具有电子直线加速器的高输出特点，并可在很大范围内调节。其结构简单、体积小、重量轻、成本低，是医用加速器的发展方向，但至今制作工艺上尚有很大困难，还未能在临床广泛使用。

（一）工作原理

由于一般的电场不能将电子加速到很高的速度和能量，只能通过微波电场。使用不同的微波电场，就有不同的加速原理和加速结构。根据加速管中微波的不同工作形式，电子直线加速器可分为行波型和驻波型两类。

1.行波加速原理　　行波电子直线加速器的基本原理如图4-14所示。由电子枪发射的电子和微波源产生的微波功率同时馈入加速管内,而电子像是像踏着冲浪板,骑在波峰附近前进,始终处于电磁波的加速相位上,从而不断获得能量。如能做到使波速与被加速电子速度一致,就可以用行波电场持续地对电子进行加速。实际上微波的速度是大于光速的,不能直接用于加速,因此必须采取必要的慢波措施才可能实现这种同步加速。利用盘荷波导式加速管设计,即可在光滑的圆波导内周期性放置带圆孔的金圆盘模片,使波速减慢,起到慢波作用。

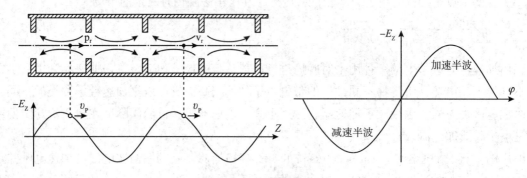

图4-14　行波加速原理

为了提高加速效率,应该使同步电子加速相位尽量取在加速电场的峰值附近,当电子的速度接近光速时,电子加速基本能在电场峰值附近进行,这样既可提高加速效率,又使能散度减到最小限度,经过聚束段以后,加速器中电子的速度不会增加,其能量的增加将主要表示为电子相对质量的增加。

2.驻波加速原理　　驻波加速结构可认为是一系列按一定方式偶合起来的谐振腔链,如图4-15所示。在驻波工作方式时,波导式加速管的始末端不像行波工作方式那样接以匹配负载(末端),而是接有一导盘,这样微波在末端将以 π/2 相移形成反射微波叠加在入射微波上,在系统中建立驻波方式。只要电子的飞行时间正好等于微波振荡的半周期,就能满足持续加速。

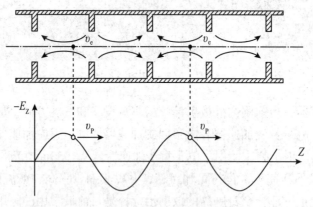

图4-15　驻波加速原理

驻波加速器较行波加速器由于反射波的利用,加速电子的效率高、能耗小。另一优点是微波电场强度高,可使电子在更短的距离内获得预定能量,因此驻波管一般要短于行波管。但行波加速管聚束特性优于驻波加速管,所以能谱较好,另外能量调节比驻波加速管更容易。

(二) 基本结构

常见医用电子直线加速器的基本组成是一致的。主要由加速管、微波系统、电子枪、束流系统、真空系统、恒温水冷却系统、电源及控制系统、照射头、治疗床等组成。

1. 加速管 医用电子直线加速器的核心部分，它利用微波传输系统输送过来的微波功率加速电子。加速管主要有两种基本结构——盘荷波导加速管和边耦合（轴耦合）式加速管。

2. 微波系统 包括微波功率源和微波的传输系统。微波功率源提供加速管建立加速场所需的射频功率，主要有磁控管和速调管。行波医用电子直线加速器和低能医用电子直线加速器使用磁控管作为微波功率源。磁控管体积小、重量轻、工作电压低，但其工作频率易漂移，因此需采用自动稳频系统，提高频率稳定度。中、高能驻波医用电子直线加速器使用速调管作为功率源。速调管功率大，工作稳定，寿命长，但其设备体积大，对电源及配套设备要求较高。

3. 电子枪 产生、会聚高能量密度电子束流的装置，它发射出具有一定能量、一定束流以及速度和角度的电子束。电子束参数的好坏直接影响加速管质量的高低。

4. 束流系统 为了电子在加速过程中的束流聚焦、导向和偏转移除而设置的自动控制系统。由偏转系统、聚焦系统和导向系统组成。

5. 自动控温系统 也是医用电子直线加速器中的重要组成部分，因为在工作过程中，许多部件会产生大量的热能，温控系统会对其进行冷却，以保持设备稳定运行。一般采用水循环强制冷却。

6. 真空系统 由泵和真空器件构成，作用是保持加速管内部和电子枪等部位的高度真空状态，以避免烧坏灯丝、腔内打火和能量损失等。

7. 机械系统 主要由基座、旋转机架、辐射头、治疗床等结构组成。现代医用电子直线加速器械采用等中心原则的运动系统，即机架、辐射头及治疗床三者的旋转轴交于一点，称为等中心点，要求中心误差在2mm以内。治疗床是对患者进行放射治疗时的床体，可以进行X、Y、Z三个方向的直线运动和等中心旋转运动，以满足不同部位的治疗需要。

（三）临床特点

高能X射线穿透能力强，较高的深部剂量，可治疗深部肿瘤。剂量建成深，皮肤受量小；电子束遮挡容易，容易获得比较均匀的剂量分布，但易受X射线、组织均匀度等因素的影响，同时剂量建成区很弱，皮肤剂量高。

三、γ刀系统

（一）工作原理

γ刀（γ knife）设备是利用立体几何定向原理，在精确的立体定向技术辅助下，将经过规划的大剂量γ射线（^{60}Co产生）于短时间内集中照射于颅内的预选靶点，一次致死性地摧毁靶区组织，以达到类似于外科手术治疗目的的一种治疗设备。由于放射线在靶区分布的特殊性，周围组织几乎不受影响，其靶区坏死边缘如同刀割，故形象地称之为"伽马刀"。γ刀毁损靶点的过程可直接用以治疗颅内占位性病变，也可通过毁损脑内特定的神经核团，治疗某些功能性神经外科疾病。

（二）基本结构

目前γ射线立体定向放射治疗系统可分为静态式γ刀和旋转式γ刀两大类，均主要由放射治疗系统、立体定位系统、电气控制系能和治疗计划系统4个子系统构成。

自1968年世界上第一台γ刀（静态式）问世以来，随着放射影像技术、立体定向神经外科技术和计算机技术的不断发展，产品不断更新换代，至今已生产出第四代γ刀产品。1994年，中国深圳诞生了世界上第一台旋转式γ刀，在静态式γ刀的基础上做出了重大改进，使设计更为合理。

1. 静态式 γ 刀　在世界各地的应用均较为广泛，主要由以下几部分组成。

（1）放射治疗系统　由放射源装置、头盔和屏蔽装置组成。

1）放射源装置　静态式 γ 刀体内安装有201个 ^{60}Co 放射源，每个源体又称钴针，长20mm，直径为1mm。放射源紧密地排列在一个半球形的双层不锈钢包壳内，201个放射源初装活度均不小于30Ci，γ 刀的总活度不于小6000 Ci。治疗时在焦点处的剂量率可达3Gy/min左右。

2）头盔　半球形金属壳，为外径225mm、内径165mm、厚度60mm的铸铁球壳。上面钻有和放射源相对应的201个管状准直孔，用于完成对射线束的最后准直。各个头盔的管状准直孔直径不同，分别是4mm、8mm、14mm和18mm，决定了在焦点处形成的小圆形射野的直径大小。治疗规划时可根据病灶大小和形状选用不同型号的准直器。每个头盔配有一些与其准直孔相对应的钨合金塞子（厚度为60mm），在治疗中可将相应的准直孔堵塞。为了改变照射野的剂量分布或避开重要组织如晶状体、视交叉神经等。

3）屏蔽装置　放射源附近配备了足够安全的屏蔽装置，以确保辐射防护安全，使得医务人员能在接近 γ 刀的环境里长期工作。屏蔽装置主要由上部半球壳、下基体、中间体和屏蔽门组成。上部半球壳屏蔽体用4根钢闩紧固在下基体上。上间体下方有一个球顶式空腔，可将患者移至此空腔内，其侧面和下面部有屏蔽。屏蔽门由钢板制成，可转动并向内开启，以便患者治疗。

（2）立体定位系统　主要由立体定位框架、适配器、定位支架、治疗床等组成。用以确定靶点位置，并在治疗时固定患者头部，使靶点准确地定位在射线焦点上。立体定位框架具有三维坐标定位功能，在 MRI/CT 扫描时，借助于 MRI/CT 图像，以确定把靶点的位置坐标、大小和形态，在治疗时将靶点定位在射线的焦点上。基本结构是1个与头形相适应的方框架和4个垂直固定销（2个位于额部、2个位于枕部）。适配器是立体定位框架与 MRI/CT 定位床相吻合的附件。定位支架在治疗时可实现支撑立体定位框架并具有定位作用。治疗床由固定床身和移动床组成，定位支架连接在移动床上，治疗时将患者送入放射源装置内，使预选靶点与射线焦点重合。治疗完毕后推出患者。

（3）治疗计划系统　一套计算机图像处理、剂量规划装置。硬件配置包括MRI/CT图像输入装置、三维图像处理工作站和治疗文件输入装置。图像采集是通过 MRI/CT 影像诊断设备的视频输出口采集图像，或通过扫描仪输入胶片图像。图像处理和剂量规划系统可在3个主要投影平面上获得合成的等剂量曲线分布图，也可根据靶区的治疗剂量计算出所需照射的时间。治疗方案输出系统可以形成特殊格式的文件直接传输到治疗控制台，也可打印输出。控制台包括总控制台（装有各种控制开关、工作显示灯、计时器、出错报警、紧急处理等装置）、声像监视系统及不间断电源等。

2. 旋转式 γ 刀　采用旋转聚焦的方法，装在旋转式源体上的24或30个 ^{60}Co 放射源绕靶点中心做锥面旋转聚焦运动。由于射线束不是以固定路径穿越周围健康组织，健康组织所受的照射剂量更加分散，每个单位体积的健康组织只受到瞬时、几乎无伤害的照射，从而能在靶灶中心形成良好的聚焦治疗效果。另外，旋转式 γ 刀极大减少了放射源的数目，去除了静态式 γ 刀笨重的头盔装置，简化了结构，节省了装源时间和费用，是一种结构合理、操作简便、安全可靠的 γ 刀设备。

旋转式 γ 刀装置在结构上与静态式 γ 刀不同的是，它有一个使射线源和准直器旋转的旋转驱动装置，由直流伺服电路驱动。当源体旋转时，准直器可随其进行同步跟踪旋转，钴源发出的 γ 射线经过准直器精确地汇集在球心形成焦点；准直器也可相对于源体单独转动，进行换位选择，以产生不同大小的焦点或实现非治疗时间的屏蔽。

（三）临床特点

1.治疗简便、精确　治疗过程需要几分钟到几十分钟。全程均由计算机控制，可靠精确。

2.方便安全　患者不脱发，无严重不良反应，无活动限制，一般不需住院。

3.无明显手术禁忌证　治疗不受年龄、糖尿病、高血压等因素限制，不需麻醉，尤其适合于不能耐受手术患者。

γ刀在治疗肿瘤方面有其独到之处，但不能替代手术刀。大部分远期疗效不如手术，主要适用于晚期肿瘤、手术禁忌或有严重并发症的患者。

四、X刀系统

20世纪90年代初，X刀逐渐成熟并且在全世界范围内迅速推广使用。我国于1994年开始引进X刀，之后也自行设计了我国自己的X刀治疗系统。

（一）工作原理

X刀实际上是在常规放疗所用的医用直线加速器基础上加以改进而成的。在原有的医用直线加速器上配以准直器、立体定向装置、适配器及治疗计划系统等辅助装置，通过加速器机架、治疗床分别做水平与垂直旋转，让直线加速器通过发射出的X射线经准直器集中于等中心点，与立体定位的病灶相吻合，从而杀死病灶组织，而病灶周围正常组织只受到较小剂量的X射线照射而得以保护。

由直线加速器产生的高能X射线与^{60}Co释放的γ射线具有相似的放射生物学效应。直线加速器的机架在旋转时做等圆运动，但在实际运行中是从一个端点向另一个端点沿圆弧运动，在该圆弧上的任何一点由机架发出的X射线束均投向该弧的圆心，该圆心即等中心点。当治疗床位于某一位置时，机架旋转中心对靶点实施的旋转照射称为单弧面旋转照射。如果不断改变治疗床的角度，机架旋转中心多次重复旋转照射，位于等中心处的颅内靶点会受到从不同角度的多个单弧而旋转照射，这种照射方法为多个非共面弧旋转照射。多个非共面弧旋转照射使X射线的总剂量集中于靶区内，而靶区以外的剂量锐减。

（二）基本结构

一台完整的X刀系统主要由放射源系统、立体定向定位系统和治疗计划系统（TPS）三部分组成。核心部件如图4-16所示。

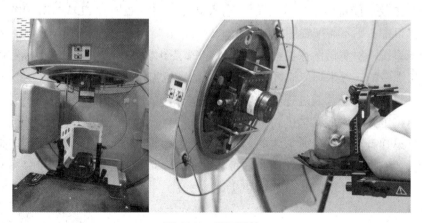

图4-16　X刀系统

1. 放射源系统

（1）直线加速器　用于X刀的直线加速器的稳定性能要求较高，其机械误差不能超过1mm。机架旋转轴与准直器旋转轴的交合点即直线加速器的等中心点。机架旋转过程中的任一角度，其照射野均包括该中心点。可旋转、移动的治疗床必须使患者身体内的任何一点可以与等中心点重合，从而保证任意的床角度下照射野均经过病灶靶点。准直器轴使用较少，仅在某些不规则照射野时使用。由于重力作用和机架旋转过程中涉及的连接轴较多，机架在做等圆旋转时，其等中心位置易发生偏差。为了增加稳定性，有些厂家生产的X刀为直线加速器的机架专门配备一个金属地板支架，该支架固定在地板上，上端与机架相接。当机架做等圆旋转时，地板支架的臂也随机架旋转，这样可减少加速器机架旋转时的机械误差。

（2）二次准直器　普通的医用直线加速器机内配有一个准直器，该准直器能将机架发出的X射线束的照射范围限制在40mm×40mm之内。为了进一步控制X射线束的照射范围，减小射线在等中心处的半影区，需要在机架上配置一个二次准直器。二次准直器的口径在5~50mm，治疗时视病灶的大小和形状，选用不同口径的准直器，从而达到针对性的小野照射和保护靶区以外的正常脑组织。

（3）多功能治疗床　前端固定在地板的旋转轴上，旋转轴的中心线与机架的等中心相交，治疗床可以绕该中心线做水平方向旋转。治疗床还可以上下移动，当患者躺在治疗床上时，调整治疗床的高度坐标，使颅内靶点正好位于加速器的等中心点上，这样无论治疗床旋转至哪个角度，均能保证颅内靶点与加速器机架旋转的等中心点相吻合。

（4）控制台　由一台计算机控制直线加速器的旋转，完成X刀的照射治疗。

2. 立体定向定位系统

（1）立体定向固定头架　圆环状或方形金属框，也称为基架。基架上有4根可调节高度的金属立柱，立柱的上端有螺孔，可装入螺钉，借此可将基架牢固的固定到患者头颅上。如果采用磁共振对颅内靶点定位，基架、立柱和螺钉均应为无磁材料。

（2）立体定向定位框架　有两种：圆环形和四方形。无论用哪种定位框架，在其前、后、左、右4个垂直面上都有一个"N"形定位杆或定位槽。将定位框架固定到头架的基架上，即可利用CT或MRI等影像设备对颅内靶点进行定位。

（3）适配器　一个与定位头架相对应的固定器，当患者进行CT或MRI扫描定位时，可将头架牢固地固定在检查床上。

3. 治疗计划系统

（1）图像扫描仪　能将CT或MRI定位片输入计算机内。如果将CT或MRI的图像信号用视频线直接输入计算机中，则不需配置图像扫描仪。

（2）计算机系统　对每层图像进行定位，确定每层图像的X、Y、Z三维坐标数值，然后将定位图像连同每层图像的三维坐标值输入另一台小型计算机工作站。

（3）小型计算机工作站　通过视频对每层图像的轮廓、靶区及需要保护的重要功能结构进行勾画。工作站可将上述勾画的结构进行三维图像重建，绘制出内结构的仿真立体图像，根据病灶的形状和大小，迅速计算出治疗所需要的等中心点、准直器大小、加速器机架旋转弧的数目，以及为避开附近重要结构而选定的治疗床角度等参数。屏幕可以显示靶区的剂量分布和重要功能结构的受照剂量。如果治疗计划不够理想，可以反复修改。

（三）与γ刀的区别

1. 放射源　γ刀是用^{60}Co作放射源，放射出的是γ射线；X刀是用直线加速器产生的X射线作

放射源。虽然都是电磁辐射，但γ射线和X射线有着本质的不同，品质和能量也不同，可控性、产生的生物学效应和疗效也不尽相同。

2.精度 X刀在每次治疗过程中加速器的机架、治疗床要反复旋转运动，慢慢地会有轻微的偏动，X刀线束的等中心点会产生偏差；而γ刀机架固定，偏差极小，更适合治疗较小病灶。

3.定位方式 γ刀使用骨性固定，用4个小螺钉直接固定在颅骨上，牢固并且误差极小；X刀大多需要分次照射，故多采用头面模固定。

4.操作难易程度 X刀比较复杂，操作起来比较烦琐，并且需要经常对加速器相关部件和装置进行测试和校准，加上其他方面的一些缺点，导致X刀使用率不高；γ刀的操作比较简单，自动化程度较高。

5.治疗费用 γ刀的缺陷主要在于每隔一段时间需更换钴源，因此造价高，治疗费用也比较高；而X刀的放射线束是由加速器产生，故治疗费用较低。

本章小结

医用放射诊断与治疗设备主要包括X射线成像设备、核医学成像设备、放射治疗设备等。X射线成像设备是利用人体不同组织的密度差异成像，常见的设备有常规X射线机。计算机X射线摄影机（CR）、数字X射线摄影机（DR）、数字减影血管造影机（DSA）、X射线电子计算机断层扫描装置（CT）。核医学仪器是用于探测和记录放射性核素发出射线的种类、能量、活度，以及随时间变化规律和空间分布的仪器。主要包括显像仪器（γ照相机、SPECT、PET）、脏器功能测量仪器、放射性计数测量仪器等。医用放射治疗设备主要包括钴60远距离治疗机、医用电子直线加速器、γ刀系统、X刀系统等。

习题

习题

一、单项选择题

1.下列成像设备不属于体层成像的是（ ）。

A.PET B.SPECT C.MRI D.X–CT E.γ照相机

2.放射性核素显像最主要利用（ ）。

A.α射线 B.β射线 C.γ射线 D.X射线 E.俄歇电子

3.γ照相机与PET比较最大的不同是（ ）。

A.闪烁晶体 B.准直器 C.显示装置 D.电路结构 E.辅助装置

4.X射线的贯穿本领决定于（ ）。

A.X射线的强度 B.X射线的硬度

C.照射物质时间的长短 D.靶面积的大小

E.照射物质的原子序数

5.用管电流的毫安数表示X射线的辐射强度是因为（ ）。

A.管电流毫安数就是打在靶上的高速电子数 B.管电流毫安数就是X射线的总光子数

C.管电流毫安数就是X射线的实际辐射强度　　　D.X射线的辐射强度与管电流成正比

E.以上说法均不对

6.X射线管的管电压一般为（　　）。

A.几十伏　　　　　　　　　　　　　　B.几百伏至几千伏

C.几千万伏　　　　　　　　　　　　　D.几千伏至上万伏

E.几万伏至上百千伏

7.X射线穿过均匀物质时，强度呈（　　）衰减。

A.对数关系　　　　　　　　　　　　　B.指数关系

C.线性关系　　　　　　　　　　　　　D.非线性关系

E.无任何关系

8.用作软X射线管输出过滤窗口的材料是（　　）。

A.铼合金　　　　B.铼钨合金　　　　C.铍　　　　D.钨　　　　E.钼

9.X射线的波长与可见光和γ射线的波长相比（　　）。

A.可见光波长长　　　　　　　　　　　B.可见光波长短

C.与可见光中的紫光波长相等　　　　　D.γ光波长更短

E.与γ光波长基本相等

10.乳腺摄像X射线机的特点是KV调节范围较低、使用（　　）、焦点小等。

A.栅控X射线管　　　　　　　　　　　B.软X射线管

C.金属X射线管　　　　　　　　　　　D.气体分离式X射线管

E.陶瓷X射线管

二、简答题

1.医用X射线产生的四要素为哪四要素？

2.简述螺旋CT成像过程。

3.简述医用电子直线加速器的主要基本组成及作用。

4.CR和DR的区别是什么？

（于新设　李　佳）

第五章　磁共振成像设备

📖 知识目标

1. **掌握**　磁共振成像系统基础成像原理；磁共振磁体分类；超导磁共振系统主要组成部件；磁共振成像设备的基础维护和质量控制。

2. **熟悉**　磁共振成像常见成像方法、常见图像伪影类型、扫描禁忌事项。

3. **了解**　磁共振成像临床应用与发展。

👉 能力目标

1. **学会**　区别磁共振磁体类型；使用磁共振成像设备；利用维护与质量控制知识指导磁共振设备日常维护及保养工作。

2. **具备**　磁共振成像设备的操作、基础维护、保养的能力。

第一节　概　述

💬 案例讨论

案例　一位老爷爷在影像科预约磁共振头部检查，预约登记台医生给爷爷一张磁共振扫描注意事项单。老爷爷说："我眼睛老花看不清上面写的字，你方便给我读一下吗？"医生耐心地对着老爷爷说："你体内有没有放置心脏起搏器？是否做过手术？"

讨论　磁共振检查为何要填写注意事项单并签字？磁共振扫描注意事项有哪些？

PPT

磁共振成像（MRI）利用原子自旋特点，在强磁场环境中对原子发射特定频率的射频脉冲，原子吸收射频脉冲能量。当射频脉冲停止后，原子将吸收的能量以电磁波形式释放出来，释放出的电磁波信号此时携带检测者成像信息。使用信号探测器（线圈）检测电磁波信号，采集到的信号最终经图像重建计算机处理后得到磁共振图像。

MRI对软组织具有高分辨率、高信噪比、无电离辐射等诸多优点，在科研领域地位日趋提高，是21世纪医学影像领域发展最为迅速的一种成像技术，已成为常规影像检查的一部分。

一、发展简史

磁共振成像是核磁共振的重要应用领域，从核磁共振早期研究的波谱学到今天的成像技术经历了一个巨大的飞跃。磁共振成像发展经历了萌芽期、成熟期和快速发展期。

1. 萌芽期（1946~1972年）　磁共振成像的萌芽期是指从核磁共振诞生后20多年期间。在这段时间内，核磁共振主要作为分析工具使用，比如对种子含油量测定、粮食中水分测定等。

1970年，美国纽约州立大学的达马迪安（Raymond Damadian）对植入恶性肿瘤的老鼠进行核磁共振实验时有一个惊奇发现：正常组织和肿瘤组织的核磁共振信号明显不同。第二年，达马迪安把该研究成果发表在《科学》杂志上。该成果最大的意义是改变了过去传统地仅从组织形态学研究疾病，开始利用分子物理学和组织的化学信息。

1972年，美国纽约州立大学的保罗·劳特伯（Paul C. Lauterbur）进一步研究发现利用核磁共振信号可以进行图像重建。这项初步研究奠定了MRI成像的基础。

2. 成熟期（1973~1978年） 磁共振成像的成熟期是从1973年开始，物理学家、生理学家和医学专家共同对组织进行了局部成像的研究，磁共振成像在这五年里将得以实现。

1973年3月，保罗·劳特伯在《自然》杂志上发表了组合层析成像法，采用三个线性梯度磁场G_x、G_y和G_z来选择激发测试样品，从得到所需的成像层面。而这三个线性梯度就是今天广泛使用的梯度系统，与此同时他还研究了相关组织弛豫时间，以证明组合层析成像法可以用于生物系统。

1974年4月，英国诺丁汉大学的欣肖（Waldo Hinshaw）巧妙地运用了X、Y和Z三个方向的时变梯度来形成一个场强恒定而均匀被称为"敏感点（sensitive point）"的小容积，磁共振信号被限制在敏感点中。敏感点法的特点是简单实用、不需要复杂的数据后处理。

1977年，英国诺丁汉大学教授彼得·曼斯菲尔（Peter Mansfield）发表了著名的成像方法，即平面回波法（echo-planar imaging，EPI），并利用这一方法获得了世界上第一幅反映解剖结构的在体手指断面像。

3. 快速发展期（1978年至今） 磁共振成像的快速发展期是指1978年以后，在这个时期以后磁共振成像研究方向开始发生巨大转折：从局部成像开始转向全身成像；从成像理论研究转向成像扫描速度、图像质量研究；从科研院所研究扩展到商业公司研究。在这个阶段，德国西门子公司、荷兰飞利浦公司、美国通用电气公司、日本东芝等公司纷纷加大力量从事磁共振成像系统的开发，竞争局面的形成大大加速了磁共振成像设备商品化的步伐。

2003年，因在磁共振成像技术领域取得了伟大的突破，保罗·劳特伯与彼得·曼斯菲尔分享了诺贝尔生理学或医学奖。

二、分类

磁共振按照不同的分类方法有不同的分类，常见的分类方法有两种。

1. 按磁场强度大小分类 目前在临床应用领域，常见的磁场强度有0.35T、1.5T和3.0T。这里所说的磁场强度是指磁体中心位置的静磁场B_0的场强大小，物理学上衡量磁场强度单位通常采用特斯拉（T，Tesla）或高斯（Gs，Gauss）。

拓展阅读

磁共振场强强度究竟有多大？

我们知道地球产生的磁场正无时无刻地保护着地球，使其免受太阳强电磁波的侵扰。而地球的磁场究竟有多大呢？经过科学界的测量，南北极的地表磁场强度约为0.5高斯，赤道附近地表磁场强度约为0.3高斯。

而我们磁共振磁体产生的磁场通常用特斯拉（T）拉来衡量，而1特斯磁场拉强度等于10 000高斯磁场强度。可见磁共振设备产生的磁场强度远大于地球地表磁场强度。

按照磁场强度大小可分为低场、中场、高场、超高场磁共振。

（1）低场磁共振　场强低于0.5T。

（2）中场磁共振　场强高于0.5T而低于或等于1.0T。

（3）高场磁共振　场强高于1.0T而低于或等于3.0T。

（4）超高场磁共振　场强高于3.0T。

2017年8月，全球首台可用于临床的7.0T超高场磁共振MAGNETOM Terra正式取得CE认证，标志着超高场7.0T磁共振正式进入临床应用。

2.按磁体类型大小分类　按照磁体类型一般可分为永磁型磁共振、常导型磁共振和超导型磁共振，如图5-1所示。超导型磁共振磁场强度高，磁场稳定性也是无与伦比的，目前广泛应用于各级医疗机构。

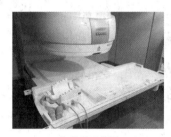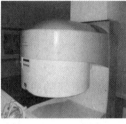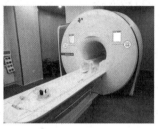

永磁型磁共振　　　　　　　常导型磁共振　　　　　　　超导型磁共振

图5-1　常见磁共振磁体类型

三、特点

磁共振扫描具有无电离辐射伤害的特点，越来越受到广大群众的喜爱，专业体检中心已经将磁共振扫描纳入高端体检项目，在医疗领域扮演着越来越重要的角色。总体而言，磁共振成像设备相对于其他影像设备，对软组织有更高的分辨率，能够早期发现病变组织，对脑功能分析有独特成像等特点，具有以下优点。

1.扫描过程无电离辐射　根据磁场强度不同，磁共振共振频率通常在15MHz（0.35T），64MHz（1.5T）和128MHz（3.0T）范围上下，磁共振共振扫描频率介于短波和超短波之间。从电磁波频率角度来看，磁共振扫描频率和收音机接收的广播频率接近；从电磁波能量角度看，电磁波能量仅为10^{-7}eV。磁共振检查没有电离辐射伤害，被认为是没有辐射伤害的安全检查手段。

2.多参数成像　常规的影像设备成像参数通常比较单一，如CT根据组织对X射线吸收系数参数成像、超声成像依据组织界面所反射的回波参数成像。磁共振成像是一种多参数的成像，理论上可以利用人体内多种元素进行成像。磁共振可以通过质子密度加权像，如T_1加权成像和T_2加权成像、水扩散成像等。不同的加权成像可以反映组织不同的物理属性，能为临床提供丰富的诊断信息。

3.无骨伪影干扰　X射线相关各种投射性成像技术通常受骨骼和气体的重叠而形成骨伪影，这为部分部位诊断带来难度。例如在头颅CT扫描，枕骨粗隆等处出现条状伪影，影像后颅凹的观察，而磁共振头颅扫描无此类骨伪影。目前对于头部软组织检查，磁共振成像已经成为首选诊断。

4.任何断层成像　自从线性梯度磁场技术应用在MRI后，不再需要移动患者来改变扫描层面，三个梯度磁场可以任意组合来实现层面选择和空间编码。磁共振扫描定位像可以获得横断位、矢状位和冠状位图像。其他影像设备如CT通常只可得到横断位，有些部位甚至无法扫描。利用磁共振任意断层扫描特点，可以显示出CT难以显示的部位，例如颅底及后颅窝病变，脊髓内、髓外硬膜下等病变。

5.人体能量代谢评估 任何的生物组织在病理变化前首先经历复杂的化学变化、化学变化累积到一定程度后才发生组织学改变。早期影像诊断只能提供解剖学图像，无法对组织特征和功能进行量化。磁共振成像的出现使得疾病的诊断深入分子生物学和组织学，磁共振波谱成像（magnetic resonance spectroscopy，MRS）可以检测到组织器官的能量代谢，由于人体活动过程中三磷酸腺苷与能量代谢密切相关，所以通过对^{31}P的分析可以间接测定细胞代谢状态，有助于对人体能量代谢进行评估。

PPT

第二节　磁共振成像设备的基本结构与工作原理

一、工作原理

在探讨磁共振成像基本原理前，首先要了解原子的结构、磁共振现象和拉莫尔进动。

（一）原子的结构

原子由原子核和电子组成，原子核由带正电荷的质子和不带电的中子构成，外围的电子所带负电荷数与质子所带正电荷数相同，因而原子核不显电性。在自然界中，我们根据原子核质子数不同分类不同元素。但部分元素中，原子的质子数相同，中子数不同，这类元素我们称为同位素。

（二）磁共振现象

从微观角度来看，原子核都有自旋的特性，电子自由围绕原子核运动，每个原子核自旋都会产生磁矩，在自然界中磁矩方向任意变化。如果一个原子核中，质子数或中子数至少有一个为奇数，那么在强磁场环境下就会体现出宏观的磁化矢量，其中磁化矢量方向与外磁场方向一致。此时对磁场环境中的原子核沿着垂直于静磁场的方向施加特定频率的电磁波，原子核将吸收电磁波的能量并产生能量跃迁，这个过程称为磁共振现象。

（三）拉莫尔进动

原子核在静磁场环境中，除了原子核自身自旋运动，还会顺着静磁场方向运动，我们称之为进动，而原子核的进动频率满足拉莫尔进动方程。

$$\omega = \gamma \cdot B_0$$

式中，ω为原子核运动的频率，单位为赫兹（Hz）或兆赫兹（MHz）；B_0为原子核外围的静磁场；γ为旋磁比，是原子核固有参数，常见的原子核旋磁比见表5-1。从表中可见，氢原子平均摩尔浓度最高，旋磁比也相对较大。

表5-1　人体内主要原子核的旋磁比和平均摩尔浓度

原子核	旋磁比（MHz/T）	平均摩尔浓度（%）
^{1}H	42.562	99.0
^{14}N	3.077	1.6
^{31}P	17.248	0.35
^{13}C	10.704	0.1
^{39}K	1.989	0.045
^{19}F	40.063	0.0066

（四）磁共振成像的基本理论

1.磁化矢量　人体由无数的原子核组成，每个原子核都无时无刻地做自旋运动，而这种自旋运动恰好能产生一个小磁场。无数多的小磁场杂乱无章，在自然状态下不体现出磁性，如图5-2所示。

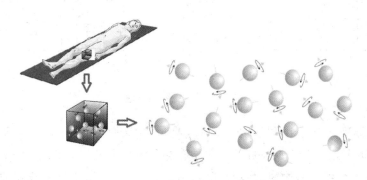

图5-2　人体内原子自旋的方向随机分布

此时将人体放置于磁场环境中，无数多的小磁场开始能级分裂。大约一半的原子能量较低，产生小磁场方向顺着静磁场，我们将这部分原子称为低能态原子；而另一部分原子能量比较高，产生的小磁场方向与静磁场方向相反，我们将这部分原子称为高能态原子。

从数量上来看，低能态原子数量比高能态原子数量高一些。因此产生的磁化矢量顺着静磁场方向，我们将该磁化矢量称为宏观磁化矢量，如图5-3所示。由于宏观磁化矢量方向沿着静磁场纵轴方向，所以我们也称其为宏观纵向磁化矢量。与宏观纵向磁化矢量相互垂直的矢量称作宏观横向磁化矢量。

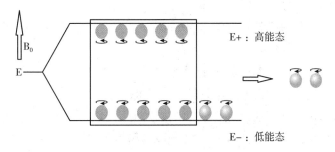

图5-3　原子在磁场环境下的能级分裂

磁共振现象说明了低能态的纵向磁化矢量在吸收射频能量后会向高能态转变，这个转变的过程我们称为能级跃迁。根据宏观磁化矢量跃迁的程度可分为90°脉冲和180°脉冲，90°脉冲将纵向磁化矢量方向翻转90°；180°脉冲将纵向磁化矢量翻转180°。

2.横向弛豫和纵向弛豫　我们将吸收射频能量后恢复原状态的过程称为弛豫，弛豫是一个能量的转变，即高能态向低能态转变的过程。以90°射频脉冲为例，原子核在射频激励过程中吸收射频能量，磁化矢量翻转90°，纵向磁化矢量为零，横向磁化矢量此时最大。当射频激励停止后，磁化矢量会恢复为平衡态，恢复的过程是横向磁化矢量逐渐减小的过程，横向磁化强度逐渐减小的过程称为横向弛豫。同理，纵向磁化强度逐渐增大的过程称为纵向弛豫。如图5-4所示。

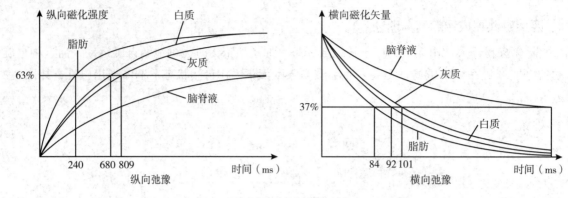

图5-4 磁共振弛豫过程

3.磁共振成像原理 当处于磁场中的原子受到外界射频电磁波的激励，射频电磁波的频率与磁场中的原子核满足拉莫尔进动频率相同时，则产生原子核的共振。此时原子核共振而吸收电磁波能量，当外界电磁波停止激励时，吸收能量的原子核又会将这部分能量释放出，即磁共振信号。通过采集并分析磁共振信号，我们可以获得需要的图像。

二、成像方法

磁共振成像方法是指将人体组织弛豫过程中产生的微弱信号重建成可以临床诊断的二维图形，磁共振成像方法很多，但射频脉冲带宽只能激发一个满足拉莫尔方程的频带，并控制梯度磁场来选取一个点、一条线、一个层面，甚至选取整个成像体积来获取信号，这是各种成像方法的共同点。主要有点成像法、线成像法、面成像法、多层及三维体积成像法等。

1.点成像法 对组织中每个体素磁共振信号逐一进行测量成像的方法。点成像法中，任何时候只能接收到单一的体素信号，主要包括敏感点法和场聚焦法。

2.线成像法 一次采集一条扫描线数据的成像方法，主要包括多敏感点成像法、线扫描及多线扫描成像法、化学位移成像法等。

3.面成像法 同时采集整个断层数据的成像方法，主要包括投影重建法、各种平面成像法和傅里叶成像法等，目前最常用的成像方法是傅里叶成像法。

4.多层及三维体积成像法 在面成像法的基础上应用起来的方法，进行多层面成像时，同一个成像周期中每个层面依次被射频激励。三维成像的信号来自整个容积，所以具备信噪比高的特点。三维成像最大缺点是成像时间长、数据量大、对图像重建有较大的挑战。

灵敏度、空间分辨率和成像时间是衡量成像方法优劣的关键三个指标。测量的灵敏度通常可以由信噪比来反映，因此在任何方法上都是尽可能地提高信号强度并降低周边噪声。空间分辨率与数据采集量密切相关，更高的空间分辨率会消耗更多数据采集时间，这与成像时间是相互矛盾的。因此不同的成像方法需要在空间分辨率和扫描时间上进行权衡。

三、组成结构

磁共振系统一般有四个子系统组成：磁体系统、梯度系统、射频系统和计算机系统。

（一）磁体系统

对于磁共振图像的创建，均匀稳定的磁场比磁场梯度和射频脉冲更为重要。磁共振成像需要有磁体产生均匀的高强度磁场，磁体是磁共振系统最重要，也是价值最高的组件。临床应用磁共振成像设备磁体类型有三种：永磁体、常导磁体和超导磁体。目前在临床阶段使用最多的是超导磁体，永磁体在部分地区仍然广泛使用，常导磁体已经被淘汰。

1.永磁体　磁场强度在0.01~0.35T。永磁体由大块铁磁性合金组成，例如C形（马蹄形）磁体。永磁体结构相对简单，对外界环境影响比较小。但磁场强度比较低，扫描时间比较长。为了获得较高的均匀磁场，需要给磁体提供稳定的运行温度，温度的变化会影响磁场稳定性。由于永磁体为非电磁体，运行成本非常低，但磁场无法关闭，所以长期运行后磁场均匀性容易变差，会给设备故障维修带来一定困难。

2.超导磁体　磁场强度在1.5~3.0T（研究用系统可达7T或更高）。超导磁体为电磁体，超导线圈内电流可以产生很强的磁场。超导磁共振的优势如下：通过提高信噪比能获得较高的图像质量；采集时间缩短，减少运动伪影出现概率；较高的图像分辨率更有利于细节的显示；可达到分子成像层面。

3.磁体匀场技术　若想得到更好的图像质量，磁场均匀性和稳定性是磁体非常重要的参数。磁体最重要的质量标准为主磁场的均匀性，磁场不均匀会导致空间编码的扭曲，又反过来影响断层的几何学，扫描出的图像会显示断层平面的扭曲或断层的空间扭曲。为了避免这种图像错误，磁体系统必须均匀化，常见的匀场技术分为主动匀场和被动匀场。

（1）被动匀场　将小铁片贴附于磁体上，可以补偿磁场的不均匀性和扭曲，这样可以补偿磁体制造时产生的偏差，并且可以根据设备外围环境条件进行匀场。

（2）主动匀场　将多个匀场线圈安装于磁体中的调制管中，可以使用不同大小的静态电流进行匀场。产生的小磁场可以补偿主磁场的不均匀性，消除磁场中患者自身产生的干扰。

（二）梯度系统

1973年，美国纽约州立大学的保罗·劳特伯在《自然》杂志上发表了组合层析成像法，采用三个线性梯度磁场X、Y和Z来激发测试样品，得到了所需的成像层面。而这三个线性梯度就是今天广泛使用的梯度系统，梯度系统包含两个主要部件：梯度线圈和梯度放大器。

1.梯度线圈　共包括三个梯度子线圈，在三个空间方向排列（X、Y和Z）。梯度线圈不产生永久磁场，而是在扫描过程中瞬时打开，如图5-5所示。梯度系统在成像过程中的作用是层面选择和空间编码。

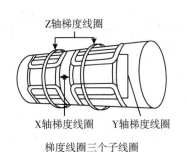

梯度线圈三个子线圈　　　　梯度线圈位置

图5-5　梯度线圈

2.梯度功率放大器　梯度线圈内通过大电流产生梯度磁场，梯度线圈需要提供专用电源设备，即梯度放大器。梯度放大器工作时产生的电流最高能达到500安培，并且产生的电流具有很高的准确性和稳定性。

📖 **拓展阅读**

磁共振扫描为何有噪音?

做磁共振扫描时,医生会给我们发一个海绵耳塞。耳塞的主要目的是减少扫描过程中设备产生的噪音,我们知道噪音的主要来源是梯度系统与静磁场之间磁场作用力产生的振动。那有什么办法可以减少噪音呢?

目前,磁共振生产厂家在生产磁共振时,会采取大量吸音材料放置在梯度线圈周围间隙,除此之外,还在磁体与梯度线圈间隙放置气垫以降低振动的产生。当然,部分厂家从成像技术上进行了改进,开发出静音序列,这样在扫描过程中噪音更小,提升了磁共振检查的体验感。

(三)射频系统

磁共振的射频系统包括以下几个部分:信号生产器、射频功率放大器、射频发射线圈和射频接收线圈。射频发射单元在成像序列的控制下,依照序列参数产生各种射频脉冲;射频接收单元在时序控制器作用下,通过特殊线圈接收人体产生的磁共振信号。射频发射单元和射频接收单元如图5-6所示。

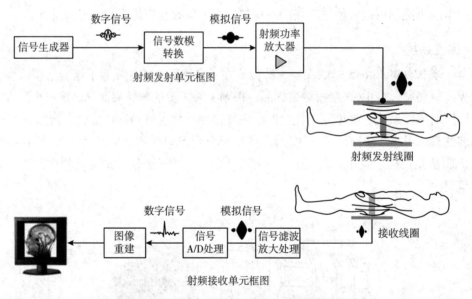

图5-6 射频系统发射单元和信号接收单元

1.信号生成器 扫描根据成像序列参数生成射频信号,射频信号在信号生成器中完成混频、滤波等处理,最终生成符合序列参数要求的数字化射频信号。

2.射频功率放大器 信号生成器生成了数字化射频脉,但数字射频脉冲无法直接作用于发射线圈,需要进行数模转换(DAC)成模拟信号。转换后模拟信号能量很小,需要射频功率放大器进行能量放大处理。射频功率放大器必须满足最严格的要求:在整个采集中,射频发生器必须准确发送不同中心频率和带宽的射频脉冲序列。

3.射频发射线圈 用于激发共振的发射和接收天线称为射频线圈系统,根据扫描的部位不同,磁共振线圈具有各种形状和尺寸。体部线圈(body coil)是磁共振系统的主要射频发射线圈,其功能为全身激发射频,体部线圈的采集视野很大,如图5-7所示。

医药大学堂
WWW.YIYAO9XT.COM

4.射频接收线圈　根据要检查的部位，需要连接附加的射频接收线圈。将射频接收线圈放置于患者的检查部位，接收线圈的形状通常由扫描的部位决定。

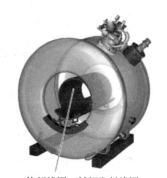

体部线圈：射频发射线圈

图5-7　射频发射线圈位置

5.射频系统性能参数　衡量射频系统性能的参数很多，常见的参数有射频场的均匀性和线圈的信噪比。

（1）射频场的均匀性　对于发射线圈，激发容积中射频场的均匀性是一个重要的质量标准。射频激发所用原子核的激发水平应该相同的。

（2）线圈信噪比　射频线圈接收的信号，不仅仅是磁共振信号，还会接收到一定的噪声信号。在探测器测量过程中，噪声主要来自分子的布朗运动。噪声很大程度上取决于线圈的大小，线圈越大，接收到的噪声也越大。因此，对于较小部位的扫描，体型较小的局部线圈具有更好的信噪比。

（四）计算机系统

为了创建和评估高质量的磁共振图像，必须对磁体系统、梯度系统和射频进行控制，并且显示采集结果。为此，磁共振设备需要配备高性能的计算机系统，包括控制台计算机、图像后处理计算机和系统软件。

1.控制台计算机　在整个成像过程中扮演着中心枢纽作用，主要功能是控制用户和磁共振系统之间的通讯，通过系统软件掌握所有硬件的运行状态。具体包括系统控制、扫描序列修改、患者数据库管理、HIS/PACS系统通讯和系统性能测试。

2.图像后处理计算机　特殊线圈采集到的MR信号在图像重建前需要进行数字化处理，数字化处理后的信号通过光纤传输到图像后处理计算机进行计算后处理。磁共振采集数据量更大、扫描时间更短。图像后处理计算机将采集的K空间数据进行快速傅里叶变换，经过处理后将生成的图像发送至控制台主计算机。

3.系统软件　主要包括操作系统、磁共振控制系统软件。操作系统是指主计算机进行自身管理、维护、控制运行的软件，不同的影像厂家操作系统也不同。磁共振控制系统软件是基于操作系统上开发的大型应用程序，该应用程序包括患者信息管理系统、数据库管理系统、扫描控制系统、图片排版打印等系统。

📖 **拓展阅读**

远程技术支持

　　大型影像设备的结构极其复杂，任何小的故障都可能引起设备停机。远程技术支持就是通过远程查看系统运行状态了解设备潜在问题，可进行预防性维修。目前绝大多数影像设备厂商大力推广远程技术支持，具备远程技术支持的影像设备，设备稳定性有了极大提高，设备突发故障停机的概率也极大降低。

第三节　磁共振成像设备的使用与安全

一、磁共振伪影

伪影是图像中与断层组织的空间分布不相对应的结构。磁共振系统复杂，在成像过程中可能产生多种伪影。伪影可能是由生理学的、物理学的和技术相关的因素造成的。

（一）生理学因素造成的伪影

运动伪影是线圈采集过程中一些运动导致的显著的图像伪影，这些运动主要包括呼吸、心跳、血液流动、眼球的移动、吞咽和患者意外的移动。运动伪影可分为两类：鬼影和涂抹影。鬼影主要由准周期运动生成（如呼吸），涂抹影则由非周期性运动生成（如眼球运动），如图5-8所示。

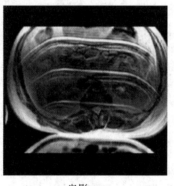
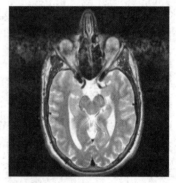

鬼影　　　　　　　　　　　　　　　涂抹影

图5-8　运动伪影

呼吸过程中胸腔的起伏运动会产生鬼影：具体表现在图像上有局部的位移，显示为双重或多重结构。而组织信号强的部位，如皮下脂肪会使得鬼影更加明显。同样，头部扫描时，眼睛的不规则运动会持续增加图像上的涂抹伪影。

（二）物理学因素造成的伪影

1.化学位移　几乎所有的生物分子中，都会有一些氢原子分布在不同的分子上，分子结构的不一样意味着氢原子共振频率比典型的氢原子共振频率稍高或稍低，这就是分子中某元素可以提供多个谐振线的原因。共振频率的位移就是我们常说的化学位移，水和甲基（脂肪的主要成分）的化学位移为3.4ppm，如图5-9所示。

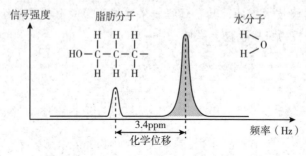

图5-9　水和甲基的化学位移

2.局部磁场变化引起的变形伪影 在图像中对真正的几何关系反应明显错误的结构。伪影的强度受局部环境影响，信号显示有时增强有时减弱。最为明显的是组织与骨之间或组织与空气之间的过渡区。常出现问题的部位是鼻窦、眼眶、肺、心脏和胃部。同样，患者身体或衣服上含有铁磁性物体（例如拉链）也可以导致变形伪影，如图5-10所示。

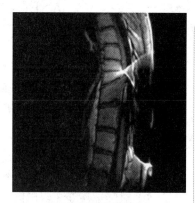

图5-10 变形伪影

（三）技术因素造成的伪影

磁共振多参数扫描采用了各类技术，但不同技术的局限性也能导致部分伪影。根据伪影产生的技术不同，我们将伪影分为以下类型。

1.截断伪影 在图像上显示为条纹状或环状。组织中信号过度比较突然的地方可以出现截断伪影。会产生平行于组织界面的周期性振动。伪影表现为亮暗交替的条形或环形影。对于磁共振信号采集来说，线圈采集时间越长，得到的图像质量也越好。但实际扫描中采集的时间是有限的，采集到的信号是不连续的，这就导致了我们所说的截断伪影，如图5-11所示。

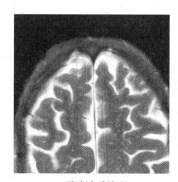 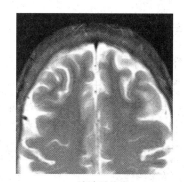

无滤波后处理   滤波后处理

图5-11 截断伪影

2.卷积伪影 由于超出所使用的检查矩阵范围的检查对象所产生的伪影，重叠于扫描视野之内，显示在图像的对边。在大多数情况下，可以在相位编码方向看到。

卷积伪影产生根源是当所选测量视野（FOV）的范围小于由脉冲序列激发的检查对象时将产生卷积伪影。若信号采样不足，对侧组织则会出现在视野内。此时，采集的图像区将获得双重信号信息。在扫描过程中充分采样就可以解决卷积伪影，如图5-12所示。

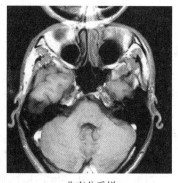 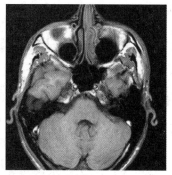

非充分采样   充分采样

图5-12 卷积伪影

微课

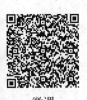

微课

二、禁忌及注意事项

磁共振扫描相对于其他影像设备优点更多，并已成为常规影像检查。但磁共振成像在某些方面的禁忌证仍然限制了一些扫描。常见的禁忌如下。

（1）装有心脏起搏器或胰岛泵。

（2）体内有铁磁性金属止血夹或铁磁性血管支架。

（3）安装了金属人工关节。

（4）怀孕3个月内的妇女不建议做磁共振检查，3个月后孕妇做检查不宜使用造影剂。

（5）对肺部病变（纵隔除外）不做磁共振检查。

（6）急诊危急患者或危重患者。

（7）对疑似钙化灶一般不做磁共振检查。

（8）精神异常或严重幽闭恐惧症患者不可做磁共振检查。

在常规磁共振检查前一定要做到金属物体检查，有条件的科室可安装立体金属探测器。排除金属异物后，仔细核对患者信息，按照禁忌条件对患者进行问询。在确保安全的前提下，方可进行磁共振扫描。

三、维护与质量控制

磁共振在临床检查中扮演的角色越来越重要，越来越多的科室疾病诊断需要依靠磁共振检查结果。对于磁共振这类大型影像设备，日常的维护和质量控制对设备的稳定运行具有重要意义。针对磁共振设备，我们通常从以下几个方面对磁共振进行维护。

1.液氦液面　目前超导磁共振采用液氦作为制冷剂，磁体若出现异常，最先反馈出来的是液氦波动异常。日常上班和下班都应记录液氦液面，当发现液氦异常波动时，及时联系专业人员进行检查，以减少因磁体故障导致的液氦损失。

2.环境温湿度　大型影像设备对环境要求比较高，磁共振设备间会配置精密空调。目的是将设备间和磁体间温湿度控制在一个合理范围，正常温度范围是20~22℃，湿度范围是40%~60%。

3.设备日常故障代码统计　大型影像设备出于安全扫描考虑，操作者不恰当的使用会引起设备报警。当设备开机或扫描过程中弹出报警代码时，操作人员应及时查看报警内容并记录。若设备反复出现报警代码，则需及时联系专业工程师进行进一步检查。

4.磁共振质量控制　当磁共振运行一段时间后必须要进行质量控制，目前质量控制需要专业人员进行。在质量控制过程中检测磁共振磁体系统、射频系统、梯度系统、水冷系统、数据库系统、计算机系统等。在质量控制过程中若发现参数或性能不达标，需及时解决并修复系统。

第四节　磁共振成像设备的临床应用与发展

PPT

一、临床应用

磁共振成像具有多参数、任意断层成像、无电离辐射、软组织高对比度等特点。目前广泛应用于心血管系统、肿瘤组织检查、脑功能、中枢神经系统等方面的检查。

相对于其他影像设备的单参数成像，采用磁共振不同类别序列可以进行组织间不同的物理参数对比。在临床中为了得到更好的诊断参考，通常采用压脂成像技术、弥散加权成像、磁共振尿路造影成像、磁共振血管造影成像等。

1.T₁加权成像　图像的灰度主要是反映组织间T_1时间差别的图像，在临床上通常使用的T_1加权反映的是组织的生理解剖情况。

2.T₂加权成像　图像的灰度主要是反映组织间T_2时间差别的图像，在临床上通常使用的T_2加权反映的是组织的病变情况。T_2显示组织病变较好，对出血较敏感，伪影相对少（但由于成像时间长，患者易产生运动），成像速度慢。

3.质子密度加权成像　图像灰度对比主要反映组织间密度差别的图像，在临床上很少使用PD加权进行临床诊断。

4.压脂成像　由于脂肪组织在T_1、T_2和质子密度加权成像中均显示高信号，表现在图像上会有很高的亮度，所以在部分部位可能将病灶掩盖，导致误诊。为了减少脂肪区域高亮信号，这里需使用压脂技术。常见压脂成像方法有短翻转恢复序列和脂肪预饱和序列。

5.弥散加权成像　与常规核磁共振成像不同，它的基础是水分子运动，提供基于脑生理状态的信息，作为一种有价值的技术，磁共振弥散加权应成为脑卒中检查的首选方法，并建议用于颅内其他病变的研究。

二、发展

磁共振的发展离不开计算机技术、芯片集成技术、医学成像理论研究等技术的飞速发展，以下从磁体技术、系统集成技术和成像技术三个方向来展望磁共振发展趋势。

1.磁体技术发展　早期磁共振类型使用永磁型、常导型，这两类磁体最大的缺点是磁场强度弱和磁场稳定性差。超导磁体问世后磁场强度和稳定性得到了飞跃的提升。随着超低温技术提高，超导磁体开始采用4k冷头技术，也就是业内常说的"零挥发磁体技术"。理论上在磁共振使用的生命周期内，无须再补充液氦。"零挥发磁体技术"降低了超导磁共振运营成本，在此背景下磁共振设备开始大量普及。

2.系统集成化发展　自2008年来，芯片集成技术促使电子仪器从模块化向芯片集成化发展。一个高集成芯片取代了传统众多电路板，早期磁共振系统采用大量集成电路技术，磁共振设备模块高达数百个，任何一个模块的故障都会导致整个系统的停机。现代磁共振硬件模块高度集成，设备运行稳定性进得到了一步提高。

3.成像技术发展　磁共振扫描速度远不如CT扫描速度快，新的成像序列的开发是成像技术发展的一个重要方向，目前压缩感知技术开始受到了越来越多研究人员的关注。相信在不久的将来，磁共振新技术或许会将扫描时间压缩至一分钟内。为了提高扫描体验，"静音"序列已进入临床，未来还会有更多新技术被引入常规扫描，磁共振扫描速度将会进一步提高，扫描过程体验性也会更好。

本章小结

磁共振成像技术对软组织成像具备高分辨率、高信噪比、无电离辐射等诸多优点，广泛应用于临床。常见的磁共振有永磁型磁共振和超导型磁共振。基本原理是磁场中的原子受到外界射频电磁波的激励，射频电磁波的频率与磁场中的原子核满足拉莫尔进动频率相同，产生原子核的共振；原子核共振吸收电磁波能量，当外界电磁波停止激励时，吸收能量的原子核又会将这部分能量释放出，形成磁共振信号。磁共振成像具有多参数、任意断层成像、无电离辐射、软组织高对比度等特点，广泛应用于心血管系统、肿瘤组织检查、脑功能、中枢神经系统等方面的检查。

习题

习题

一、单项选择题

1.MRI设备不包含（　　）。

A.磁体系统　　　　　　B.梯度系统　　　　　　C.DAS系统　　　　　　D.RF系统

2.临床将H原子作为磁共振成像的元素，其主要原因是（　　）。

A.H位于元素周期表的第一位　　　　　　B.对H的研究最透彻

C.H在磁场中可发生共振　　　　　　　　D.H在人体中含量最多，磁化率高

3.磁共振通常说的5高斯线强度有（　　）。

A.0.05T　　　　　　B.0.005T　　　　　　C.0.5T　　　　　　D.0.0005T

4.在MRI性能参数中，单位为mT/（m·ms）的是（　　）。

A.梯度场线性　　　　B.梯度均匀性　　　　C.梯度场切换率　　　　D.梯度场强

5.磁共振设备中实现成像体素的空间定位和层面选择的是（　　）。

A.主磁场　　　　　　B.梯度场　　　　　　C.射频发射线圈　　　　D.射频接收线圈

二、简答题

1.简述常见的磁共振磁体类型。

2.简述有源匀场和无源匀场的作用。

（张法轮）

第六章　医用光学仪器

微课

第一节　光学基础

💬 **案例讨论**

案例 一位糖尿病患者发现自己眼底出血，便立即前往医院就医，医师为他做了眼压和检眼镜两项检查，患者认为重复检查，怀疑医师有过度医疗的情况。

讨论 医生为什么要进行这两项检查？检查的目的是什么？除了上述的医用光学仪器，还有哪些常见医用光学仪器？

PPT

一、简介

光学既是物理学中最古老的基础学科，又是当前科学研究中最活跃的前沿阵地。光学的发展为生产技术提供了许多精密、便捷的实验手段和重要的理论依据。随着人类对自然认识的不断深入，光学发展大致经历了以下五个时期：萌芽时期、几何光学时期、波动光学时期、量子光学时期以及现代光学时期。

早在春秋战国时期，墨翟及其弟子所著的《墨经》中，就记载着光的直线传播和光的反射等现象。随后的两千多年构成了光学发展的萌芽时期。在此期间，凹面镜、凸面镜和透镜等光学元件相继问世。几何光学时期形成了光的反射定律和折射定律，使光学成为一门独立的学科。17世纪，牛顿的微粒说和胡克和惠更斯等人的波动说开始认识光的本性。19世纪末，普朗克的能量子假说、爱因斯坦的量子理论以及康普顿散射实验确立了光的波粒二象性。

光的理论研究推动了光学在各个领域中的技术科学研究，形成了"应用光学"学科。光学成为人们生产实践中必不可少的手段。例如，观察远处的物体要用望远镜；研究微观物质要用显微镜；研究物质的分子和原子结构要用光谱仪等。

20世纪60年代初建立和发展了激光原理、激光光谱学和光信息处理等理论和技术，形成了激光生物学、激光光谱学等边缘学科。随着新理论和新技术的发展，形成了信息光学（傅里叶光学）、纤维光学、视觉光学（生理光学）等边缘学科或交叉学科。

眼科学、视光学与光学有着密切的联系。人体眼球的屈光系统的构造如同一架精密而又复杂的摄像机。眼科学、视光学中从角膜到眼底，各种屈光、视野和眼压的大部分检查、诊断和治疗仪器都要应用到光学原理和技术。例如常见的诊断治疗仪器有检眼镜、眼底照相机、非接触式眼压计、医用显微镜、医用内镜及医用激光仪器等。

二、光学系统

人们设计制造的各种光学仪器，其核心部分是光学系统。光学系统是指由透镜、反射镜、棱镜和光阑等多种光学元件按一定次序组合成的系统，如图6-1所示。

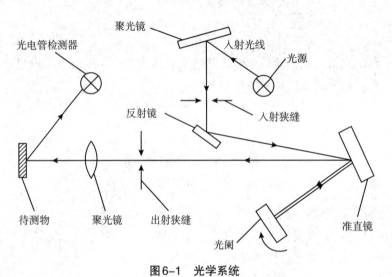

图6-1　光学系统

（一）基本结构

一个光学系统可以由一个或几个部件组成，每个部件可以由一个或几个透镜组成，组成的部件称为光组。实际工作中，常把几个光组组合在一起，通常两个光组的组合最常见，也是最基本的组合。

1.透镜　由两个同轴折射面包围着一种光学介质所形成的光学零件。折射面为球面的透镜也称为球镜，它是构成光学系统的最基本的光学元件。按其作用和形状可分为两大类：①正透镜，又称凸透镜或会聚透镜，其特点主要是中心厚、边缘薄，对光束起会聚作用；②负透镜，又称凹透镜或发散透镜，其特点是中心薄、边缘厚，对光束起发散作用，如图6-2所示。

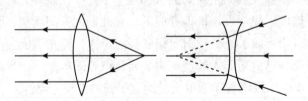

图6-2　正透镜和负透镜

2.**柱镜**　其折射面有一面为柱面，另一面为平面；或两面均为柱面的光学元件，如图6-3所示。

3.**反射镜**　按其形状可以分为平面反射镜和球面反射镜。球面反射镜又可分为凸面镜和凹面镜，其中凹面镜的作用同凸透镜，凸面镜的作用同凹透镜。

4.**棱镜**　按其作用和性质可区分为反射棱镜和折射棱镜。

5.**平行平板**　工作面为平行平面的折射零件，如图6-4所示。

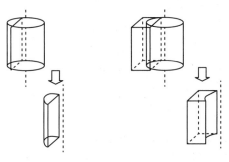

图6-3　柱镜

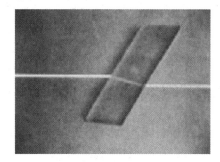

图6-4　平行平板

（二）作用

光学系统的基本作用是进行光束变换，也就是接收由物体表面各点发出的同心光束（发散光束或会聚光束或平行光束），经过光学系统的一系列折射和反射后，变换成为一个新的同心光束，最终生成物体的像，被人眼或其他接收器接收。

入射的同心光束经理想光学系统后，出射光束必定也是同心光束。这种入射为一同心光束，出射光学系统后仍为一同心光束，称为完善成像。若同心光束出射光学系统后变为非同心光束，则称为不完善成像。比如，一物点经光学系统成像后，如果是完善成像，得到的仍是一个明亮的点像；如果是不完善成像，则得到的是一个模糊的弥散光斑。

（三）基点和基面

理想光学系统的焦点、焦平面和主点、主平面都是表征光学系统特性的点和面，这些特殊的点和面又称为光学系统的基点和基面。

1.**焦点、焦平面**　如图6-5所示，O_1和O_k两点分别是理想光学系统第一面和最后一面的顶点，FF'为光轴。物空间的一条平行于光轴的直线AE_1经光学系统折射后，其折射光线G_kF'交光轴于F'点，另一条物方光线FO_1与光轴重合，其折射光线O_kF'无折射地仍沿光轴方向射出。由于像方G_kF'、O_kF'分别与物方AE_1、FO_1相共轭，因此，交点F'为AE_1和FO_1交点（位于物方无穷远的光轴上）的共轭点，所以F'是物方无穷远轴上点的像，所有其他平行于光轴的入射光线均会聚于点F'，点F'称为光学系统的像方焦点。显然，像方焦点是物方无限远轴上点的共轭点。同理，点F称为光学系统的物方焦点，它与像方无穷远轴上点相共轭。

通过像方焦点F'且垂直于光轴的平面，称为像方焦平面（像方焦面）；通过物方焦点F且垂直于光轴的平面，称为物方焦平面（物方焦面）。像方焦平面的共轭面在无穷远处；物方焦平面的共轭面也在无穷远处。

必须指出，焦点和焦面是理想光学系统的一对特殊的点和面。物方焦点F和像方焦点F'彼此之间不共轭，同样，物方焦平面和像方焦平面也不共轭。

2.**主点、主平面**　如图6-5所示，延长入射光线AE_1和出射光线G_kF'，得到交点Q'；同理可

得交点 Q。设光线 AE_1 和 BE_k 的入射高度相同。显然点 Q 和点 Q' 是一对共轭点。点 Q 是光线 AE_1 和 FQ 交成的"虚物点";点 Q' 是光线 BE_k 和 G_kF' 交成的"虚像点"。过点 Q 和点 Q' 作垂直于光轴的平面 QH 和 $Q'H'$，则这两个平面也相互共轭。由图可知，位于这两个平面内的共轭线段 QH 和 $Q'H'$ 具有相同的高度，且位于光轴的同一侧，故其垂轴放大率 $\beta = +1$。我们称垂轴放大率为 +1 的这一对共轭面为主平面，其中的 QH 称为物方主平面，$Q'H'$ 称为像方主平面。物方主平面 QH 与光轴的交点 H 称为物方主点，像方主平面 $Q'H'$ 与光轴的交点 H' 称为像方主点。

主点和主平面也是理想光学系统的一对特殊的点和面。物方主平面和像方主平面、物方主点和像方主点，它们彼此之间是共轭的。

3.**焦距**　自物方主点 H 到物方焦点 F 的距离称为物方焦距，用 f 表示；自像方主点 H' 到像方焦点 F' 的距离称为像方焦距，用 f' 表示。焦距的正、负是以相应的主点为原点来确定的。若由主点到相应焦点的方向与光线传播方向相同，则焦距为正；反之为负。如图 6-5 中所示的情况为 $f < 0$，$f' > 0$。

一对主点和一对焦点构成了光学系统的基点，一对主面和一对焦面构成了光学系统的基面，它们构成了一个光学系统的基本模型。对于理想光学系统，不管其结构如何，只要知道其焦距值和焦点或主点的位置，其性质就能确定了。

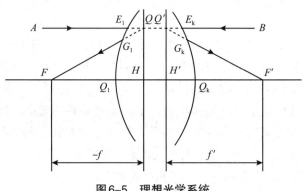

图 6-5　理想光学系统

三、常见的光学仪器

（一）放大镜和目镜

放大镜是用来观察物体微小细节的简单目视光学器件，是焦距比眼的明视距离小得多的会聚透镜。物体在人眼视网膜上所成像的大小正比于物对眼所张的角。目镜是目视光学仪器的重要组成部分，它将物镜所成的像放大后成像在人眼的远点，以便于人眼观察，目镜的作用相当于一个放大镜。

（二）显微系统

显微镜是由一个或几个透镜组合构成的一种光学仪器。主要用于放大微小物体成为人眼所能看到的仪器。显微镜分为光学显微镜和电子显微镜。光学显微镜通常由光学部分、照明部分和机械部分组成。光学部分最为关键，它由目镜和物镜组成。光学显微镜的种类很多，主要有明视野显微镜（普通光学显微镜）、暗视野显微镜、荧光显微镜、相差显微镜、激光扫描共聚焦显微镜倒置显微镜等。

（三）摄影与投影系统

摄影系统是由感光底片或电荷耦合器件（CCD）组成图像接收装置的系统，由摄影物镜、接收图像装置、取景与测距系统等部分组成。摄影物镜是摄影系统中的主要光学元件，最常用的摄影系统是照相机和摄影机。显微照相系统、制版光学系统、航空摄影系统及水下摄影系统等都属于摄影系统的范畴。

第二节　医用显微镜

PPT

一、简介

显微镜的出现使得人类对于世界的整体认知更加深入。在显微镜的帮助下，人类首次看到了数以百计的"新型"动物和植物。除此之外，显微镜还帮助医生治疗疾病，所以也广泛应用于医学。

手术显微镜和显微电视图像系统主要用于微细血管和神经的缝合以及其他需要借助于显微镜进行的精细手术或检查。本节主要讨论手术显微镜和显微电视图像系统的仪器组成、基本工作原理以及临床应用。

二、手术显微镜

根据医院不同科室对手术显微镜的不同要求及应用范围，一般可分为：眼科、外科、神经外科、五官科等。从外形和安装方法分，可分为台式手术显微镜、立式手术显微镜和吊顶式手术显微镜。但是无论哪种形式的手术显微镜，其结构基本上均由光学系统、机械系统和电子系统三大部分组成。

（一）基本结构

1.光路系统　手术显微镜的光路系统由观察系统和照明系统两大部分组成。为了成立体像，必须有两支独立的光路以一定夹角对物体成像，供双目观察。

（1）观察系统　其光路实质上为一双目立体显微镜，它可分成小物镜型和大物镜型两种。小物镜手术显微镜光路构成包括：物镜、摄影物镜、目镜、反射镜、半五角棱镜、转像棱镜、直角棱镜、棱镜、光源、聚光灯、隔热玻璃、底片。图6-6为小物镜型的一种光路结构形式。物体经物镜、半五角棱镜及普罗Ⅱ型转像棱镜后成了一个完全一致的像于目镜物方焦面上，人眼通过目镜即可看到该物体的放大像。该系统共有两个，两者之间有一夹角，以供双目观察。小物镜型观察系统结构简单，设计方便，立体感强，像质好，但改变工作距离及倍率较困难，通常用更换目镜来达到变倍的目的。摄影物镜、棱镜和反射镜组成摄影光路照相机的底片平面与像面相重合。

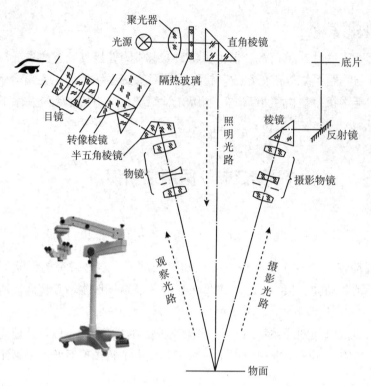

图6-6 手术显微镜光路结构

（2）照明系统 良好的照明是保证手术顺利进行的一个重要因素，手术显微镜的照明方式有内照明和外照明。若照明光束来自显微镜本体内射出，称为内照明。适合于深部小孔照明和深部手术。为了有足够大的物面照度，近年来光源大都已采用卤素灯泡。灯箱安置在立柱顶上、横臂或其他部位上，通过光导纤维将光束引至显微镜，再通过大物镜射向手术部位。这种照明方式为同轴内照明。外照明常用于某些特殊需要（如眼科裂隙照明）或辅助照明。它的照明系统常安装于显微镜本体上，由于照明光路与观察光路不同轴，照明光束是倾斜射向手术部位的，所以不适于深孔照明。

2.机械系统 高质量的手术显微镜一般配有复杂的机械系统来固定和操纵，以保证能够快速自如灵活地将观察和照明系统移至必要位置。机械系统包括：底座、行走轮、制动闸、主柱、旋转臂、横臂、显微镜安装臂、水平X-Y移动器及脚踏控制板等。常用的手术显微镜分移动式和固定式两大类。前者又分有立柱式和夹持式两种，后者则分为吊式、墙式及桌式等数种。

手术显微镜的升降、调焦、横臂和X-Y移动结的运动均可通过脚控开关进行，踏动脚控开关的不同按钮即可控制不同的运动。

3.电子系统 主要由集成电路、齿轮、微型电机等组成。使用者用手或脚操纵开关，使显微镜能灵活、准确、调焦、变倍、控制光源。

（二）临床应用

1.应用于泪小管断裂吻合术 泪小管断裂是眼睑外伤中的常见并发症。泪小管断裂吻合术以重建泪道功能为目的，手术成功的关键是找到鼻侧泪小管断端。

手术显微镜具有放大倍率高、照明强度大双目立体等优点，易于找到陷入组织中的泪小管断端，其在泪小管吻合手术中的应用降低了手术难度，提高了手术成功率。

2.应用于牙髓治疗牙的修复 牙髓治疗牙常需行全冠修复，而该修复体失败的主要原因是其边缘悬突引起的牙周损伤和微渗漏所致的继发龋及根管系统的再感染。应用手术显微镜进行精确的牙体预备，尤其是在预备龈缘部分时，在彻底地去除龋坏组织的情况下，尽可能地保存健康牙体组织，从而防止修复后继发龋的发生，提高修复体的固位和抗力。

3.应用于癌前期和恶性结膜肿瘤的显微手术治疗 对于结角膜的肿瘤，过去常规手术为肉眼下进行手术切除，不易彻底，易复发。手术在手术显微镜下进行，严格避免用器械接触肿瘤，一次性完整切除被肿物浸润的结膜、角膜和巩膜组织。

三、显微电视图像系统

手术显微镜已成为一种常规医疗设备，主要供医院临床各科室进行手术与检查使用。过去，为了保存资料，常用照相机或录像机将所需的手术画面拍摄下来在磁带或磁盘上记录整个手术过程。这存在着许多方面的不足：首先是效率低，人工干预成分较大；再者需要资源较多，操作不方便；另外，不支持自动生成电子病历及输出报告单。

电视显微镜和电荷耦合器显微镜是以电视摄像靶或电荷耦合器作为接收元件的显微镜。在显微镜的实像面处装入电视摄像靶或电荷耦合器取代人眼作为接收器，通过这些光电器件将光学图像转换成电信号图像，然后与计算机联用，实现检测和信息处理的自动化。最终实现患者资料的有效管理。

（一）显微电视图像系统的演进

最新的生物显微电视图像系统是在布氏显微镜的基础上发展起来的，具有两个明显的特点：①将生物显微镜下已放大2~100倍的光学图像再经光学放大、电子变焦及数码放大后变成数字电子图像，放大倍率提高到1万~3万倍；②采用计算机图像采集系统，可进行显微图像的存档、计算、处理、分类、打印与远程传输等功能。这种生物显微电视图像系统通常由生物显微镜、光电放大器、计算机图像采集系统、彩色图像显示器、打印机及供电系统组成。图6-7给出了具有计算机图像采集系统的高倍生物显微成像系统的结构示意图。

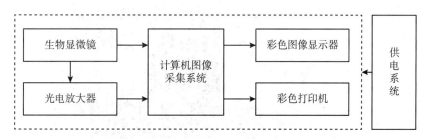

图6-7 计算机图像采集系统的高倍生物显微成像系统

（二）计算机图像管理系统

手术显微镜是医生手术系统重要的工具，通过数字手术图像管理实时记录显微手术的全过程及场景，数据存储媒体可为DVD或VCD光盘，有利于文档保存，方便学术交流。

数字手术图像管理系统具有小型数据库，可存储、查询、管理手术资料，方便医院对患者档案的管理；且可对视频文件配置字幕、语音解说等多种编辑功能。医生可根据各自需要打印各种手术报告。

第三节　眼科光学仪器

一、简介

眼科光学仪器分为检查仪器和治疗仪器两大类：检查仪器又可分为常规检查仪器、验光仪器和特殊检查仪器；常规检查仪器有视力表、裂隙灯显微镜、检眼镜、眼压计、视野计。验光设备有角膜曲率计、检影镜、综合验光仪。特殊检查设备有角膜地形图、视觉电生理仪、眼底荧光造影等。本节主要介绍最常用的眼科光学仪器如眼压计、检眼镜、眼底照相机等，并讨论各仪器的基本结构与临床应用。

二、眼压计

眼球是个闭合的弹性球体。根据流体力学的基本原理，眼球壁各个方向所受到的是一种均匀的压力，即眼内压。眼球内的液体维持了眼内的压力，而房水的产生和流出率决定了眼内压的大小。睫状体产生房水，使眼内压增高，而眼内压过高时，房水会自小梁和房角处排出，使眼内压降低。正常人眼的眼内压为19.83Pa（15mmHg）左右。

眼压计是一种测量人眼眼压的仪器。可辅助诊断白内障、青光眼等眼疾。临床上测量眼内压是早期诊断和治疗青光眼的重要手段之一。现常用的是非接触眼压计，其具有操作简便、测量迅速等优点。

（一）工作原理

眼压计有接触式和非接触式，接触式是通过一定的重量压在角膜上，使角膜下陷或部分角膜被压平，可以测量眼内压和角膜及巩膜的弹性抗力之和，如图6-8所示。

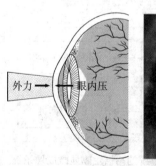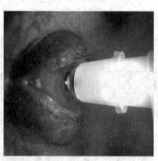

外力 → ← 眼内压

图6-8　直接眼压计

非接触式是利用可控的空气气流快速使角膜中央压平，为了检测角膜压平面积，仪器同时向角膜发出定向光束，其反射光束被光电池接受。当角膜中央压平区达3.6mm直径时，反射光到达光电池的量最大，此时的气流压力即为所测的眼压。由于测量的是瞬间眼压，应多次测量取其平均值，以减少误差。

（二）非接触式眼压计的基本结构

1.定位系统　图6-9中F为视靶，投射在患者眼球上后，由观察者通过透镜L_1、L_2、L_3观看。观察者根据视靶位置调整仪器位置，使仪器光轴和患者眼球光轴相重合。发光二极管E_2的光投到角膜，它的像反射回来，由光接收器D_3接收。在瞄准工作完成后仪器即可开始工作。如果对准不好，反射光就照明不了小孔后的光接收器，此时仪器不工作。位于气缸体一端的物镜L_1中心导管T穿透，以便气体从导管中通过。

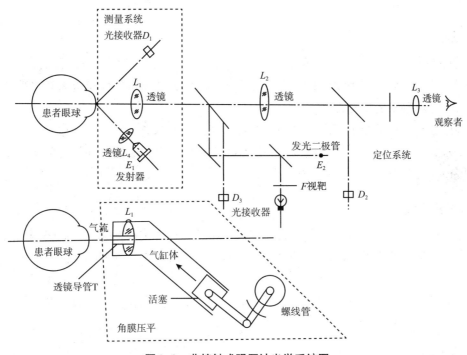

图6-9 非接触式眼压计光学系统图

2.角膜压平与测量系统 当仪器中心对准后，电路接通，螺线管将活塞推进气缸体，穿过透镜导管T发出正压气流。此气流冲击角膜顶点，使角膜曲率逐渐减小、变平。角膜的状态由一个单独的系统连续监视。发射器E_1发出光束，经透镜L_4准直后射向角膜顶点，又由角膜反射后射向接收器D_1。角膜未受气流冲击时，D_1只能接收到很少量的光。当角膜受气流冲击而逐渐变平时，D_1接收到的光量逐渐增加，而当角膜正好变平时，接收到的光量为最大，从而由其转换成的电压也最大（峰值电压）。当气流继续冲击时，角膜由平的状态进一步内凹，呈凹陷状。此时D_1接收到的光量重新变少，输出的电压值也变小。此时电路输出信号，经处理放大后，启动开关电路切断螺线管的电流，使活塞停止运动，气流停止冲击。

3.计时系统 从发出气流脉冲开始到峰值电压出现为止的时间被记忆下来，经运算处理后，用数字显示眼压值（mmHg或Pa）。

📖 **拓展阅读**

其他眼压计

近年来还出现了一些新型眼压计，如回弹式眼压计，无须麻醉，更适合角膜有病变者及婴幼儿；动态轮廓眼压计，不受中央角膜厚度、角膜曲率的影响；眼反应分析仪，可测量角膜补偿眼压及角膜生物力学特性；压眼闪光眼压计，可实现患者在家自行测量眼压等。

三、检眼镜

检眼镜是德国科学家Helmholtz在1851年发明的。借助这种器械，医生可以看清眼球后面视网膜上的血管以及视神经。

检眼镜又称为眼底镜、是眼科光学中最常用的基本检查仪器之一。用于内眼的检查，分为直接检眼镜和间接检眼镜（图6-10）。

（一）基本结构

直接检眼镜分为照明系统和观察系统，照明系统包括灯泡、聚光镜和反光镜；观察系统包括孔和补偿镜片，补偿镜片为安置在转盘上不同屈光度的镜片，可补偿检查者和受检者的屈光不正，以便清晰地观察眼底视网膜的结构。

间接检眼镜与直接检眼镜不同的是照明系统与观察系统分离，照明系统通过额带固定在检查者的头部，观察系统为手持放置在检眼镜和被检眼之间的一个正透镜，如果在照明系统附近安置一定的三棱镜，可双眼同时观察，产生立体感。

（二）工作原理

直接检眼镜通过照明系统照亮眼底观察部位，通过窥孔直接观察眼底。照亮部位的视网膜反射后在无穷远处形成正立的虚像，通过检查者的屈光系统后，在检查者的视网膜上形成放大正立的像。

间接检眼镜通过眼底照明，反射后被一正透镜在透镜和检查者之间形成一倒立的实像然后被检查者观察到。如6-10所示。

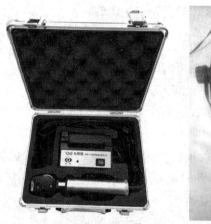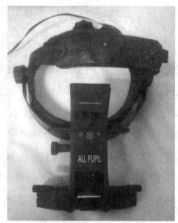

图6-10 直接检眼镜与间接检眼镜

（三）直接检眼镜和间接检眼镜的区别

（1）直接眼底镜直接观察眼底，间接眼底镜看到眼底的像是倒像。

（2）直接眼底镜的角视野为10°~12°，间接眼底镜的角视野为60°。

（3）直接眼底镜放大倍率为15倍左右，间接眼底镜放大倍率为2~3倍。

（4）直接眼底镜在高倍放大率下看到小范围的眼底像；间接眼底镜在低放大倍率下看到大的眼底像。

（四）功能和临床应用

用于眼底视网膜、视乳头、血管以及玻璃体的检查。间接检眼镜由于离眼检查，双眼同时观察，便于眼底手术的操作，在视网膜、玻璃体手术中广泛使用。

四、眼底照相机

眼底照相机是用来观察和记录眼底——视网膜状况的光学仪器，它将眼底以黑白或彩色照片的形式保存下来，是眼科医生的主要诊断工具。现代眼底照相机装有微机及电视图像系统，可在电视监视器屏幕上显示眼底图像，供多人同时观察及动态记录。

（一）工作原理

依据光路的结构形式，眼底相机可以分为两大类：外部照明方式和内部照方式。二者的结构相似，由成像系统和照明系统两个部分组成。照明系统的作用是对眼底的进行照明，成像系统的作用是将视网膜成像在图像传感器上。

内部照明式眼底相机具体的工作过程为由光源发出的光依次经过集光镜、聚光镜的透射、中空反射镜的反射以及接目物镜的透射后入射到人眼。进入眼睛的光由眼底反射后出射，经过接目物镜收集后先成一次中间像，再由成像物镜将中间像成像到接收器上，并最后经过显示器件显示出来。如图6-11所示。

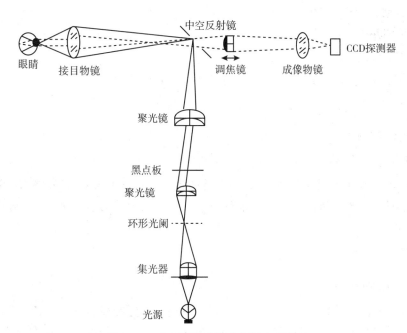

图6-11　内部照明式眼底相机光学系统

（二）基本结构

一个眼底照相机完整的光学系统主要由三个部分组成：照明系统、照相系统和观察系统。

1.照明系统　眼底照相机有两个光源：第一个是钨丝灯，用在对焦时作眼底照明，光源类型与其他间接检眼镜相同；第二个是闪光灯，用以在瞬间增加眼底照明强度而进行拍摄。

2.照相系统　通常情况下，照相系统只需要有摄影物镜和成像探测器或者底片两部分，而眼底相机的照相系统需要包含接目物镜、成像物镜和成像探测器三个部分。

3.观察系统　眼底照相机中的观察系统，它与照相机中观察取景系统相似。

（三）功能

眼底照相机主要对眼底血液循环的检查有着重要的临床意义。将荧光素钠快速注入静脉，通过眼底照相机，观察荧光素的特点来判断血管的流通。

PPT

第四节　医用内镜

一、简介

随着科学技术的发展，医用内窥镜已经被广泛应用于医疗领域，它是人类窥视、治疗人体内器官的重要工具之一。最初德国人研制的第一台硬管内镜以烛光为光源，后来改为用灯泡作光源，而当今用LED照明，内镜获得的是彩色相片或彩色电视图像。其图像已不再是组织器官的普通影像，而是如同在显微镜下观察到的微观图像，微小病变清晰可辨，其影像质量已达到了较高的水平。

本节主要介绍医用内窥镜的基本结构、工作原理、使用与安全、临床应用与发展。

二、基本结构与工作原理

医用内窥镜系统大体由三大系统组成：窥镜系统、图像显示系统以及照明系统。窥镜系统由镜体和镜鞘组成。图像显示系统包含CCD光电传感器，显示器，计算机，图像处理系统。照明系统由照明光源和传光束组成。

医用内窥镜按其成像构造分类可大体分为三大类：硬管式内窥镜、光学纤维内窥镜和电子内窥镜。

（一）硬管式内窥镜

硬管内窥镜主要由光学成像系统和照明系统组成。

光学成像系统由物镜系统、转像系统、目镜系统三大系统组成。被观察物经物镜所成的倒像，通过转像系统将倒像转为正像，并传输到目镜，再由目镜放大后，为人眼所观察。为构成不同的视向角，需加入不同的棱镜。照明传输系统由光导纤维组成。工作原理：将冷光源的光经过光导纤维传输到内窥镜前端，照亮被观察物。

（二）光学纤维内窥镜

纤维内窥镜一般由目镜、手轮、钳道口、导光束接口、导像束、导光束组成，有些产品还包括送水（气）孔、闭孔器等。纤维内窥镜由光学观察系统、照明传输系统和支架构件组成。光学观察系统由聚焦成像的物镜组、传/转像组和目视观察用的目镜或CCD转接镜构成；照明传输系统由混编排列的多束导光纤维构成；支架构件由支承并包裹前述系统，并开有手术或冲洗孔道的医用金属或有机材料构成，如图6-12所示。

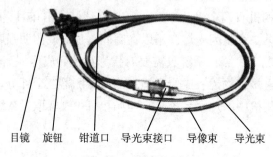

目镜　旋钮　钳道口　导光束接口　导像束　导光束

图6-12　纤维内窥镜

医药大学堂
www.yiyaodxt.com

纤维内窥镜与传统纯光学镜片构成的内窥镜或电子内窥镜的最大区别在于传像组采用了传像光纤，该传像光纤由多束导光纤维按照坐标对位原则面阵排列，每一根导光纤维作为面阵上一个像素与传像光纤两端的坐标位置一一对应。物镜将物体直接聚焦并成像于光纤面阵上，光纤面阵上的每一像素分别接收对应位置像的光能，并将该光能传输至传像光纤的另一端发出，光纤面阵上的所有像素在像方端输出的全部光能重组了物镜的聚焦像，即达到了光纤传像目的。

（三）电子内窥镜

电子内窥镜主要由内镜、电视信息系统中心和电视监视器三个主要部分组成。它的成像主要依赖于镜身前端装备的微型图像传感器（CCD），CCD的主要功能是能把光信号转变为电信号。微型摄像机将图像经过图像处理器处理后，显示在电视监视器的屏幕上。电子内镜的构成除了上述三个主要部分外，还配备一些辅助装置，如录像机、照相机、吸引器以及用来输入各种信息的键盘和诊断治疗所用的各种处置器具等。

电子内窥镜的成像原理是利用电视信息中心装备的光源所发出的光，经内镜内的导光纤维将光导入受检体腔内，CCD图像传感器接收到体腔内黏膜面反射来的光，将此光转换成电信号，再通过导线将信号输送到电视信息中心，再经过电视信息中心将这些电信号经过贮存和处理，最后传输到电视监视器中在屏幕上显示出受检脏器的彩色黏膜图像。

三、使用与安全

在使用医用内窥镜之前，一定要认真阅读相关使用手册，了解内窥镜的设计、制作工艺、性能等方面的情况。下面主要从内窥镜的使用环境要求，术后的清洗消毒等方面来介绍其清洗、消毒、维护等相关问题。

（一）使用环境

内窥镜对使用环境的要求：室内环境以暗室环境为主，避免强光直射，手术开始关闭日光灯，用无影灯照明，术前室内的温度保持在22~25℃、湿度50%左右、防酸、防碱、防蒸气。避免强电、电磁场的干扰。手术中确保电压稳定，连续稳压器维持电压220V，以免损坏精密仪器。

（二）清洗消毒

将擦干后的内镜置于多酶洗液中浸泡，时间按使用说明。使用后立即用流动水彻底清洗，并擦干。器械的轴节部、弯曲部、管腔内用软毛刷彻底刷洗，刷洗时注意避免划伤镜面。彻底清洗内镜各部件，管腔应当用高压水枪彻底冲洗，可拆卸部分必须拆开清洗，并用超声清洗器清洗5~10分钟。

光纤内窥镜的消毒灭菌方法：消毒应用医用灭菌器灭菌，时间为30分钟；或用环氧乙烷消毒、灭菌。

（三）定期保养

医疗用内窥镜设备定期保养一般由仪器保管员配合工程技术人员完成，它是一项不断循环进行的、有组织、有计划的维修措施，有利于出现故障后的查找。根据定期保养的内容和时间一般可以分3个等级：一保、二保和三保。

四、临床应用与发展

（一）临床应用

1.**胃肠道疾病的检查**　慢性食道炎、慢性胃炎、小肠肿瘤、大肠癌等。

2.**胰腺、胆道疾病的检查**　胰腺癌、胆管炎、胆管癌等。

3.**腹腔镜的检查**　肝脏疾病、胆系疾病等。

4.**呼吸道疾病的检查**　肺癌、选择性支气管造影等。

5.**泌尿道的检查**　膀胱炎、膀胱肿瘤、肾结核、肾结石、输尿管结石等。

（二）发展

现阶段内窥镜的发展趋势主要可以归结为以下四个方向：①内窥镜的小型化；②高分辨、超小型的电子内窥镜；③多功能化，激光内窥镜，超声内窥镜；④无线内窥镜，胶囊内窥镜的小型化。

第五节　光治疗设备

PPT

一、简介

光治疗设备是指利用各种形式的光能与人体组织的相互作用，达到治疗目的的设备。在实际应用中常采用的产品名称有：激光治疗设备、强脉冲光疗设备、红光治疗设备、蓝光治疗设备、紫外治疗设备。

二、激光治疗设备

由激光器、冷却装置、传输装置、目标指示装置、控制装置和防护装置等部分组成。利用强激光与人体组织的相互作用机制，用于银屑病、白癜风、脱毛、血管性病变、痤疮、毛囊炎、皮肤浅表性病变色素性病变、黄褐斑，雀斑、妊娠纹、肥胖纹烧伤疤痕等整形科及皮肤科的治疗。利用弱激光与人体组织的光化学或生物刺激作用机制，可用于鼻腔、口咽部、体表等局部照射辅助治疗、消炎、缓解疼痛。

三、红光治疗设备

由光辐射器、控制装置、支撑装置等组成，也可配备导光器件。利用红光波段照射人体某些部位与人体组织发生光化学作用和（或）生物刺激作用，达到辅助治疗的目的。用于对浅表良性血管与色素性等病变的辅助治疗；辅助消炎、止渗液、镇痛、加速伤口愈合等；辅助缓解过敏性鼻炎引起的鼻塞、流鼻涕、打喷嚏等症状。

四、蓝光治疗设备

一类由蓝光波段的光源、控制装置、防护装置、婴儿托盘（床）或床垫以及支撑装置等组成，可配套婴儿培养箱共同使用。利用蓝光波段照射婴儿皮肤表面，发生光化学作用，以达到治疗由病理和生理因素造成的新生儿血胆红素浓度过高引起的黄疸的目的。

另一类由光辐射器、控制装置、支撑装置等组成。利用蓝光波段照射人体皮肤表面与人体组

医药大学堂
www.yiyaodxt.com

织发生光化学作用和或生物刺激作用，以达到治疗或辅助治疗痤疮、毛囊炎等体表感染性病变的目的。

五、紫外治疗设备

由特定波长的光辐射器、控制装置和电源等部分组成。利用紫外线照射皮肤或体腔表层，与组织发生光化学作用，以达到辅助治疗的目的。有全身治疗仪、局部治疗仪、手持式治疗仪等分类。用于皮肤病患者的辅助治疗。

本章小结

光学系统是各种光学仪器的核心部分。光学系统的基本作用是进行光束变换。手术显微镜由光学系统、机械系统和电子系统三大部分组成。其光路系统由观察系统和照明系统两大部分组成。眼压计有接触式和非接触式两种，其结构包括定位系统、角膜压平与测量系统和计时系统。检眼镜分为直接检眼镜和间接检眼镜，其结构包括照明系统和观察系统。眼底照相机完整的光学系统主要由照明系统、照相系统和观察系统三个部分组成。医用内窥镜系统大体由窥镜系统、图像显示系统以及照明系统三大系统组成。按其成像构造可分为硬管式内窥镜、光学纤维内窥镜和电子内窥镜。光治疗设备是指利用各种形式的光能与人体组织的相互作用，以达到治疗目的的设备。

习题

习题

一、单项选择题

1.光是一种电磁波，光波的波长范围为10~10^6nm，人眼可见光的范围是（   ）。

    A.390~760nm   B.760~1550nm   C.130~390nm   D.550~760nm

2.光学系统的基本作用是（   ）。

    A.调节光的大小   B.光学转换   C.使被照射物体发光   D.完善成像

3.手术显微镜其结构基本由（   ）、机械系统和电子系统三大部分组成。

    A.成像系统   B.照明系统   C.光学系统   D.观察系统

4.常用的移动式手术显微镜分为（   ）和夹持式两种。

    A.吊式   B.墙式   C.桌式   D.立柱式

5.非接触式眼压计的结构包括（   ）、角膜压平与测量系统和计时系统。

    A.定时系统   B.定位系统   C.压力系统   D.风量系统

6.（   ）是反映原发性青光眼的重要指标。

    A.视力   B.眼压   C.眼底   D.眼轴

7.眼底照相机的两个光源分别为钨丝灯和（   ）。

    A.闪光灯   B.氙气灯   C.卤素灯   D.照明灯

8.电子内镜由内镜、视频处理器和（　　）组成。

    A.计算机处理系统　　　　B.CCD　　　　　　　　C.监视器　　　　　　　　D.键盘

9.可见光谱治疗仪主要利用其与人体组织发生（　　）、光化学作用和生物刺激作用，以达到治疗或辅助治疗的目的。

    A.光热作用　　　　　　　B.特异性免疫　　　　　C.非特异性免疫　　　　　D.光电作用

二、简答题

1.光学系统的基本组成是什么？

2.简述眼压计的工作原理。

3.比较直接检眼镜和间接检眼镜的特点。

（朱超挺）

第七章　生命支持类设备

第一节　血液透析装置

💬 **案例讨论**

案例　2015年，一名早产15周，出生时只有820克的早产儿成功存活，这是世界上受益于人工肾脏体重最小，也是最年轻的患者。这名早产儿出生时身体各器官几近衰竭，医生将他与人工肾脏相连，采用透析血液的方法对他进行治疗，这种设备能从患者体内抽出血液然后经过过滤将新的血液重新输入患者身体中。此前这种方法从没有应用在体重小于3000克的婴儿身上，接受5个月的治疗后，这名早产儿患者顺利出院。

讨论　人工肾是一种什么设备？其工作原理是什么？

PPT

微课

一、简介

血液透析（hemodialysis，HD）简称血透，是一种安全、易行和应用广泛的血液净化疗法。在肾病的保守疗法、透析疗法和肾移植三种可选治疗方案中，血液透析疗法是当前治疗肾病最有效的方法。

血液透析装置也称人工肾，是临床上用来净化血液的一种机械装置，也是抢救急、慢性肾功能衰竭比较有效的医疗设备之一，属于国家重点监管的第三类高风险医疗设备。

二、血液透析的基本原理

血液透析利用半透膜原理，将患者的血液引入透析器进行体外循环。患者血液和透析液被同时引入透析器，分隔在透析膜的两侧，通过扩散、对流、吸附和超滤等生物物理机制进行物质交换，将患者血液中的各种有害代谢废物和过多的电解质进行物质交换或排出，纠正患者体内水、

医药大学堂
www.yiyaodxt.com

电解质及酸碱平衡紊乱，使患者机体内环境恢复正常水平，从而达到净化血液的目的。血液透析治疗主要包括两个同时进行的过程：脱水和溶质置换。血液透析原理如图7-1所示。

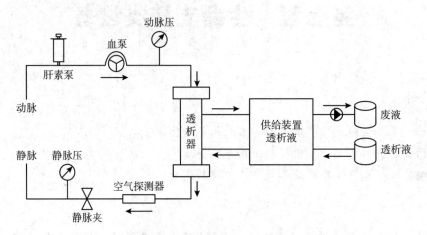

图7-1　血液透析原理示意图

（一）脱水

在血液透析治疗过程中，血液中多余的水通常是利用透析膜两侧的压力梯度即超滤原理去除的。治疗开始时，患者的血液中含有多余的水分和代谢废物，通过用血泵在透析器的血液侧加正压，用血液透析装置的吸力泵在透析液侧加负压，这样在透析器中透析膜的两侧就会存在一定的压力梯度，从而促使水分通过超滤作用离开血液，穿过透析膜，进入透析液，随透析液带走排出。整个透析治疗过程中被超滤出来的液体容量应与患者血液中多余的液体量相符。

（二）溶质置换

在血液透析治疗过程中，溶质置换主要是利用扩散和对流原理来完成的，如图7-2所示。

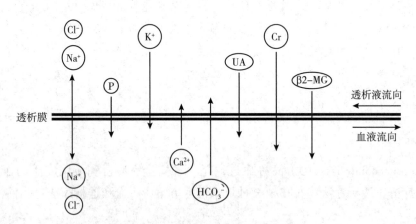

图7-2　血液透析溶质置换过程示意图

透析治疗开始时，透析液成分与正常人体血浆相近，没有人体新陈代谢所产生的废物（如尿素及肌酸酐等溶质），因此在透析膜两侧存在溶质浓度梯度。浓度梯度使血液中的溶质通过扩散、对流等方式向膜对侧的透析液中移动，穿过透析膜而进入透析液，随透析液被带走排出，同时通过调节血液和透析液中所含的电解质及缓冲剂的浓度梯度，恢复患者的酸碱平衡和电解质平衡。为有效地保证在整个透析过程中透析膜两侧的溶质浓度梯度，在透析器内，血液的流动方向与透析液的流动方向是相反的，形成逆流。通常透析膜两侧的溶质浓度梯度越大，代谢废物的清除速度也越快。通过调整透析液中相应溶质的浓度可以决定扩散置换的方向是从血液中清除溶质，还是把溶质添加到血液中。

三、基本结构与工作原理

血液透析装置通常由透析液供给系统、体外血液循环控制系统、微电脑自动控制系统及附属设备等组成，如图7-3所示。现代血液透析装置还配备有患者监测系统及清洗消毒系统等装置。

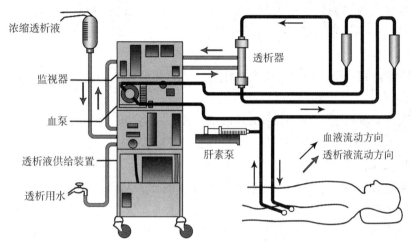

图7-3 血液透析装置结构示意图

（一）透析液供给系统

透析液供给系统是指从透析用水进入透析装置开始，到透析液进入透析器前的旁路阀为止，包括透析用水的处理、透析液的稀释配比、透析液的监测等过程，一般由温度自动控制监测系统、透析液除气装置、透析液配比装置、超滤控制系统、透析液电导率监测系统、透析液流量监测系统、旁路阀/隔离阀、漏血检测报警系统及空气检测报警系统等装置组成，如图7-4所示。

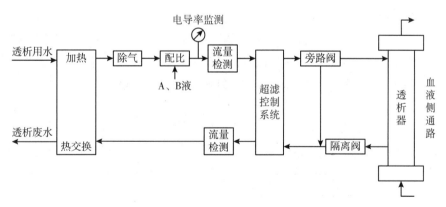

图7-4 透析液供给系统示意图

1.温度自动控制监测系统 透析液温度的升高是通过电加热器来实现的，加热后透析液的温度用温度计和热敏元件来进行监测，当监测到透析液温度出现异常时，血液透析装置会发出警报信号，同时打开旁路阀，将透析液排至透析液输出系统。

2.透析液除气装置 用于除去由于温度和负压作用而在透析液中存在的气体，避免在测定透析液电导度时产生误差，出现误报警，影响超滤系统的准确性。另外，如果气体通过透析膜进入患者血液中还会形成空气栓塞。

3.透析液配比装置 透析液配比是指将浓缩透析液以一定比例与经过处理后的透析用水混合，获得含有适当离子浓度的稀释透析液。目前使用的血液透析装置都具有透析液自动配比装置，能够同时配制醋酸盐和碳酸氢盐两种透析液。

4.超滤控制系统 位于透析液进入透析器之前和出透析器之后的一段透析液管路上，超滤的准确性是衡量血液透析装置性能优劣的一项重要指标。常用的超滤方式有定压超滤、定容超滤和程序化超滤三种。

5.透析液电导率监测系统 一般通过安装在透析液进入透析器之前的电导计来实现，如果监测到的透析液电导率不符合要求，血液透析装置会自动打开旁路阀门，使透析液流出透析液管路。

6.透析液流量监测系统 一般应用电子流量计来监测透析液的流量，如流量超出正常范围则发出报警信号。

7.透析液压力监测系统 一般应用负压敏感元件来监测和调整透析液的负压，一旦监测到的透析液压力超出正常范围，血液透析装置会发出报警信号。

8.旁路阀/隔离阀 保证患者安全的重要部件。只有符合要求的透析液才能通过旁路阀进入透析器。当监测到透析液的电导度、温度等出现异常时，旁路阀会立即关闭通往透析器的通道，打开旁路口，将异常透析液从旁路直接排出，保证患者的安全。在出现透析液压力异常、漏血报警等情况下，旁路阀也会打开，使透析液经旁路流出。旁路阀和隔离阀两者配合实现截断透析器中透析液的进出，实现透析器"隔离"。

9.漏血检测报警系统 一般应用光电比色原理，即应用透析液的透光强度来实现漏血监测，安装在透析液流出透析器的管路上。如检测到流出透析器的透析液中含有血液，就会发出漏血报警信号，并自动关闭血泵，以防止血液进一步丢失及感染的发生。如果透析液中混有空气或其他物质也可能发生报警。

10.空气检测报警系统 当透析液中的含气量超过允许水平时，气体监测系统会发生报警信号，并自动打开旁路阀门，使透析液排出。

（二）体外血液循环控制系统

在血液透析装置中，体外血液循环管路包括动脉血液管路（血液由患者引出至透析器的管路）和静脉血液管路（血液经透析器透析滤过后输回到患者体内的管路）。体外血液循环管路上一般有血泵、肝素泵、动静脉压监测系统、空气探测器和静脉夹等相关装置，如图7-5所示。

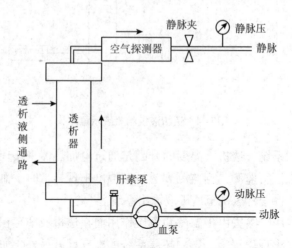

图7-5 体外血液循环控制系统示意图

1.血泵　作用是克服管道和透析器内部的阻力，提供血液体外循环的动力，驱动血液在体外血液循环管路中流动，使血液由透析器返回患者体内，以保持适当的血流量。血泵一般采用蠕动泵，即通过挤压管路克服血液阻力以驱动内部血液的流动。

2.肝素泵　作用是向体外循环的血液中注射肝素，防止血液在体外循环的过程中出现凝固，一般接在血泵和透析器之间的动脉血路中。

3.动、静脉压力监测系统　作用是监测体外血液循环动脉血液环路的压力和静脉血液环路的压力，当血液环路中出现一些异常情况（如透析器内有凝血、管路接头有脱落、血液管路折叠等）导致血液环路内的压力超过所规定的限制时，血液透析装置将发出警报并自动关闭血泵，保证透析治疗的安全。

4.空气探测器及静脉夹　作用是当有气泡通过其位置时，血液透析装置会发出空气报警，同时血泵停止运转，将血液回路用静脉夹夹住，使气泡无法通过，防止空气或气泡进入患者体内，引起空气栓塞。一般位于静脉血液环路，常采用超声探测的原理。

（三）微电脑自动控制系统

在血液透析治疗过程中，可以通过微电脑自动控制系统实现操作人员的指令输入、控制和监测透析液供给系统及体外血液循环控制系统的各种参数，以保证整个透析过程可以持续、安全地进行。微电脑自动控制系统的液晶显示器可显示出操作程序，自行判断报警的原因及解除信号等，使血液透析装置的系统更为完善和精确。

（四）附属设备

血液透析装置的附属设备主要是指水处理设备。由于自来水中含有悬浮物、胶体、各种化学物质、微生物及内毒素等，如不进行处理直接用来透析，将会引起严重的临床后果。因此透析用水都必须经过水处理系统处理，目的是除去水中的杂质，使水净化以达到透析用水的要求，减少透析治疗过程中并发症的发生。透析用水处理一般包括过滤、除铁及软化、活性炭吸附及反渗透等过程。

拓展阅读

反渗透

反渗透（reverse osmosis）和自然渗透的方向相反，是渗透过程的逆转，也称逆渗透。是一种以压力差为推动力，从溶液中分离出溶剂的膜分离操作，可以用来净化水质。在水净化过程中，一块孔径很小的薄膜把未经净化的水与已净化的水分隔成两部分。在未净化的水侧加压，使压力高于渗透压，在压力作用下迫使水从水分子浓度低的区域流至浓度高的区域，产生纯净的水。在血液透析中通常用该方法制作反渗水。

四、透析器与透析膜

（一）透析器

透析器是血液透析装置的核心组成部分，是透析液和患者血液进行溶质交换的管道和容器。透析器由透析膜和支撑结构组成，基本原理是建立平行接触的流体通路，保证血液和透析液之间接触面积最大。目前最常用的为空心纤维透析器。

空心纤维透析器也称毛细管透析器，其内芯是由8000~10 000根直径为200~300μm、壁厚20~30μm的空心纤维（半透膜材料制成）捆扎而成。患者血液由纤维管内通过，管外则是透析液，两者相向平行流动，其结构如图7-6所示。

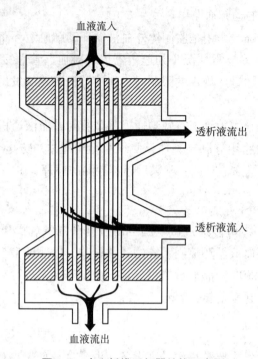

图7-6　空心纤维透析器结构示意图

空心纤维透析器具有容积小，体外循环量小；耐压力强，破损率低；清除率和超滤率高等优点。其缺点是纤维内容易凝血而造成残血量增大；空气进入纤维内不易排出，影响透析效果。

（二）透析膜

透析膜是透析器的重要组成部分，作用是将患者血液与透析液分开并进行物质交换。透析膜材料是影响血液透析治疗效果的关键因素，目前常见的透析膜材料主要包括天然高分子材料（以纤维素为主）和合成高分子材料。

五、使用与安全

血液透析装置的使用一般包括透析器、透析管路、透析液等物品的准备；开机自检；管路及透析器的安装；密闭式管路的预充；参数的设置；体外循环的建立；血液透析治疗；治疗结束后密闭式回血；清洗消毒等操作过程。

血液透析装置在临床上应用广泛，在使用过程中要加强血液透析装置的安全使用培训，严格按照规定进行操作，并定期对装置进行维护保养，定期进行质量控制，医务人员在患者进行透析治疗中要加强监护，防止不良事件导致伤害事件的发生。

六、临床应用与发展

血液透析装置主要用于慢性肾衰竭的替代治疗，以及治疗各种不同原因引起的急性肾衰竭、多器官功能衰竭、严重外伤、急性坏死性胰腺炎、高钾血症、高钠血症、急性药物或毒物中毒等。但血液透析装置只能起到人体肾脏排泄部分代谢产物和水分，调节电解质和酸碱平衡的作用，而不能分泌生物活性物质。当患者完全丧失肾功能后，仅靠血液透析是不能达到正常人的生存质量的。

随着现代科学技术的飞速发展以及各种新型材料的出现，血液透析装置将会朝着简单易操作、小型便携化、智能化、安全高能效、可植入及可穿戴等方向发展。

第二节　呼吸机

PPT

💬 案例讨论

案例　专家表示，临床上对COVID-19治疗主要为对症及支持疗法，根据病情可以采取机械通气、体外膜式氧合等对症支持治疗。

讨论　什么是机械通气？机械通气需要用到什么医疗设备？其工作原理是什么？

微课

一、简介

氧气是人类生活中时刻不可缺少的，人体进行正常生理活动所需的能量都是由人体内氧化代谢作用产生的，人体细胞组织必须不停地进行氧化代谢才能维持生命活动。由于氧化代谢所需的氧在人体内储量极少，所以人体必须不停地通过呼吸补充氧气，才能维持正常活动，一旦呼吸停止，生命也将终止。在通常情况下，人通过自主呼吸从空气中摄取的氧气可以满足人体各器官组织氧化代谢需要。但如果呼吸系统的生理功能遇到障碍，如药物中毒、溺水、休克，或由于其他生理功能的紊乱引起呼吸衰竭等，单靠患者自身的呼吸功能已不能满足人体各器官组织对氧气的需求，这时就需要借助呼吸机对患者进行抢救治疗。

呼吸机（ventilator），也称通气机，是可以代替或辅助人的呼吸功能的机械通气装置，能够预防和治疗呼吸衰竭，帮助患者吸收氧气、排出二氧化碳，是挽救及延长某些危重患者生命的至关重要的医疗设备。

呼吸机按用途可分为携带式急救呼吸机、呼吸治疗用呼吸机、麻醉用呼吸机和家用呼吸机；按使用对象可分为婴儿/新生儿专用呼吸机、儿童/成人呼吸机和成人呼吸机；按驱动方式可分为气动气控呼吸机、气动电控呼吸机、电动电控呼吸机；按呼吸气转换方式可分为定压型呼吸机、定容型呼吸机、定时型呼吸机、流速控制型呼吸机和混合多功能呼吸机；按与患者的连接方式可分为无创呼吸机和有创呼吸机。

二、基本结构与工作原理

人体自然的呼吸过程是由呼吸中枢支配人体呼吸肌有节奏地收缩和放松来完成的。呼吸肌的收缩和舒张造成人体肺内容积和压力的变化，使得肺部与大气压之间产生压力差，不断地把空气中的氧气吸入体内，再把体内产生的二氧化碳排出体外。呼吸机的基本原理就是用机械的方法建立肺泡-大气压力差来模拟人体的自然呼吸，从而实现强制的人工呼吸过程。从人体呼吸道开口处，如口腔、鼻腔或气管插管、套管，用机械方法直接施压，当压力超过肺泡压时，空气从体外通过管道流向肺泡，产生吸气；除去呼吸道开口的压力，并依靠人体胸廓及肺的弹性回缩力，当肺泡压大于大气压时，气体从肺泡排出，产生呼气；待肺泡压降至等于大气压时，呼吸停止。呼吸机就是通过如此往复循环的工作，从而建立起人工模拟肺脏呼吸功能的。

医药大学堂
WWW.YIYAODXT.COM

呼吸机的结构部件主要包括主机、气源、供气驱动装置、空氧混合器、湿化器、呼吸管路等部分。此外，还有一些常用附件，如吸气阀、呼气阀、氧浓度传感器、流量传感器、压力传感器、单向阀、储气囊，压力安全阀、过滤器、疏水器等。下面介绍呼吸机的主要结构部件。

（一）主机

主机是呼吸机提供呼吸管理的装置，由气路系统、电子控制系统和监测报警系统等组成。空气氧气混合后，送入主机，按照设定的参数和通气方式给患者供气，同时通过各种传感器来检测呼吸力学等情况的变化，经过微电脑分析处理后，发出指令来自动调节潮气量、吸呼比、压力、流量、容积等参数。主机的各种监测和报警系统，能实时显示呼吸参数值，显示呼吸机当前状态和调整参数情况，当误差超过一定范围时，引起呼吸机报警，并通过安全阀等装置来保证其处于安全范围之内。

此外，现代呼吸机的主机都有一个复杂的操作面板和较大的显示屏幕，可以通过图形界面以菜单选择的方式进行呼吸参数的设置和调节，能够动态显示通气参数、波形及报警提示，从而使机械通气治疗更加直观和安全。主机面板上一般有参数设置、参数显示和监测报警三个区域。

（二）气源

呼吸机的气源是氧气和空气。氧气一般来自高压氧气瓶或中心供气管道系统；空气一般来自中心供气管道系统、医用空气压缩机或环境空气。

（三）供气驱动装置

呼吸机的供气驱动装置主要作用是提供通气驱动力，使呼吸机产生吸气压力，将气体压入患者肺内。呼吸机的供气驱动方式有气动型、电动型和两者结合型三种类型。气动型呼吸机采用压缩气体进行供气，由高压压缩气体所产生的压力，通过呼吸机内部的可调式减压阀或文丘里装置等方式调节，形成稳定的气压向患者供气；电动型呼吸机采用电动方式如风箱、驱动活塞等进行供气，使用电动机作为动力，通过电动机带动活塞做往复运动，向患者供气，也可通过涡轮泵或折叠式皮囊等装置产生一定的正压气流，作为机械通气的动力；气动电控型呼吸机采用压缩气体和电动方式进行供气，其将压缩气体和电力二者结合，同时提供动力。

（四）湿化器

湿化器是替代人体鼻腔、口腔对患者吸入的气体进行加热湿化的装置，是现代呼吸机的必备装置，一般安装在呼吸机的吸气回路中。常见的湿化器主要有加热湿化、雾化湿化、热湿交换器和多孔纤维管道等。

（五）空氧混合器

空氧混合器是将压缩氧气和空气混合，再按比例调节成治疗所需的安全氧浓度输出给患者的一种装置。一般是利用射流原理或电磁比例阀来准确地控制输出氧浓度，还附有输出氧气压力、流量、氧浓度的监护（由氧电池来进行监测）及报警功能，可以有效地控制患者的吸氧浓度。

拓展阅读

氧电池

氧电池的工作原理是基于氧化锆对氧的敏感性，在铂电极的催化下，氧气在参与氧化还原过程中会产生电势差，进而转化成电压信号。在恒定工作压力和恒定温度条件下，氧电池产生的电压值与氧浓度成正比关系。每个氧电池的输出电压在整个寿命期内基本上是稳定的，当测量到的氧浓度值与设置的氧浓度值偏差较大时，机器将发出报警提示，这时可以对其进行定标校准，若偏差仍然较大，一般都是氧电池耗尽，需更换氧电池。一般氧电池的寿命是1~2年，质量好的可以使用3年。电池寿命会随使用环境而有所变化，如在高氧浓度或高温状况下使用会缩短其使用寿命。

（六）呼吸管路

呼吸管路是输送气体的通道，主要作用是把经过加热湿化的空氧混合气体供给患者，同时把患者呼出的气体通过呼吸活瓣排出，一般包括螺纹管、气管插管、气囊套和面罩等，如图7-7所示。呼吸管路一般由橡胶、塑料和有机玻璃等材料制成，对呼吸管路的总要求是能抗静电，不易腐蚀，质地软，有弹性，易于化学消毒或高温消毒。

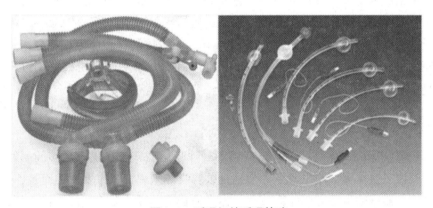

图7-7　呼吸机的呼吸管路

（七）常用附件

1.呼吸阀　分为吸气单向阀和呼气单向阀。吸气时，吸气阀开启，呼气阀关闭；呼气时，呼气阀开启，吸气阀关闭。二者是交替一开一闭的工作状态，为患者提供通畅的呼气通道。目前较常用的呼吸阀装置有三种：活瓣式呼吸阀、电磁比例阀和先导式呼吸阀。

2.安全阀　有压力安全阀和旁路吸入阀两种。压力安全阀的作用是保证患者的气道压在一个安全范围之内，当患者气道压超过安全值时，呼吸机会发出声光报警，同时压力安全阀打开，中断正压送气并改变为比较安全的送气模式。旁路吸入阀在呼吸机正常工作时关闭，当出现供气中断时，随患者吸气造成的管道负压可以推动阀门的阀板，使空气进入管道系统，保证患者供气，避免出现窒息。

3.疏水器　也称积水杯，一般安装在呼吸管路上，用来收集呼吸管路中沉积的多余液体。

4.流量传感器　作用是对通过的气体流量进行检测，把患者吸入和呼出的气体流量转换成电信号，送给信号处理电路并将结果反馈到主机，从而完成对潮气量、每分通气量、流速的检测和显示。

5.压力传感器　作用是检测患者气道压力，监测患者的呼吸信号来控制呼吸器的动作，使之与患者的呼吸同步。

6.单向阀 作用是保证气体向一个方向流动，防止气体回流。

7.过滤器 分为细菌过滤器和空气过滤器。细菌过滤器一般安装在呼气阀后端，用来截留管路中的杂质、细菌和其他病原体，对机器内部进行防护，防止各种致病菌排入室内，污染环境，造成患者交叉感染。空气过滤器主要是用来对环境空气进行净化过滤，滤掉环境空气中的杂质、灰尘颗粒等。

8.储气囊 作用是储存纯氧气体，在突然断电或呼吸机不工作时可以通过手捏储气囊给患者进行手动供气，以防患者出现窒息。

三、使用与安全

在使用操作呼吸机之前，需要做好上机前的相关准备工作，认真阅读呼吸机的使用操作说明书，了解呼吸机的操作步骤，对呼吸机各项功能进行检查，确认机器是否正常，在机器完好情况下才能开机进行操作。呼吸机的使用操作步骤一般包括电源的连接、气源的连接、呼吸管路等附件的连接、开机自检、参数设置（包括潮气量、通气频率、吸呼比、吸气流速等）等操作过程。

呼吸机在临床上应用广泛，是高风险的临床医疗设备，其质量和使用操作直接关系到患者的身体健康和生命安全。因此，呼吸机在临床使用前要加强安全使用培训，严格按照规定进行操作；呼吸机在使用前后要进行清洁、消毒或灭菌，避免造成交叉感染；呼吸机在维护过程中需要对呼吸管路、湿化器等装置进行日常检查，对氧电池、呼吸活瓣、过滤器等易耗品进行定期检查是否需要更换，定期对呼吸机进行安全性能测试（包括气源测试、漏气测试、报警系统测试、患者呼吸暂停报警测试、触发灵敏度测试、PEEP测试、氧浓度测试和断电检查等），如呼吸机出现故障应停止使用，联系专业工程师进行维修检测，从而尽量避免呼吸机在使用过程中发生故障，保障呼吸机的安全有效，防止不良事件导致伤害事件的发生。

四、临床应用与发展

呼吸机的主要临床应用就是替代或支持患者的呼吸运动，使其获得足够的氧气以维持生命，同时排出代谢产物二氧化碳，使患者生命得到延续。具体来说，其主要用途有：①维持适当的通气量以满足人体各器官的生理需要；②改善气体交换功能，维持有效气体交换；③减少呼吸肌做工；④肺内雾化吸入治疗；⑤呼吸衰竭治疗；⑥气道保护等。

随着人类对呼吸生理的逐步深入和全面认识，以及相新技术、新材料、新工艺的大量应用，越来越多的新型呼吸机不断问世，出现各种新的通气模式和技术，给呼吸机的临床应用提供了更为广阔的前景。未来微型化、家庭化、智能化、网络化、信息化、精确化、多功能、多通气模式的呼吸机将会引领呼吸机的方向发展，呼吸机的性能也将日臻完善，适用范围也将日益扩大和普及。

第三节 麻醉机

💬 **案例讨论**

案例 2018年8月，某医疗器械公司报告，由于选择开关可能意外切换到循环回路位置的原因，公司对其生产的麻醉机进行主动召回，召回级别为二级。

讨论 麻醉机的工作原理是什么？该公司为什么需要对其产品进行主动召回？

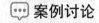

一、简介

麻醉是指用一定的方法使患者全身或局部暂时失去知觉及反射，能顺利接受手术治疗，并在手术完成以后能迅速恢复原来的知觉及反射，多用于手术或某些疼痛的治疗。麻醉的方法有很多，如针刺麻醉、注射麻醉和吸入麻醉等。其中吸入麻醉是指麻醉药经患者呼吸道进入肺内，经肺泡进入体内循环，产生抑制中枢神经的全身麻醉作用。目前利用麻醉机作为吸入全身麻醉是医院广泛采用的麻醉方式。

麻醉机是利用吸入麻醉方法进行全身麻醉的机械装置，是可以对多种气体和挥发性麻醉药进行输送、控制和辅助患者呼吸，同时在手术过程中对患者意识、痛觉水平进行调节的高级医疗设备，是重大手术过程中不可缺少的设备。

现代麻醉机除了具有气路部分的基础构件外，还配备了电子、电脑控制和监测等仪器，已发展成为一种高度集成化、高度智能型的麻醉装置——麻醉工作站，进一步提高了麻醉的安全性。

麻醉机按功能结构可分为全能型麻醉机、普及型麻醉机和轻便型麻醉机；按流量高低可分为高流量麻醉机和低流量麻醉机；按患者年龄可分为成人用麻醉机、小儿用麻醉机和成人小儿兼用型麻醉机；按呼吸机驱动方式可分为气动气控型麻醉机、气动电控型麻醉机和电动电控型麻醉机。

二、基本结构与工作原理

麻醉机一般由供气装置、流量计、麻醉呼吸器、麻醉蒸发罐、麻醉呼吸回路、监测报警系统、残气清除系统、麻醉信息管理系统及各种附件与接头等组成。

麻醉机将麻醉用气体氧气、笑气（一氧化二氮）经过滤减压后到达流量计，流经麻醉蒸发罐带走液态的可挥发性麻醉气体并按比例进行混合成新鲜混合气体，新鲜混合气体经单向阀到达共同气体出口，由呼吸器带动风箱来推动气体进出患者肺内，呼吸活瓣控制气体流向，呼出的气体经二氧化碳吸收器吸收后被重复利用，形成循环紧闭型回路。呼吸回路将麻醉药送入患者的肺泡，形成麻醉药气体分压，弥散到血液后，对中枢神经系统直接发生抑制作用，从而产生全身麻醉的效果。麻醉机基本结构与原理如图7-8所示。下面介绍麻醉机的主要部件。

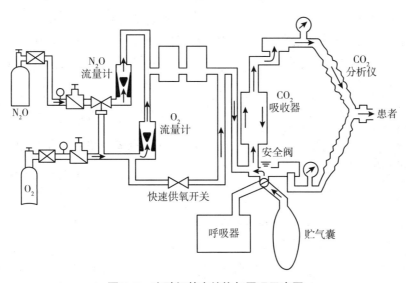

图7-8 麻醉机基本结构与原理示意图

（一）供气装置

1.气源 麻醉用气体应为液化气体或压缩气体。氧气和氧化亚氮压缩气体装在耐高压的压缩气筒内或由中心供气系统供给，空气来源一般为空气压缩机或中心供气。

2.压缩气筒 也称为高压气瓶或压缩气瓶，是贮存压缩氧气、压缩空气和氧化亚氮的密闭容器，由能抗物理因素和化学因素影响、耐高温的全钢制成。为便于识别各种气体种类，避免错用，一般不同的气体钢瓶会漆成不同的颜色，且每一种气体有它固定的轴针和轴孔，只有在轴孔和轴针完全吻合的情况下，气筒和麻醉机才能相互连接，这种安全设施称为轴针安全系统。

3.压力调节器 又称减压阀，安装在压缩气筒上，其作用是将压缩气筒内高而变化的压力降为低而稳定的压力，供麻醉机安全使用。

4.压力表 通常与压力调节器制成一体，安装在压缩气筒阀口与减压阀之间，用来指示压缩气筒气体压力和减压后气体的压力。

5.中心供气系统 有的只供氧气，也有的供给多种气体（如氧气、笑气、空气等），一般由医院供气中心统一供气，经压力调节阀减压后，通过输送管道送至各个病房。为防止麻醉机的管道气源接口接错气源，与使用压缩气筒气源相类似，不同气源的接口采用不同的口径，这种安全设施称为口径安全系统。

6.低氧压安全装置 为防止输出混合气体中氧气浓度过低，确保安全的吸入氧浓度，麻醉机一般安装有笑氧联动和氧化亚氮截断等装置，防止患者出现缺氧。笑氧联动装置可在开启氧化亚氮或关闭氧气时防止混合气体中氧气浓度过低；氧化亚氮截断装置能在氧气供应不足时，自动截断氧化亚氮的输出，使氧化亚氮不能进入麻醉机气路。此外，在气路中还有气源压力表、流量表、气体压力报警装置及氧浓度监控仪等来监控氧气浓度以防气路中氧气浓度过低，导致患者缺氧。

7.快速供氧开关 按下快速供氧开关可向呼吸回路快速供氧，一般在紧急情况使用。所供气体是100%的氧气，不经过流量计和蒸发器，直接送到共同气体出口，松开后自动关闭。

（二）流量计

流量计是测定流动气体流量的工具，可以精确测量气源减压后的气体流量，是麻醉机的重要部件之一。目前麻醉机上的流量计可分为电子流量计和机械式流量计两种，可以用来测量每分钟输出的氧气流量、氧化亚氮流量、空气流量和混合气体流量。

（三）麻醉呼吸器

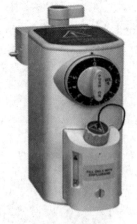

麻醉机所配的呼吸器属于呼吸机的一种，是用于辅助呼吸或控制呼吸的。其主要作用是替代麻醉通气系统中的贮气囊，变手控人工呼吸为机械控制呼吸，在麻醉过程中保证患者的供氧，维持全身脏器的正常生理功能。麻醉呼吸器比呼吸机简单得多，但应具有一些基本功能，能够满足患者的基本需要，驱动方式有气动、气控电动和电动。

（四）麻醉蒸发罐

麻醉蒸发罐（图7-9）也称为挥发罐或蒸发器，是麻醉机的核心部件。麻醉蒸发罐能将液态的挥发性吸入麻醉药转变成蒸气并按一定量输入麻醉回路，能够保证有效地蒸发挥发性吸入麻醉药和精确地控制挥发性吸入麻醉药的输出浓度。

图7-9　麻醉蒸发罐

麻醉蒸发罐的工作原理如图7-10所示。麻醉蒸发罐内盛有挥发性吸入麻醉药，氧气、空气或两者与氧化亚氮的混合气体在进入麻醉蒸发罐时分为两路：一路气体经过正路调节阀进入蒸发室，携带饱和的麻醉蒸气输出；另一路气体不进入蒸发室直接经旁路调节阀输出。两路气体在麻醉蒸发罐输出口汇合，混合成为含有一定百分比浓度的麻醉蒸气，进入麻醉回路。麻醉蒸发罐的设计时采用专门的结构，排除温度、流量、压力等因素的影响，精确地稀释麻醉药蒸气的浓度。为了保证输出麻醉药浓度的准确，必须维持恒定的蒸气压和准确的稀释气流与载气的配比。目前使用的麻醉蒸发器已接近理想的要求，但蒸气压还是会受到大气压、气体流量、温度、间隙逆压、泵吸作用及载气成分因素的影响。

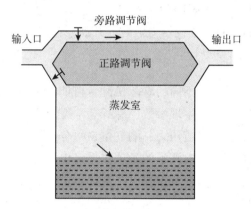

图7-10 麻醉蒸发罐的工作原理示意图

现代麻醉机一般都配有2~3种不同药物的专用麻醉蒸发罐，以串联形式相连，使用十分方便。由于不同的麻醉药挥发特性不同，因此每一个麻醉蒸发罐只能供某一种药物使用，不能在同一麻醉蒸发罐中混用麻醉药，也不能同时打开两个麻醉蒸发罐，否则不能保证输出麻醉药浓度的准确性。为防止同时开启两种麻醉蒸发罐，麻醉机上一般都装有麻醉蒸发罐的连锁装置，此装置在打开一个麻醉蒸发罐的同时会关闭其他麻醉蒸发罐，即任何时间只能由一种麻醉蒸发罐工作，从而确保输出麻醉药浓度精确。

（五）麻醉呼吸回路

麻醉呼吸回路也称为麻醉通气系统，是在全身麻醉期间管理呼吸、调节吸入麻醉药浓度和剂量，并将麻醉混合气体送给患者的气路装置。根据呼吸气体与大气相通的程度及有无二氧化碳吸收装置等，可将通气系统分为全开放式、半开放式、半紧闭式和全紧闭式四种类型。麻醉呼吸回路一般由螺纹管和面罩、储气囊、呼吸活瓣、二氧化碳吸收装置、风箱、单向阀、压力限制阀等部件组成。

1.螺纹管和面罩　麻醉机与患者呼吸道之间输送混合气体的通道，一般由橡胶、塑料或有机玻璃制成，要求柔韧度适中、弹性强，易弯而不易折断或变形、有抗静电性能，内壁光滑平整，易清洗和消毒。现在一般使用塑料制成的一次性产品，可以免除清洗，防止交叉感染。

2.储气囊　用于贮存气体，主要作用是便于麻醉气体和氧的均匀混合，在断电等紧急情况时，可捏储气囊进行手动呼吸，同时便于观察患者的呼吸频率、幅度和呼吸道阻力。

3.呼吸活瓣　单向活瓣，用来控制呼吸气流动的方向，一般安置在二氧化碳吸收器的邻近，由两个方向完全相反的吸气活瓣和呼气活瓣成对组成。

4.二氧化碳吸收装置　也称石灰罐（图7-11），作用是利用吸收器里的吸收剂来吸收患者呼出的二氧化碳，减少呼吸回路中二氧化碳气体的含量，常用的二氧化碳吸收剂有钠石灰（碱石

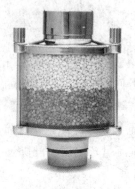

图7-11 二氧化碳吸收装置

灰）和钡石灰两种。吸收剂里面一般含有颜色指示剂，用来指示吸收剂吸收二氧化碳的效能。

5.风箱 作用是驱动气体作用于折叠囊，将麻醉气体和氧气的混合气体压入患者肺内，有上升式风箱和下降式风箱。气动电控型麻醉机以气体为动力来源，需要驱动气推动风箱实现给患者送气。电动电控型麻醉机以电力为动力来源，无外置风箱，它由电机驱动活塞往返运动实现给患者送气。

6.单向阀 位于气路箱内，其作用是防止气体回流。

7.压力限制阀 由弹簧控制，平时处于关闭状态，只有当回路内气流压力超过预设压力值时才开启，排出多余气体。

（六）监测报警系统

现代麻醉机都有监测报警系统，不同的麻醉机配置可能不一样，其监测的参数也会有一定的差别，但基本都包括呼吸系统、常见生理参数、麻醉药浓度及患者麻醉深度、肌肉松弛程度的监测。常见的监测内容包括氧浓度、气道压力、潮气量、每分通气量、呼吸频率、二氧化碳及吸入麻醉气体浓度等参数。监测报警系统检测到的各项数据经电路处理后会以数值或波形显示在屏幕上，如果超出设定范围，则会通过报警装置发出报警提示，及时反映异常情况，提醒医护人员采取相应措施。

（七）残气清除系统

残气清除系统的作用是收集麻醉机内多余的残气和患者呼出的废气，并通过管道将其排出手术室外，以免造成手术室内空气污染，通常由残气收集装置、输送管道、连接装置、残气处理系统及排出装置等部件组成。

（八）麻醉信息管理系统

麻醉信息管理系统可接收、分析、储存与麻醉临床和行政管理有关的信息，自动采集监护仪的信息并自动生成麻醉记录单。

三、使用与安全

使用操作麻醉机之前，操作人员需要经过专业培训，认真阅读麻醉机的使用操作说明书，了解麻醉机的操作步骤，对麻醉机各项功能进行全面的检查，确保麻醉机各组件部分性能及状态良好。麻醉机的使用操作步骤一般包括连接电源、气源、管路及各种附件与接头，装好钠石灰及相应的麻醉药，开机自检，选择麻醉呼吸机的通气模式（VCV、PCV、SIMV、手动模式等），调节机器参数（潮气量、呼吸频率、吸呼比、触发灵敏度等）及观察麻醉机的工作状态等操作过程。

麻醉机是一种能将麻醉和非麻醉性气体提供给患者使用的复杂机、电、气一体化设备，在临床上应用广泛。麻醉机良好的性能和正确的使用操作是抢救患者成功的前提。因此，麻醉机在临床使用前要加强安全使用培训，严格按照规定进行操作；要进行清洁、消毒或灭菌，避免造成交叉感染；要对气源、气密性、蒸发器、快速充氧阀流量控制功能、麻醉排污系统功能检查及氧浓度监测功能等进行检查；要进行循环回路系统试验（分为泄漏试验和活瓣功能试验）及各种监测系统的检查和标定；要定期对麻醉蒸发器、流量计、呼吸活瓣及其他易耗品进行检查维护和更换；如麻醉机出现故障应停止使用，联系专业工程师进行检测维修，从而减少麻醉机的故障率，延长麻醉机的使用寿命，尽量减少因麻醉机而引起的麻醉意外，提高麻醉的安全性。

四、临床应用与发展

现代麻醉学已成为临床医学的重要组成部分，麻醉机作为麻醉和复苏领域内非常重要的设备，现今已成为麻醉医师实施麻醉的必备工具。麻醉机的主要临床应用是在手术过程中，向患者精确地提供稳定和容易控制的氧气及麻醉气体，为患者实施全身麻醉，并提供呼吸管理和生理参数的监护。

随着麻醉学、电子技术和临床工程技术的不断发展，人们对麻醉机也在不断进行研究和改进，未来麻醉机将朝着智能化、集成化系统、信息网络化、多功能、操作方便、安全化等方向发展。

第四节　人工心肺机

PPT

💬 **案例讨论**

案例　2020年1月，新型冠状病毒感染的肺炎疫情暴发以来，多则新闻报道提到医护人员使用ECMO成功挽救危重症患者的生命，引起了社会对于ECMO这一高科技重症救治手段的关注。1月22日，武汉大学中南医院首次用ECMO救治重症肺炎成功，随后多家医院使用ECMO技术将重症患者从死亡边缘拉回来。

讨论　ECMO技术的实现需要用到什么医疗设备？其工作原理是什么？

微课

一、简介

心脏疾病患者在接受外科手术时，为保证手术时安静、清晰、无血的手术视野，需要暂时中断患者血液循环，使患者的心脏和肺脏停止工作。而在正常情况下，人体血液循环停止时间不得超过3~4分钟，否则会因缺氧而造成死亡。因此，需要用一种特殊装置来暂时替代人体心脏和肺脏进行血液循环及气体交换，保证心脏以外的其他重要脏器的供血和供氧，维持患者生命。这种特殊装置称为人工心肺机，也称体外循环机或体外循环装置。人工心肺机能够用血泵和氧合器在短期内替代人体心脏、肺脏的泵血功能和氧合功能，实现体外循环。人工心肺机的体外循环方法可分为全部循环、局部循环两种。

ECMO即体外膜肺氧合（extracorporeal membrane oxygenation），俗称"叶克膜""人工肺"，其本质是一种改良的人工心肺机，是一种高级的生命支持手段。可以对重症心肺功能衰竭患者提供持续的体外呼吸与循环，维持患者的生命，为危重症患者的抢救赢得宝贵的时间。ECMO是目前针对严重心肺功能衰竭最核心的支持手段，也是当前医学科技下最高级的生命支持手段。ECMO技术主要有静脉-静脉（venovenous ECMO，VV-ECMO）和静脉-动脉（venousarterial ECMO，VA-ECMO）两种形式。在这两种方式中，从静脉系统排出的血液都会在体外被氧化，VV仅具有呼吸辅助作用，而VA同时具有循环和呼吸辅助作用。

二、基本结构与工作原理

人工心肺机的基本结构一般由血泵、氧合器、变温器、贮血室、滤过器、导管和插管及监测

医药大学堂

装置等组成。临床上常将可抛弃部分组成套包，不可抛弃部分绑定存放，并设计为可移动，提高应急能力。其原理就是用腔静脉插管插入患者的上下腔静脉或右心房，将原本要回流至心脏的血液进行变温调节处理后，引流到体外的氧合器（人工肺脏），完成充氧并排出二氧化碳，使患者的静脉血变成动脉血，然后由血泵（人工心脏）将充氧后的血液经导管泵入患者的动脉系统，输送至全身各处，维持患者的血液循环和内环境的稳定，使患者的组织、器官得到充分灌注，以保障患者各器官的功能。人工心肺机结构与工作原理如图7-12所示。

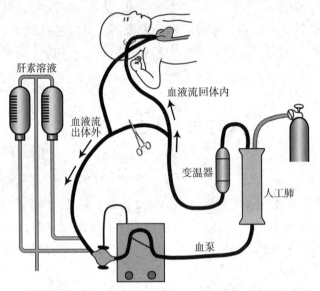

图7-12　人工心肺机结构与工作原理示意图

（一）血泵

血泵是体外循环的动力部分，是体外循环装置的主要部件之一。其主要作用是驱动血液在体外单向流动，代替心室的搏出功能和术中失血的回吸或用于心脏停搏液的灌注。

目前临床上常用的主要有两种类型的血泵，即滚轴泵和离心泵。滚轴泵不易移动，管理困难；离心泵安装移动方便，管理方便，血液破坏小，在合理的负压范围内有抽吸作用，可解决某些原因造成的低流量问题，新一代的离心泵对小儿低流量也容易操控。

（二）氧合器

氧合器是模拟人体肺脏的气体交换功能，将进入的静脉血中的二氧化碳排除，使氧分压升高而成为动脉血的一种人工装置，是心肺机的重要组成部分，目前常见的是鼓泡式和膜式。

1.鼓泡式　通过发泡后再去泡而达到氧合目的的一种氧合器。氧气被鼓入血液中，血液与氧气泡直接接触形成血气界面，进行气体交换，会对血液造成一定的损害。

2.膜式　比较接近人体生理状况的一种氧合器，其气体交换是通过一层可透气的高分子膜进行的，血液和气体通过半透膜进行气体交换，血液与氧气不直接接触，血液有形成分破坏少。目前临床上ECMO氧合器有硅胶膜型与中空纤维型两种。硅胶膜型氧合器相容性好，少有血浆渗漏，血液成分破坏小，适合长时间辅助，如支持心肺功能等待移植、感染所致呼吸功能衰竭。其缺点是排气困难，价格昂贵；中空纤维型氧合器容易排气，2~3日可见血浆渗漏，对血液成分破坏相对较大，但其安装简便，仍作为急救套包首选。

（三）变温器

变温器是调节体外循环中的血液温度的装置，用于体外循环中患者的体温升、降和心脏停搏液的变温，一般多与氧合器组成一体，也可作为单独部件存在。

（四）贮血室

贮血室是一容器，内含滤过网和去泡装置，用作贮存预充液、心内回血等。贮血室内储存一定的血液是体外循环灌注的安全保障。

（五）滤过器

人工心肺机在体外循环中会产生固体或气体的微小栓子，它们可能阻塞血管、损伤组织器官，尤其是脑和肺。因此体外循环过程中必须采用滤过器装置来过滤体外循环过程中可能产生的气泡、血小板凝块、纤维素、脂肪粒以及患者体内脱落的微小组织块等，不同部位应用的滤过器的网眼各异。

（六）管道和插管

在体外循环手术中，需要根据患者体重及病情来选择合适的管道类型和插管半径。要求管道和插管具有良好的透明度，管壁厚薄适度；良好的弹性和韧性，不易受温度的影响扭曲变形；管道内壁光滑、血流阻力小；化学性能稳定、无毒；有良好的血液相容性。一般采用无毒聚氯乙烯、硅橡胶、聚氨酯等材料制成。

（七）生命体征监测装置

生命体征监测装置用于在体外循环过程中监测患者各项生理参数，如体温、心电图、动静脉压、连续动静脉血氧饱和度、激活全血凝固时间、血气电解质、脑氧饱和度等，根据监测结果可以指导体外循环过程中的管理，并有专用软件来记录及打印相关数据。

三、使用与安全

使用操作人工心肺机之前，操作人员需要经过专业培训，认真阅读人工心肺机的使用操作说明书，了解人工心肺机的操作步骤，对人工心肺机各项功能进行全面的检查，确保其性能及状态良好。人工心肺机的使用操作步骤一般包括管路的检查、消毒和连接，抗凝剂肝素的灌入，参数设置和调整，开机自检及观察人工心肺机的工作状态等操作过程。

人工心肺机属于高风险的第三类医疗设备，性能良好的人工心肺机是建立和维持体外循环，开展心内直视手术的先决条件。在心脏等手术中患者的生命完全依靠人工心肺机维持，如果人工心肺机一旦发生故障，就可能造成非常严重的后果，甚至直接导致患者的死亡。因此，人工心肺机在临床使用前要加强安全使用培训，严格按照规定进行操作，要进行清洁、消毒、灭菌和日常维护保养，尽量避免因人工心肺机而引起的意外。

四、临床应用与发展

人工心肺机可以暂时代替人体的心脏和肺功能，其建立和维持的体外循环，是心脏外科手术发展的重要保证措施。其主要用于各种原因引起的严重心源性休克，如心脏术后、心肌梗死、心肌病、心肌炎、心搏骤停、心脏移植术后等；各种原因引起的严重急性呼吸衰竭，如严重急性呼吸窘迫综合征（ARDS）、哮喘持续状态、过渡到肺移植、肺移植后原发移植物衰竭、弥漫性肺泡出血、肺动脉高压危象、肺栓塞、严重支气管胸膜瘘等；各种原因引起的严重循环衰竭，如感染中毒性休克、冻伤、大面积重度烧伤、药物中毒、CO中毒、溺水、严重外伤等。

高分子化学工业和塑料工程等科学技术的迅速发展，为研制膜式氧合器和血泵提供了大量可选用的材料和新技术，膜式氧合器和血泵的性能和设计技术也在不断改进，气体交换效果也愈来愈好，对血液的损害也愈来愈小。随着医学和工程技术的不断发展，人工心肺机的性能将会愈来愈先进，进行监测的附加装置也会愈来愈多，安全性也会愈来愈高。

第五节　心脏起搏器

PPT

💬 案例讨论

案例　2019年11月，全球体积最小的心脏起搏器Micra无导线心脏起搏器在第二届进博会期间亮相。Micra无导线心脏起搏器经微创手术植入，过程约30分钟，患者术后2天内即可恢复日常工作生活。Micra体积仅有维生素胶囊大小，体积比传统心脏起搏器减小93%，重量约2克。这款心脏起搏器将以微创方式"进驻"心律失常患者心脏，无导线、无囊袋，患者甚至感觉不到它的存在，个头虽小却拥有强大的电池续航能力，能为心律失常患者提供稳定的生命动能。

讨论　什么是心脏起搏器？胶囊大小的心脏起搏器一般包含哪些结构部件？

微课

一、简介

人体心脏是血管系统的泵，其作用是保证血液在人体内所有器官中流动，而血液是人体内氧气、营养和代谢产物等的运输介质。心脏的搏动受人体自主神经的控制，心脏血液输出量的变化主要是通过调整心率和每搏排血量来实现。

正常情况下人体心脏兴奋起源于窦房结，窦房结能自发、有节律地发放电脉冲，并沿着结间束、房室结、希氏束和左、右束支、浦肯野纤维这一固定的传导途径将刺激传递到心肌细胞，使心脏各个腔室顺序收缩，完成运送血液的工作。在某些病理条件下，人体心脏的窦房结和传导系统发生病变，导致窦房结发放的冲动频率很慢，甚至脉冲发放停止；或者窦房结发放正常的电脉冲在传导中遇到阻碍，使得传导减慢甚至完全不能传导，造成心跳的节律不规则，太慢或者时快时慢，不能根据机体运动和代谢的需要进行调整，甚至出现长时间的心脏停搏。这样会导致心脏不能正常地向人体各器官组织输送足够的营养和氧气，患者就会出现乏力、头晕、晕厥等情况，严重时将会危及生命。这时就可以借助一种人工材料制造的机械装置，暂时或永久地部分或完全代替人体心脏发放脉冲电流刺激心脏，使有起搏功能障碍或房室传导功能障碍等疾病的心脏按一定频率应激收缩，这种方法称为人工心脏起搏，相应的装置称为心脏起搏器。

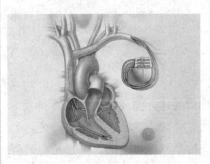

图7-13　人工心脏起搏器

心脏起搏器（artificial pacemaker）是一种以电池为动力，体积小，质量轻，能植入人体内，可产生连续稳定电脉冲的装置。它可以模拟人体正常心脏的窦性心律、窦房结功能及房室传导功能，替代窦房结发放一定频率的电脉冲，甚至替代一部分传导纤维将电脉冲按一定顺序传递到心脏的相应部位，刺激心肌细胞收缩，产生搏动，维持人体正常的血液循环，如图7-13所示。

心脏起搏器种类繁多，分类方法也有多种。按使用时间长短可分为永久性起搏器和临时性起搏器；按心脏起搏器放置的位置可分为体内和体外；按起搏电极可分为单极型和双极型；按起搏电极植入心腔数可分为单腔起搏器、双腔起搏器和三腔起搏器；按心脏起搏器的性能可分为心房按需（AAI）型、心室按需（VVI）型、双腔（DDD）起搏器、频率自适应（R）起搏器、程序控制功能起搏器和特殊功能起搏器。

二、基本结构与工作原理

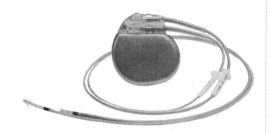

通常所说的心脏起搏器是指整个心脏起搏器系统，由起搏脉冲发生器（俗称起搏器）、起搏电极导线（图7-14）及起搏程控仪组成。其中，起搏脉冲发生器和起搏电极导线植入人体，发放和传导电脉冲；起搏程控仪在体外，通过射频与体内的起搏脉冲发生器实现发送指令和接收信息的功能。

图7-14　起搏脉冲发生器及起搏电极导线

心肌对微电极刺激可以产生收缩反应是人工心脏起搏的生理学基础。心脏起搏器产生一定频率的脉冲电流通过导线和电极传递到电极所接触到的心肌（心房或心室），使局部心肌细胞受到外来电刺激而产生兴奋，并向周围心肌传导，导致整个心房或心室兴奋并进而产生收缩活动。

（一）起搏脉冲发生器

起搏脉冲发生器由钛金属外壳、内部的电路（包括控制电路、感知电路和脉冲输出电路）和电池组成。内部电路能够持续检测、分析和记录患者的心跳，在需要时发放电脉冲刺激。电池提供起搏所需的能量，其寿命决定起搏器的寿命，一般要求体积小，容量大，释放能量缓慢，密封性能好，目前使用的锂电池通常能工作数年至十年。起搏脉冲发生器机壳顶部有电极连接口，可连接起搏导线。

（二）起搏电极导线

起搏电极导线是连接至心脏起搏器的一段由绝缘层包裹的导电金属线，是心脏起搏系统的重要组成部分，其功能是传输由心脏起搏器发送至心脏的微小电脉冲，刺激心肌产生兴奋，同时将心脏的电活动传回心脏起搏器，进行分析处理，一般由连接针脚、电极导线、固定结构和电极导线头四部分组成。

起搏电极导线要求具有良好的电性能、化学性能、物理性能和生物相容性。常用的起搏电极导线材料有铂、铂-铱合金、埃尔基合金、高纯度的热解碳等，导线的外层绝缘材料有高纯硅橡胶和医用聚氨酯。由于埋藏式起搏器的使用寿命已达8~12年，在更换起搏器时，一般都不希望同时更换导管电极，这就要求导线和电极的使用寿命更长，最好是起搏器的2~3倍。

（三）起搏程控仪

起搏程控仪是用于监测和调整心脏起搏器的一种特殊计算机。在患者住院或随访期间，医师或护士将磁性棒或程控电极导线放置于心脏起搏器的上方，这样使得起搏程控仪能够从患者的心脏起搏器接收信息，显示心脏起搏器和心脏的工作情况，根据这些信息决定是否需要更改治疗方案；同时也可以将指令传送至心脏起搏器，当需要改变治疗方案时，医师或护士能够直接将指令通过起搏程控仪传送给心脏起搏器，而无须任何手术。

三、使用与安全

若想实现一个成功的心脏起搏器植入术，必须执行特殊的评价程序，包括植入前用起搏系统分析仪对起搏器的性能（脉冲幅度、脉冲间歇、脉冲宽度、感知放大器等）进行测试，植入过程中对电极置放进行电学评价以及患者离开手术室前对起搏器的整个系统的功能进行确认等。

心脏起搏器是用于治疗心脏相关疾病植入人体的医疗电子设备，属于高风险的第三类医疗器械。在使用前要加强安全培训，了解起搏器的综合征及并发症，学习起搏患者术后注意事项，对患者做好宣传教育，让植入心脏起搏器的患者尽量避免外界干扰源（如安检、电磁干扰等）和医疗设备（如高频电刀、MRI等），慎服部分药物和电解质，对安装永久性起搏器的患者要建立长期随访制度，记录程控仪的监测结果，检测起搏器的电池能量和各种参数，发现问题及时进行调整修正，使起搏器工作状态保持最佳，确保患者的安全。

四、临床应用与发展

心脏起搏器按安放位置和使用时间长短可分为体外临时起搏型和体内植入式（也称永久性埋藏式）两者。临时性起搏器是指心脏病变可望恢复，紧急情况下保护性应用或诊断应用的短时间使用心脏起搏，一般仅使用几小时、几天到几个星期或诊断及保护性的临时性应用等，一般供急救性临时起搏；永久性起搏器患者终身携带，供长期性起搏治疗，一般是植入埋藏式起搏器。

人工心脏起搏器是近代生物医学工程对人类的一项重大贡献，使过去药物治疗无效的严重心律失常患者得到救治，大大降低了心血管疾病的死亡率。随着医学和科学技术的发展以及新材料新技术的应用，人工心脏起搏器将会朝着无导线、无电池的方向发展，安全性也会愈来愈高。

本章小结

血液透析装置是利用半透膜原理，通过扩散、对流、吸附和超滤等生物物理机制对患者血液进行净化，主要用于急、慢性肾衰的替代治疗，一般由透析液供给系统、体外血液循环系统、微电脑自动控制系统及附属设备等组成。呼吸机是利用机械的方法建立肺泡和外界之间的压力差，实现人工通气，维持患者的呼吸功能，主要用于替代或支持患者的呼吸运动，一般由主机、气源、供气驱动装置、空氧混合器、湿化器、呼吸管路及一些常用附件等组成。麻醉机是利用麻醉呼吸器将麻醉药物送入患者体内，对患者进行安全有效的麻醉，主要用于在手术过程中为患者实施全身麻醉，并提供呼吸管理和生理参数的监护，一般由供气装置、流量计、麻醉呼吸器、麻醉蒸发罐、麻醉呼吸回路、监测报警系统、残气清除系统、麻醉信息管理系统及各种附件与接头等组成。人工心肺机是用血泵和氧合器在短期内替代人体心脏、肺脏的泵血功能和氧合功能，实现体外循环，主要用于心脏手术的体外循环、肺移植的辅助呼吸、大血管外科手术以及急性呼吸衰竭的辅助治疗，一般由血泵、氧合器、变温器、贮血室、滤过器、导管和插管及监测装置等组成。心脏起搏器是通过产生一定频率的脉冲电流刺激心脏，使心脏兴奋并产生收缩活动，维持人体正常血液循环，主要用于治疗心律失常及抢救心搏骤停等，一般由起搏脉冲发生器、起搏电极导线及程控器组成。

习题

一、单项选择题

1. 血液透析实现血液净化利用的原理是（　　）。

    A.半透膜原理　　　　　B.气压差原理　　　　　C.药物作用　　　　　D.机械作用

2. 血液透析装置中最重要的组成部件是（　　）。

    A.流量控制系统　　　　　　　　　　B.检测报警系统

    C.动静脉压力监测系统　　　　　　　D.血液透析器

3. 呼吸机湿化器的作用是（　　）。

    A.加热湿化　　　　　　B.加压　　　　　C.提高呼吸次数　　　　　D.调整吸呼比

4. 呼吸机空氧混合器的作用是（　　）。

    A.使气体产生化学反应　　　　　　　B.存储气体

    C.空气氧气混合　　　　　　　　　　D.冷却气体

5. 麻醉机钠石灰罐的作用是（　　）。

    A.湿化作用　　　　　B.提高气体要浓度　　　　　C.增加呼吸次数　　　　　D.吸收二氧化碳

6. 麻醉机最核心的部件是（　　）。

    A.供气装置　　　　　　　　　　　　B.流量计

    C.麻醉蒸发罐　　　　　　　　　　　D.残余气体清除装置

7. 人工心肺机中推动血液流动的部件是（　　）。

    A.氧合器　　　　　　　B.变温器　　　　　C.贮血室　　　　　D.血泵

8. 人工心肺机中氧合器的作用是（　　）。

    A.使气体产生化学反应　　　　　　　B.存储气体

    C.空气氧气混合　　　　　　　　　　D.气体交换

9. 心脏起搏器作用的关键点是（　　）。

    A.发放一定频率的电脉冲　　　　　　B.推动血液流动

    C.保证血液充分氧合　　　　　　　　D.过滤血液中的废弃物质

10. 心脏起搏器的下列结构中没有被植入人体的是（　　）。

    A.脉冲发生器　　　　　B.电极　　　　　C.导线　　　　　D.程控仪

二、简答题

1. 简述血液透析装置的工作原理及结构。

2. 简述呼吸机的工作原理及主要部件的功能。

3. 简述麻醉机的工作原理及主要部件的功能。

4. 简述人工心肺机的工作原理及结构。

5. 简述心脏起搏器的工作原理及结构。

（胡希俅）

第八章　临床检验技术与仪器设备

第一节　概　述

PPT

💬 案例讨论

案例　2020年1月28日，国家卫生健康委员会于发布了COVID-19诊疗方案（试行第四版）明确了疑似病例中具有以下病原学证据之一者：呼吸道标本或血液标本进行实时核酸扩增荧光定量检测（quantitative real-time，PCR）结果阳性；呼吸道标本或血液标本病毒基因测序，与已知2019-nCoV高度同源，即可确诊。这在应对传染病的非常时期起到了关键性的作用。

讨论　这些检验到底是如何进行的，又具有哪些重要意义？你听说过哪些临床检验技术或仪器设备？这些仪器分别是针对哪些生理参数进行检验的？

临床检验医学（clinical medical laboratory），通常又称为实验室诊断（laboratory diagnositcs）。它涉及多种专业学科，目前已形成一门跨专业、多学科交叉的边缘科学。采用各种实验室检查方法与技术，对来自机体的血液、尿液、粪便、分泌物或其他一些生理标本进行物理、化学、免疫学、病原学、显微观察等多种检查并形成检测报告，为后续的疾病筛查和诊断提供医学依据。

临床检验医学已成为基础医学与临床医学之间的桥梁与纽带，旨在利用应用基础医学的理论与方法服务于临床医学，因而在现代医学疾病的诊治中占据着重要地位。其重要性主要表现在两个方面：①在常规的医疗工作中，从实验室角度为疾病的诊断提供线索，为治疗方案的选择及疗效观察提供依据；②在非常情况时期，如传染性非典型肺炎（SARS）、COVID-19等流行病突发时期，提供快速诊断，能早期发现感染患者，及时进行病者隔离与治疗，防止突发传染病的快速蔓延。同时，随着临床分子生物检验仪器的发展，人们开始深入地研究组成细胞的大分子物质与基

医药大学堂
WWW.YIYAODXT.COM

因的结构和功能，试图从分子水平来探讨细胞的起源以及疾病的本质。

一、临床检验分析的内容

临床检验医学综合性强，涉及学科广泛，与生物物理学、生物化学、计算机科学、免疫学、临床医学等本身已具有较高综合性的学科联系密切。但从总体上来说，临床检验分析的内容分为定性分析与定量分析两大类。定性分析旨在确定体外生理标本中包含哪些组成成分（如离子、基团、化合物或特异性的病原），如对COVID-19疑似病例的痰液、唾液、肺泡灌洗液、鼻咽拭子等生理标本所进行的荧光PCR检测。定量分析则以确定生理标本中有关成分的具体含量为目的，如常见的血细胞计数分析中，对一定容积全血内的红细胞、血红蛋白、白细胞、血小板等成分的数量进行统计，再与正常值进行比较以，达到疾病诊断筛查的目的。

二、临床检验仪器的分类

临床检验仪器设备种类繁多，分类方法也不唯一。根据检验设备工作原理可分为力学实验、电化学实验、光谱分析实验、波谱分析实验等；根据临床用途可分为临床血液学检验仪器、临床尿液检验仪器、临床生物化学分析仪器、临床免疫学仪器、临床微生物学仪器、临床分子生物学仪器等。2017年国家食品药品监督管理总局组织编写的新《医疗器械分类目录》（2018年8月1日实施）中第22类：临床检验器械的细分方式，以检验学科和设备性能为依据，将临床检验器械分为16个一级产品类别，其中，临床检验分析设备10个，采样设备1个，样本处理设备3个，检验及其他辅助设备和医用生物防护设备各1个，见表8-1。

表8-1　2018年版《医疗器械分类目录》对临床检验设备的分类

22~01血液学分析设备	22~02生化分析设备
22~03电解质及血气分析设备	22~04免疫分析设备
22~05分子生物学分析设备	22~06微生物分析设备
22~07扫描图像分析系统	22~08放射性核素标本测定装置
22~09尿液及其他体液分析设备	22~10其他医用分析设备
22~11采样设备和器具	22~12形态学分析前样本处理设备
22~13样本分离设备	22~14培养与孵育设备
22~15检验及其他辅助设备	22~16医用生物防护设备

三、临床检验仪器的发展趋势

临床检验中对仪器、试剂、校准物、质控物等开展的校准、标准化检验、废液处理等工作的最终目的是为了得到"准确一致的结果"。同时还不应忽视人员、器材及其他装备的管理，特别是信息化与数字化工作。总之，要保证分析质量，更多地需要解决的是复杂的系统性工作。

近年来，临床检验医学仪器及配套相关产品发展迅速，电子和计算机技术、生物化学技术、临床医学、精密机械、光学等诸多技术领域的先进科技成果与管理模式都被及时引入，极大地促进了相关产品与技术的进步与提高。宏观看待临床检验仪器设备的发展，其发展趋势主要集中于以下几个方面。

1.即时检验　各种小型的床旁检验（point of care testing，POCT）仪器使原本烦琐的"采集标本—送检—检验—报告"的过程变得简单、快速。近年来，POCT仪器从传统的单个项目检测向两个或多个项目同时检测发展，特别是一些 POCT 仪器将多个检测项目集中于一个小型仪器，为急诊患者的快速检测与诊治带来了便利。如一些多参数分析仪，可同时为临床提供血气、电解质、血氧、血红蛋白、生化检测结果并能存储近万份检测结果等。小型化、即时检测的仪器不仅用于急救、重症监护、手术中，还可广泛用于社区或家庭医疗，特别是疾病的个体化诊治与监测。

2.临床检验自动化 20 世纪 70 年代以来，临床检验医学仪器的自动化发展迅速，各种检验项目从以往的手工操作转向半自动、全自动仪器操作，而且自动化程度越来越高。如送入标本、条码输入、完成检测、数据存储输出、连接网络，原先使用人工完成的工作过程现在完全由仪器一次完成。由计算机控制的机械臂和数据处理分析系统能准确无误地完成各项任务，速度更加快捷。特别是全自动化实验室（total laboratory automation，TLA）的出现与临床应用，给传统的临床检验及自动化注入了新的内涵。TLA 的特点不只是仪器的自动化，其采用标本传递系统和自动化控制技术，检验人员只需将标本放在传送带上，分析仪器便可根据设计好的程序进行工作，检验人员不再需要接触标本，自动取样、自动报告，减少了使用人员感染疾病的风险，同时节省了劳动力。

3.检验项目模块式设计 传统意义上的临床检验医学仪器多侧重于某类项目的检测或某种方法的应用，根据需要将各任务模块组合式安装使用，符合用量及资金有限的医院需求。各模块构成独立工作单元，还能组合构成全自动系统，设计上能紧密组合，形成一个高质量、多功能的检验系统，实现了一台仪器可测定常规、特殊生化、药物治疗、滥用药物、特种蛋白、免疫等多种项目，还可以增添各种部件，扩展其功能。有着体积小、检测项目多、自动化程度高、节约资金等优点，尤其适合中、小型综合性医院使用。

4.临床检验标准化 标准化是指临床检验分析仪器厂家，研发与生产仪器配套用试剂，包括校准品与质控品，同时配备产品对应的操作规范与质量控制手册，不断提高检验水平。同时，完整结果溯源系统的引入，也在很大程度上避免了不良事件的发生。实际上，标准工作具有特殊的地位和价值，这是因为准确一致的检验结果是所有检验活动的核心。标准化的操作流程，统一的临床检验结果报告，有效地避免了结果不一致，结果重复性低的问题。

5.临床检验信息化 目前国内检验科的现状多表现为：检验项目多而繁、工作量大、任务繁重。自动化检验仪器的普及，先进的实验室信息化系统的建立就显得尤为重要。实验室信息系统（laboratory information system，LIS）可实时接收各种自动化仪器发送的试验数据，并直接送入数据库以实现检验信息的资源共享和再利用。LIS 高效率地处理了高速增长的试验数据，使得各自动化仪器快速、准确的优势得以体现，并能为临床提供整洁、统一格式的中文报告，极大地提高了工作质量与临床检验的整体水平。

6.注重环保 临床检验人员在工作过程中极易受到病菌感染，使用真空采血针和装备自动化检测仪器则很大程度上减少了污染、提高了效率。先进的临床检验仪器设计有自动冲洗功能和废液分类排放功能，利于环保。另有部分全自动生化分析仪则采用了全封闭抛弃型反应杯，去除了复杂的冲洗系统，也大大减少了蒸馏水的消耗，既经济，又安全，同时彻底解决了长期困扰着生化仪使用者的反应杯交叉污染问题。

总之，随着科学技术的发展，临床检验仪器设备所采用的技术日新月异，发展迅速。今后将出现更多标本需求量小、测量精度高、检验结果标准化、检验过程自动化的临床检验仪器设备。

第二节　临床化学检验仪器

一、血气分析仪

（一）简介

人类新陈代谢的有序进行离不开人体内环境的水平衡与酸碱平衡。正常人体能在中枢系统的控制下，依靠缓冲、代偿、调整等一系列的生理机制以负反馈的形式调节自身的体液酸碱平衡。如若体内酸、碱产生过多或不足，导致血液pH发生改变，则称之为酸碱失衡。这往往预示人体处于亚健康状态，严重的甚至将影响机体的正常代谢。血气分析仪通过对人体血液中的酸碱度（pH）、二氧化碳分压（$PaCO_2$）、氧分压（PaO_2）进行测定，来分析与评价人体血液酸碱平衡状态与输氧状态。其通常用于动脉血的分析，也可用于人体其他体液，如腔液、胃液、脑脊液、尿液pH的分析测量。

（二）基本结构与工作原理

血气分析仪种类型号很多，基本结构均可分为三大部分：电极系统、管路系统、电路系统。

1.基本结构

（1）电极系统　电极测量系统包括pH测量电极、$PaCO_2$测量电极、PaO_2测量电极、参比电极。

1）pH电极　又称为pH探头，是血气分析仪与待测样本接触的部分，配合参比电极来进行pH的测定，其测定原理是电化学电位法，此法较普通的pH试纸测量具有结果精确可重复的优点。pH电极多用玻璃电极制作，其结构如图8-1所示，电极下端是一个由特殊材料制成的玻璃球泡，球泡的下半部是对pH敏感的玻璃薄膜，其厚度仅有0.05~0.15nm，直径约为1cm。膜内充有pH恒定的缓冲液，一直浸泡在含Cl^-的氯化物溶液当中。电极上端则由一条带插头的屏蔽线将pH电极连接到测量仪器上。当样本进入样本通道时，pH电极与参比电极

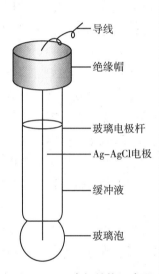

导线
绝缘帽
玻璃电极杆
Ag-AgCl电极
缓冲液
玻璃泡

图8-1　pH电极结构示意图

在样本溶液中形成微电化学电池，将化学反应的能量转化为电能。从电化学角度来看，此微电化学电池由两个半电池构成，pH电极构成一个半电池，它的电位与样本中H^+浓度正比相关；另一个半电池则为参比半电池，由参比电极构成，其主要作用是为pH电极提供参照电势。据此，依据能斯特方程（Nernst Equation），根据pH电极与参比电极之间的电势差则能计算出待测样本中的pH。

2）参比电极　常见的有甘汞电极和Ag-AgCl电极两种，值得一提的是，目前不少pH电极已可集成参比电极而制作成pH复合电极。

3）$PaCO_2$电极　该电极为气敏电极，其前端有一层半透膜对CO_2进行选择通过，中段电极套内则充满了含$NaHCO_3$、$NaCl$、H_2O的电极液。当电极接触待测样本时，待测样本中溶解的CO_2将通过半透膜扩散至电极液中，直至电极液中CO_2浓度与样本中一致，此时进入电极液中的CO_2与H_2O反应生成碳酸从而改变电极液的pH，此时再由电极套内的pH–参比复合电极测出pH变化，则可间接地反映出溶液中$PaCO_2$的含量。

4）PaO_2电极　基于电解氧的原理，由Pt–Ag电极构成，在气体渗透膜的选择作用下，外施

加一定电压，血液内 O_2 在 Pt 阴极处被还原，同时形成一稳定的电解电流，通过测定该电流变化来达到测定血样中的 PaO_2 的目的。

（2）管路系统　为完成自动定标、自动测量、自动冲洗等功能而设置的关键部分。

（3）电路系统　主要是针对仪器测量信号的放大和模数转换，显示和打印结果。近年来血气分析仪的发展多体现在电路系统的升级，在电脑程序的执行下完成自动化分析过程。

2.工作原理　血气分析仪是利用电化学方法对血液酸碱度及分压进行测量的。具体工作过程如下：当血气分析仪开始工作，待测血液样品放置正确时，被测血液样品在管路系统的抽吸下，进入样品室内的测量毛细管中。测量毛细管的管壁上开有四个孔，孔内分别插有 pH、$PaCO_2$ 和 PaO_2 三支测量电极和一支参比电极。血液样品进入样品室的测量管后，管路系统停止抽吸，样品同时被四个电极所感测。电极产生对应于 pH、$PaCO_2$ 和 PaO_2 三项参数的电信号。这些电信号分别经放大、模数转换后送到微处理机。经微处理机系统处理、运算后，再分别被送到各自的显示单元显示或打印机打印出测量结果。

（三）使用与安全

没有合格的分析前质量控制，血气分析检验结果可以说就是一张"废纸"，甚至会误导临床诊断，因此，规范质量控制是血气分析能正确指导临床方案的前提和保障。分析前采血样，上机检验直至结果报告生成的整个过程中，我们必须重视如下几点。

1.规范的采血　包含合理的设置采血环境（温度适宜、光线充足、洁净卫生）；准备必需的采血物品（消毒剂、采血器具、锐器盒、医用纱布、医用手套、冰袋或冰桶等）；准确地核实患者信息（身份、体温、血压、吸氧情况、手术史等）；合理地选择采血部位（推荐桡动脉为首选动脉采血部位，禁止在循环不良的部位采血）。

2.规范的样本运送　包含检测申请单必须与样本一同运送；缺陷样本不应接收检验；样本合理抗凝并混匀以避免溶血；及时送检，通常要求在15分钟内，以避免标本中检查项目发生变化。

3.规范的上机检验　检验人员必须严格检查样本完整性，并按照仪器说明进行上机检验。

总而言之，血气分析虽然是对离体标本进行检验，对人体造成直接危害的风险较低，但错误的采集过程，不准确的分析结果将影响主治医师对患者病情的判断从而造成误诊，因此在安全、正确、规范控制下进行血气分析是不容忽视的。

（四）临床应用与发展

临床上，血气分析仪常用于以下情况：昏迷、休克、严重外伤等危急患者的抢救；手术，特别是体外循环进行的心脏手术等引起的酸碱平衡紊乱的监视、治疗效果的观察和研究；肺源性心脏病、肺气肿、气管炎、糖尿病、呕吐、腹泻、中毒等疾病的诊断与治疗。

随着时代的发展血气分析仪早已从传统的单一判断酸碱平衡的分析发展到符合现代临床医学要求的全面危重症参数监测，系统可以对患者心肺功能、肝肾功能、酸碱平衡、氧合状态、代谢功能等进行综合诊断。未来血气分析仪将向着以下方向发展。

1.全功能化　附加电极的发展使血气分析能对更大范围的数据参数进行测试。

2.微量化　测量所用毛细管在不引起堵塞的范围内越做越细，使得检测所需样本量显著减少。

3.智能化　血气分析仪能自动进样、自动校正、自动测量、自动清洗、自动计算并输出打印结果，而在设定的时间内无标本测定时能自动转入节省方式运行。

4.良好的抗干扰能力　固态离子选择性电极的使用进一步杜绝了检测样本中其他离子的干扰，测量精度更高，重复性更好。

5.更强的数据处理功能　血气分析仪除存储大量的检查报告外，还可以将某一患者的多次结果做出动态图进行连续监测，通过数据传递，使联网的计算机迅速获取检查报告。

总而言之，随着科学技术的发展，特别是计算机、生物传感器技术的发展，先进的血气分析技术将保证患者在最短时间内得到最全面的诊断和最佳的监护治疗。

二、紫外可见分光光度计

（一）简介

紫外可见分光光度计是一类很重要的分析仪器，研究应用已有较长的历史，技术趋于成熟，无论在物理学、化学、生物学、医学、材料学、环境科学等科学研究领域，还是在化工、医药、环境检测、冶金等现代生产与管理方面，都有广泛而重要的应用。

（二）基本结构与工作原理

1.基本结构　紫外可见分光光度计的核心部件由五部分组成：光源、单色器、吸收池、检测器系统、信号显示系统。其工作路径如图8-2所示。

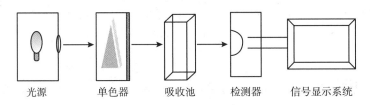

光源　　　单色器　　　吸收池　　　检测器　　　信号显示系统

图8-2　紫外可见光分光光度计工作路径

（1）光源　主要作用是提供稳定且强度可控的光照。稳定是指其应在广泛的光谱区域内产生连续光谱，提供的光能量随波长不产生明显变化；强度可控则是指光源辐射光应有足够的辐射强度且可进行人为调节。通常可见光区采用钨灯和卤钨灯作为光源，其能发射320~2000nm波长范围的可见连续光谱，最适宜工作范围为360~1000nm，稳定性好；紫外光区则常采用氢灯和氘灯作为光源，其能发射150~400nm波长范围的紫外光；还有汞灯，其波长范围为250~750nm也常用于紫外分光光度计中。

（2）单色器　能对光源发出的复合光进行色散并分离出所需的单一波长光的装置，且所需波长可控。单色器是整个分光光度计的核心，它主要由入口狭缝、出口狭缝、色散元件、准直元件组成。而这其中色散元件至关重要，直接关系到所需光的单色性，常使用棱镜或光栅来制作。

（3）吸收池　也叫比色杯或比色皿，是用来盛放待测溶液和决定透光液层厚度的器件。各比色杯壁厚度等规格应尽可能完全相等，否则将产生测定误差。玻璃比色杯只适用于可见光区，紫外区测定时必须用石英比色杯。常用的比色杯光程为0.1~10cm，其中1cm比色杯最常用。

（4）检测器系统　由于中央运算系统只能处理电信号，因此在测量中必须将透射光信号转化为电信号方能送入检测器系统进行运算处理，这种将光信号转换成电信号的检测器称为光电换能器或光电转换器，即检测器。光电换能器利用的是光电效应，光敏元器件在光照的条件下能产生微弱电流，良好的光电换能器通常具有以下特点：①电流强度与照射光强之间的函数关系恒定；②具有较宽的动态范围，对较大的波长范围的光均具有响应；③响应时间短，灵敏度高；④产生的电信号信噪比高，易于检测或放大，不易失真。

（5）信号显示系统　最终测定结果经由信号显示系统进行输出，其结果显示方式多种多样，常见的显示装置有光点式检流计、微安表、电位计、数字电压表、记录仪、打印机、示波器和数据台等。

2.工作原理 紫外可见分光光度计是基于分光光度法来进行测定分析的，通过测定被测物质对特定波长处或一定波长范围内光的吸收度，来对该物质进行定性和定量分析。光源发出的光经单色器分离形成入射光，其透过待测样本溶液时，组成溶液的物质分子或基团对入射光中某些特定波长的光能量进行吸收。分子或基团的组成及分子空间结构的不同导致其对溶液特定吸收的入射光波长有所不同，因此，根据吸收光谱上的某些特征波长处吸光度的高低可以判别溶液中是否存在某类溶质。而根据溶液对特定波长入射光的吸光度大小，则可根据朗伯－比尔定律计算出溶液的浓度进而确定溶质的含量。

📖 **拓展阅读**

朗伯–比尔定律与紫外可见分光光度计

1852年，比尔（Beer）参考了皮埃尔·布格（Pierre Bouguer）1729年和约翰·海因里希·朗伯（Johann Heinrich Lambert）在1760年发表的文章，提出了分光光度的基本定律，即液层厚度相等时，颜色的强度与呈色溶液的浓度成比例，从而奠定了分光光度法的理论基础，这就是著名的比尔朗伯定律（Beer-Lambert Law）。Lambert-Beer 定律的公式如下。

$$A = \lg \frac{I}{I_0} = \varepsilon b c$$

式中，A 为吸光度；I 为透射光强度；I_0 为入射光强度；ε 为摩尔吸光系数；b 为光程，即透光厚度；c 为待测溶液摩尔浓度。据此可在已知吸光系数及光程的情况下，通过测出吸光度来对溶液进行定量分析。

（三）使用与安全

紫外可见分光光度计是精确的检测仪器，其操作必须遵循相应使用规范，尤其应注意如下几点。

（1）仪器电源开启后应给予30分钟左右预热时间，检测前应先设定参数与空白试样校正。

（2）不宜长时间开机，这样易使仪器内光电系统元件疲劳，通常以开机使用2小时为宜。

（3）比色皿透光面必须悉心保养，采用擦镜纸轻轻擦拭，严禁用手触摸。

（4）待测溶液浓度较高时应进行稀释；易挥发或腐蚀性样本检测时应于比色皿上加盖以防样品挥发或溢出。

（5）严禁带电插拔电源及电缆。

（6）仪器严禁擅自进行调整，内部元器件更换必须由专业人员操作，严禁擅自自行更换。

（7）定期进行仪器保养与校正，以确保仪器的测定精度。

（8）仪器停止工作期间必须用防尘罩遮盖，并于罩内放置干燥剂，以避免光路系统积灰与受潮。

（四）临床应用与发展

临床中，紫外可见分光光度计在许多体液蛋白、微量元素等的含量测定中均有广泛的使用，表8-2部分列举了部分临床紫外分光光度法测定项目。

表8-2　部分临床紫外分光光光度法测定项目

血清淀粉酶	血红蛋白	血清锌
血清尿酸	血浆纤维蛋白原	血清单氨氧化酶
高铁血红蛋白还原试验	血清胆碱酯酶	肌酸
血清磷	乳酸	血清谷氨酸转移酶
胃蛋白酶	血清氯	血清甘油三酯
血氨	尿胆原	纤溶酶原
人血白蛋白	血清碱性磷酸酶	凝血活酶
血清镁	高密度脂蛋白	纤溶酶
血清胆红素	血清肌酐	丙酮酸激酶活力
血清钙	血清葡萄糖	血清尿素氮
血清酸性磷酸酶	血清丙氨酸氨基转移酶	血清乳酸脱氢酶
血清肌酸激酶	血清天门冬氨酸氨基转移酶	

　　紫外可见分光光度计发展至今，测量原理与仪器结构设计已基本趋于成熟。但光学、微电子学、计算机算法等任何一方面的新技术都有可能再次推动紫外可见分光光度计整体性能与测量精度的进步。在追求准确、快速、可靠的同时，小型化、智能化、网络化将成为现代紫外可见分光光度计新的发展方向。

三、自动生化分析仪

（一）简介

　　自1957年第一台自动生化分析仪的问世以来，经过60余年的发展，生化检验已经进入一个以自动化、智能化、信息化的新时代。如今，自动生化分析仪能对生化分析中的取样、添加试剂、除干扰物、混合、保温、检测、清洗、检测结果统计与计算、数据传输和处理、检验报告打印，检测后样本的保存和汇总分析等步骤完全自动化，这极大地提高了工作效率，稳定了检验质量。

（二）基本结构与工作原理

　　自动生化分析仪可分为离心式、连续流动式、干化学式和分立式几类，但其工作原理仍然基于分光光度法，基本测量原理依据朗伯－比尔定律。其中，分立式自动生化分析仪的应用最为广泛。因此，本节以分立式自动生化分析仪为例，介绍其组成结构与基本工作原理。

　　1.基本结构　　分立式自动生化分析仪（discrete automatic biochemical analyzer）能按人工操作的方式编排程序，并以有序的机械操作代替手工操作，按程序依次完成加样、加试剂、搅拌、反应杯 保温孵育、吸光度检测等各项操作。仪器由样本和试剂处理系统、反应系统、测定系统、清洗系统和计算机控制系统组成，如图8-3所示。

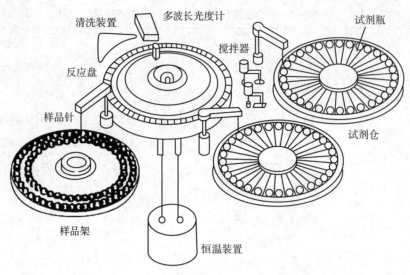

图8-3　分立式自动生化分析仪基本结构

（1）样本和试剂处理系统　样本盘或样本架仪器放置样本的方式有样本盘和样本架。样本盘为圆盘状，盘上有一圈或两圈放置采血管或样本杯的插孔，通过转动控制不同样本到特定位置取样。而样本架则类似于试管架，放置样本后经传送带运送到特定位置进样。一台分析仪配有许多样本架，并可按颜色区分常规样本、急诊样本、校准样本等，方便使用。采血管或样本杯外壁可贴上包含样本信息的条形码，仪器即能读取样本信息如编号、患者资料、样本类型、检测项目等。取液装置样本和试剂的吸取则由带定量吸液器和样品针或试剂针的机械臂完成，根据计算机指令，机械臂转动到指定样本或试剂处，由吸液器准确吸取，加入反应杯中。样品针和试剂针具有液面感应、自动感应液面水平、调整试剂针、样品针高度调节，检测试剂剩余量等功能，当样本量不足时自动生化分析仪将报警，提示哪些项目未能检测。

（2）反应系统　反应盘为搁置反应杯的圆盘状装置，检测过程中做匀速圆周运动，转动到特定位置时短暂停止，在反应杯中加入样本、试剂或进行搅拌混匀。反应杯由透光性好的石英玻璃、硬质玻璃或丙烯酸塑料制成，容量为80~500μl不等，是样本与试剂进行化学反应的场所。反应杯同时用作比色杯，每完成一次比色分析后仪器自动反复冲洗、吸干、空白检测，空白吸光度合格的比色杯可循环使用，不合格时仪器自动报警，提示更换比色杯。混匀装置在反应杯中加入样本与试剂后仪器自动混匀。混匀的方式有机械振动、搅拌和超声混匀等，目前多采用搅拌方式，搅拌棒形状为扁平棒状或扁平螺旋状，外表面的疏水材料能防止携带反应液。恒温装置则在混匀后通过温度控制系统使比色杯保持在恒定的温度，生化反应一般按照人体温度设置在37℃，但某些分析仪也能提供有特殊需求的30℃和25℃，温度波动不大于0.1℃。保持恒温的方式有三种：水浴、空气浴、间接加热法。水浴即在比色杯周围充盈有水，加热器控制水温，优点是温度均匀稳定，缺点是需加防腐剂来保持水的洁净，并要定期更换和清洗。空气浴则是由加热器加热比色杯周围的空气，优点是保养简单、升温快；缺点则是空气导热不够均匀易影响比色杯温度的稳定性。间接加热法则是利用恒温液进行加热，比色杯与恒温液之间留有微小空气狭缝，由恒温液将缝隙的空气加热，温度稳定、均匀，不需进行特殊保养。恒温液常采用不易蒸发的惰性液体，因而成本较高。

（3）测定系统　自动生化分析仪工作原理同样是基于朗伯－比尔定律的比色法，因此其测定系统结构与分光光度计基本一致，也是由包含光源、比色杯和分光元件（滤光片、棱镜或光栅）的光路系统与实现光信号检测、放大、模数转换的信号检测器两部分组成。

（4）清洗系统　在检测过程中，样品针、试剂针和搅拌棒在用于下一个样品、试剂或反应杯前都要进行清洗，多数为去离子水冲洗。在完成一批样本的检测后，则自动使用清洗剂彻底清洗。分析仪也有比色杯冲洗装置，反应杯在完成一次化学反应和吸光度检测后被清洗，具体步骤：由废液针吸走反应杯内废液，加入清洗剂洗涤并抽干，再经数次去离子水冲洗、抽干，然后做该空白杯的吸光度检查，若通过检查则此反应杯可继续循环使用。每一步清洗都非常重要，其效果直接影响检测的准确度。

（5）计算机控制系统　自动生化分析仪配置的计算机具有多种处理功能，包括自动开关机、系统自检、样本和试剂识别、分析测定、结果计算、数据储存和输出、自动维护和保养等功能。部分操作系统固化了检测程序，所有参数均无法更改，也有部分操作系统采用开放式设计，用户可自行设置分析参数，故可根据自己的需求选择试剂，以及在分析仪上增加一些新项目检测模块。

2.工作原理　自动生化分析仪能自动处理生化分析中的取样、加试剂、去干扰物、混合、保温、比色、结果计算、书写报告和清理等步骤，其中自动化原理功不可没，若从检验方法来看，目前仍以基于紫外可见分光光度法为主。

（三）使用与安全

医院设备科或检验科应对自动生化分析仪的安全使用制定详细的标准操作规程，对仪器的使用环境、开机操作程序、校准操作程序、质量控制操作程序、常规标本测定程序、急诊标本测定程序、重复测定操作程序、关机程序、维护保养程序、项目参数设定程序在内的所有环节制定相应标准。以下罗列了部分需要着重注意的事项。

（1）仪器运行环境应防尘、防阳光直接照射、通风、防震、防潮。仪器所处室内温度、湿度均应符合产品说明中规定条件。

（2）仪器应由稳压电源供电，通常电压变动范围为（220±10）V。

（3）仪器应有保护性接地，通常接地电阻应小于10Ω。

（4）仪器运行时应避免电磁干扰，仪器附近不应有发射高频的机械（离心机或放电装置），仪器运行房间也应避免带入手机、对讲机等发出特定电磁波的小功率电器。

（5）使用对人体有危害或易引起感染的样品时，必须戴手套，不得直接接触。如身体被沾染，应使用大量水冲洗并消毒，必要时接受医生检查。仪器被沾染时也应进行消毒。

（6）仪器运转过程中，不得触及样品针、试剂针、搅拌棒、反应容器、清洗机构等。

（7）禁止通电中打开分析部分挡板，触摸指定部分以外区域。

（8）禁止肉眼直视光源灯，看光源灯时应佩戴防护眼镜。

（9）废液处理必须遵循有关法规，含有试剂的物质应与试剂厂商沟通后，根据设施的排水基准进行必要处理。浓废液处理应采用等同于感染性废弃物的处理方法。

（10）反应容器、样品杯、废液流路不得使用有机溶剂，也不要使用易黏附在样品杯、试剂吸嘴、反应容器上的试剂和样品。

同时，操作过程中操作者也不应忽视仪器使用中潜在的安全风险，对于表8-3中所列举的警告标签应该保持足够的警惕。

表8-3 自动生化分析仪包含的警告标签及含义

标签	警示注意事项
	危险：此标签警示如果不留意，可能导致对操作者的人体伤害
	电击：此标签警示存在电击风险，无论在任何情况下都不能触碰
	高温危险：此标签警示在接触相应部位时需注意烫伤
	激光辐射：此标签警示操作者注意该部位有激光发射器，避免正面看激光束
	生物风险：此标签警示必须留意有害的生化物质

性能优越的仪器只有与良好的使用标准以及规范化的操作相结合，方能安全地进行检测并得到准确、可重复的检验结果。这也是广大医疗工作者需共同努力的方向。

（四）临床应用与发展

自动生化分析仪可测试所有应用比色法和透射比浊法进行测试的生化项目，故其能基本覆盖临床诊断中常用到的肝功能、肾功能、血脂、血糖等所有项目的测定。随着技术的不断发展，自动生化分析仪正向着精准加样与温控、快速检验、微量检验、人性化操作、完整结果溯源等方向大步迈进。如BS-600型全自动生化分析仪，已经具有恒速每小时完成600次测试（600T/H）、100μl最小反应体积仅1.5μl加样、样本自动稀释、空闲时自动休眠、定标追踪等特点，这充分显示了我国医疗器械研发工作者不懈探索、精益求精的工匠精神。

第三节 临床免疫检验仪器

PPT

免疫检验主要是利用抗原和抗体的特异性反应进行检测的一种手段，可以定性或定量测定免疫分子和免疫细胞，其临床意义包括细胞免疫检测和体液免疫检测。而临床免疫检验侧重免疫检验技术在临床中的应用，主要内容包括抗原抗体的反应、免疫原和抗血清的制备以及在此基础上发展起来的酶免疫、化学发光免疫、放射免疫等免疫检测技术，用以指导临床抗肿瘤治疗方案的确定。

一、固相酶免疫测定仪

（一）简介

酶免疫测定（enzyme immunoassay，EIA）是目前临床应用较多的一类免疫分析技术，可分为均相酶免疫测定和非均相酶免疫测定两种方法。非均相酶免疫测定方法又可分为液相酶免疫测定方法和固相酶免疫测定方法两种。固相酶免疫测定仪又称为酶免疫测定仪，是建立在酶联免疫吸附测定技术（enzyme-linked immunosorbent assay，ELISA）上的一种临床免疫测定仪器，也是目前使用最广泛的一种免疫测定仪器。该免疫系统测定仪器以酶标记的抗体（抗原）作为主要试剂，利用抗原抗体反应的特异性和酶催化底物反应的高效性和专一性来进行免疫测定。

（二）基本结构与工作原理

固相酶免疫测定仪根据固相支持物的不同可将酶免疫测定仪分为微孔板固相酶免疫测定仪、管式固相酶免疫测定仪、微粒固相酶免疫测定仪和磁微粒固相酶免疫测定仪等多种类型。其中微孔板固相酶免疫测定仪是临床上最为常用的仪器，也称为酶标仪。酶标仪根据通道的多少可分为单通道和多通道酶标仪；根据自动化程度可分为半自动和全自动两类。

1.基本结构 以酶标仪为例，其结构主要包括主机和微机两部分。主机部分是仪器的运行反应测定部分，包括原材料配备部分、液路部分、机械传动部分以及光路检测部分；微机部分是仪器的控制中心，其功能有程控操作、自动监测、指示判断、数据处理、故障诊断等。其工作原理如图8-4所示：光源发出的光束通过滤光片或单色器后成为单色光，单色光照射到塑料微孔板中的待测标本，该样本会吸收其中部分光，剩余光线到达光电检测器并转变为电信号。然后由信号处理器对电信号进行前置放大、A/D转换为数字信号并送入微机进行数据的处理和计算，最后的检测结果在显示器上显示并可以直接打印出来。

2.工作原理 酶标仪利用以上原理通过测定一定波长下待测物的吸光度来得到待测物的相应浓度。光通过被检测物，前后的能量差异即待测物吸收掉的能量。在特定波长下，同一种待测物的浓变与其吸收的光的能量成定量关系。

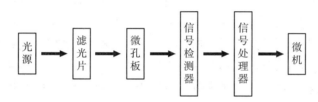

图8-4 酶标仪工作原理

（三）使用与安全

酶免疫测定仪在使用前要求操作人员熟悉仪器的安全操作指南，熟知仪器的操作步骤。仪器运行应满足一定的环境条件，包括避免日光直接照射、温度保持在10~30℃、相对湿度小于70%，并注意仪器所在室内环境的空气流通。仪器运行过程中，注意防电、防震以及避免电磁干扰。酶免疫测定仪检测物质的含量依赖于对物质吸光度的检测，因此仪器光学部分的维护保养尤为重要，日常保养中应防止滤光片霉变，并定期进行检测校正，保证仪器良好的工作性能。

（四）临床应用与发展

仪器系统的发展方向趋向于自动化，以消除操作人员的人为误差并提高结果测定的效率。由于酶免疫测定计数的特殊性，20世纪80年代后才有酶免疫测定的自动化分析系统问世。全自动固相酶免疫测定仪能够自动完成从标本分配到最后结果的全部过程，适合于中大规模的样品测定项目。

除了操作灵活简便的特点，固相酶免疫测定仪具有高敏感性、特异性、试剂稳定、操作简便、对环境污染小等优点。因此在临床上有诸多应用，主要包含病原体及其抗体的检测；各种免疫球蛋白和细胞因子、补体等的检测；肿瘤标志物的检测；多种激素的检测；药物和毒品的检测。

二、放射免疫测定仪

（一）简介

放射免疫测定仪是利用放射免疫分析方法（radio immunoassay，RIA）进行自动化检验的临床检验设备。该方法以放射性核素作为标记物质，与抗原-抗体免疫反应的基本原理相结合，进行体外环境下物质的测定。放射免疫分析方法的建立开创了生物活性物质微量分析计数的新时代，在生物学、基础医学、临床医学中均有广泛应用。

（二）基本结构与工作原理

放射性核素依衰变方式分 α、β、γ 三种，用于放射性标记的有 β 和 γ 两类，因此依据检测射线的种类不同，可将放射免疫测定仪分为两类：液体闪烁计数仪和晶体闪烁计数仪。液体闪烁计数仪主要用于检测 β 射线，如 ^3H、^{32}P、^{14}C 等，是临床实验室常用的一种放射免疫测定仪。

1.基本结构　主要包括基本电子线路、自动换样器和微机操作系统。基本电路主要由双管快符合电路、相加电路、线性门电路及多道脉冲幅度分析器等组成；自动换样器中的样品传送机构有传送带、升降机、轮盘等；微机操作系统可以选定工作条件，校正各种因素。晶体闪烁计数仪主要用于检测 γ 射线，如 ^{125}I、^{131}I、^{57}Cr 等，又称为 γ 放射计数器，^{125}I 是放射免疫分析最常用的放射性核素。γ 放射计数器的检测原理与液体闪烁计数仪相同，其基本结构主要有闪烁体、光电倍增管和多道脉冲分析器。闪烁体是指射线通过后产生闪光的荧光物质，包括有机闪烁体、无机闪烁体以及气体闪烁体等其他特殊闪烁体等；光电倍增管的作用是把闪烁体发出的极弱闪光转换成电信号；在多道脉冲分析器中可以对进入分析器的所有脉冲按照幅度大小进行独立计数，从而完成多路定标的脉冲高度多道分析。

2.工作原理　以上两类放射免疫测定仪是依据射线与物质相互作用产生荧光效应进行物质的测定。首先是闪烁溶剂分子吸收射线能量成为激发态，再回到基态时将能量传递给闪烁体分子，闪烁体分子由激发态回到基态时，发出荧光光子；之后荧光光子被光电倍增管（PM）接收转换为光电子，再经倍增，众多光电子以脉冲信号形式输送出去；最后利用信号处理系统分析处理脉冲信号并进行显示，表示出样品液中放射性的强弱。

（三）使用与安全

放射免疫测定仪所使用的放射性核素为不稳定核素，不稳定核素的原子核会较快速地衰变并自发地向外辐射射线从而形成稳定的核素。虽然放射免疫测定仪中放射性同位素的使用总量很小，但其辐射仍会对操作者及仪器本身产生一定影响。因此要求在操作过程中：操作者应注意做好辐射防护；并依据设备科放射免疫测定仪维护保养手册定期对仪器进行维护维修，以保证仪器运行正常、工作状态安全稳定。

（四）临床应用与发展

放射免疫测定于1959年创建时用于血清中胰岛素含量的测定，由于此项技术具有灵敏性和准确性高，特异性强，检测种类多，试剂成本较低的特点，因而得到了十分广泛的应用。目前国外已成功应用于RIA检测的物质多达300余种，国内研究的被测物质也达百余种，试制的RIA试剂盒已有60余种，可用于检测各种激素、肿瘤标志物以及微量蛋白质等多种微量物质。

临床上，放射免疫测定仪被用于以下领域：①内分泌学中，测定胰岛素、生长激素、甲状旁腺激素、血管紧张素等多种激素，用以研究激素的生理和药理作用；②传染病学中，乙型肝炎抗原的亚型分类测定；③免疫学中，进行免疫球蛋白G、免疫球蛋白E以及甲状腺球蛋白抗体等物质的测定；④肿瘤学中，测定癌胚抗原、血纤维蛋白溶酶原、血纤维蛋白原和血纤维蛋白降解产物，为肿瘤的研究提供参考依据；⑤药理学中，可方便快速地进行药物中毒及药物代谢方面的检测，如吗啡、地高辛等。

三、荧光免疫测定仪

（一）简介

荧光免疫技术结合了抗原抗体反应的特异性与荧光技术的敏感性，是免疫标记技术中发展最早的一种检测方法。荧光免疫测定同酶免疫测定一样，根据抗原抗体反应后是否需要分离荧光标记物而分为均相和非均相两种类型，非均相免疫技术需要在抗原抗体反应后将结合的荧光标记物与游离的荧光标记物分离，然后测定结合标记物或游离标记物的量，从而推算出样本中某物质的含量，时间分辨荧光免疫测定是典型的非均相荧光免疫测定方法。在此，以时间分辨荧光免疫测定仪为例简要说明其结构、原理、使用、临床应用及发展。用时间分辨荧光免疫测定仪进行免疫测定利用了近代荧光光谱技术，结合了抗原抗体反应、荧光物质发光原理以及时间分辨技术，采用非放射性同位素免疫分析技术，能达到待测物的准确定量分析，具有特异性强、灵敏度高、标记物稳定、线性范围宽、重复性好等特点。

（二）基本结构与工作原理

1.基本结构　时间分辨荧光免疫测定仪一般主要由样本处理器和微孔板处理器两部分组成。样本处理器一般包括样本传送装置、加样针和注射器、移液臂、稀释板条、样本架、质控品架、蠕动泵、探针清洗站等。微孔板处理器主要包括微孔板装载/卸载装置、微孔板传送装置、微孔板洗涤装置、增强液加样器、试剂架及加样装置、条形码扫描器、微孔板振荡器/孵育器等。

2.工作原理　时间分辨技术中使用镧系元素，镧系元素是荧光标记物之一，用来标记抗原或抗体。但在检测过程中，各种组织、蛋白或其他化合物在激发光的照射下都能发出一定波长的荧光，如血清蛋白可发射出波长较短的荧光（激发光波长280nm，发射光波长320~350nm），胆红素发出波长较长的荧光（激发光波长330~360nm，发射光波长430~470nm），这些荧光均为非特异性荧光，干扰了荧光免疫测定的灵敏度和特异性，但它们的荧光寿命一般在1~10纳秒，最长不超过20纳秒，而镧系元素的荧光寿命为10~100纳秒。时间分辨荧光免疫分析技术利用这一特征，待血清、溶剂和其他成分的短寿命背景荧光完全衰变后，可以测量镧系元素的特异性荧光，有效地排除了非特异荧光的干扰，能准确地对待测样品进行分析测量，极大地提高了分析灵敏度。

（三）使用与安全

时间分辨荧光免疫分析技术的免疫反应与其他免疫反应的条件一样，易受pH、温度、时间等因素的影响。且时间分辨荧光免疫测定是在室温状态下不断振荡完成的，所以在测试过程中应严格保持室温。另外，自然环境中稀土离子（如空气灰尘、烟雾等）广泛存在，因此应将仪器置于洁净的操作环境中，防止操作过程中不必要的污染。并且仪器处于关机状态时，不能触及仪器的加样针、搅拌棒等结构部分，防止影响仪器测量的准确性。时间分辨荧光免疫测定由于灵敏度极高，许多因素都能影响其测量结果的准确度，因此每一步操作中都应严格按照操作规程进行操作。

（四）临床应用与发展

时间分辨荧光免疫分析理论是在1979年提出的，1989年该技术获得诺贝尔化学奖提名。因其具有超高的测量灵敏度以及无污染等突出的优点，所以在临床应用得到了迅速的发展，成为现代医学中最有发展前景的分析手段之一，目前已有几十种试剂盒和成套仪器问世。时间分辨荧光免疫测定仪的临床应用包括：蛋白质和多肽激素的分析；半抗原的分析；病原体抗原/抗体的分析；肿瘤标志物的分析、干血斑样品的分析、核酸的分析；测定天然杀伤细胞的活力。

四、化学发光免疫测定仪

（一）简介

化学发光免疫测定法（chemiluminescence lmmunoassay，CLIA）是建立在化学发光的敏感性和免疫反应的高度特异性基础之上的一种测定方法，是继荧光免疫测定法、酶免疫测定法和放射免疫测定法之后发展起来的第四种免疫分析技术。CLIA的原理与放射免疫测定（RIA）和酶免疫测定（ELISA）相似，主要区别在于标记物的不同，RIA由免疫系统和放射系统组成，ELISA由免疫系统和显色系统组成，而CLIA由免疫系统和化学发光系统组成，化学发光系统就是从一个化学反应（一般指氧化反应）中获得能量，使反应物或产物分子由基态跃迁到激发态，当其从激发态返回基态时，向外发出的光子即可用发光检测装置测定。免疫系统包括抗原抗体。化学发光系统与免疫系统结合最终以发光强度来计算表征待测物质的量。

化学发光免疫测定仪在测试中不使用有害的试剂，不造成污染，并且灵敏度高、测定范围宽、快速简便，因此在医学、生物学、生物化学中应用广泛。临床应用较多的是全自动化学发光免疫分析仪、全自动微粒子化学发光免疫分析仪和全自动电化学发光免疫分析仪。

（二）基本结构与工作原理

化学发光免疫测定的典型分析系统是化学发光技术和磁性微粒子分离技术相结合的自动免疫分析系统，在20世纪90年代初首次应用后又不断改进，包括软件程序的升级以及硬件系统中微机与主机的分离，具有操作灵活，结果准确可靠，自动化程度高等优点。

1.**基本结构**　自动化学发光免疫分析系统一般由主机部分和微机系统两部分组成。

（1）主机部分　仪器的运行反应测定部分，包括原材料配备部分、液路部分、机械传动部分、光路检测部分。材料配备部分包括反应杯、样品盘、试剂盘、纯净水、清洗液、废水在机器上的贮存和处理装置；液路部分包括过滤器、密封圈、真空泵、管道、样品及试剂探针等；机械传动部分包括传感器、运输轨道等；电路部分包括光电倍增管和线路控制板。

（2）微机系统　仪器的核心部分，是指挥控制中心。其功能有程控操作、自动监测、指示判断、数据处理、故障诊断等，并配有光盘。主机还配有预留接口，可通过外部贮存器自动处理数据。

2.**工作原理**　化学发光免疫分析是用化学发光剂直接标记抗体或抗原的一类免疫测定方法。目前常见的标记物主要为鲁米诺类和吖啶酯类化学发光剂。免疫分析使用血清样本，将定量的血清样本和辣根过氧化物加入固相包被有抗体的白色不透明微孔板中，血清中的待测分子与辣根过氧化物酶的结合物和固相载体上的抗体特异性结合。之后分离洗涤未反应的游离成分，在其中加入鲁米诺发光底液，利用化学反应释放的自由能激发中间体，使其从基态回到激发态，这一过程中伴随着能量的减少，减少的能量以光子的形式释放。此时，将微孔板置入分析仪内，通过仪器内部的三维传动系统，依次由光子计数器读出各孔的光子数。样品中的待测分子浓度根据标准品建立的数学模型进行定量分析得到检测结果，以辅助临床诊断。

（三）使用与安全

化学发光免疫测定仪在使用过程中要注意日常的维护保养以及仪器的安全。仪器的表面应保持清洁，可用有机溶液擦拭，如遇试剂遗洒要及时用棉球擦净。仪器工作时如出现声音异常、震颤等情况发生，应立即切断电源并通知维修人员处理。仪器使用过程中如果出现突然停电的情况，切不可强行取出微孔板，待来电后点击或按下"开关仓门"按钮方能取出。另外在仪器工作前检查试剂盒数量，以保证仪器的正常工作。

（四）临床应用与发展

根据免疫标记物的不同，化学发光分析大致可分为直接化学发光免疫分析、电化学发光免疫分析以及酶促化学发光免疫分析三类。随着仪器的更替升级，化学发光免疫分析仪中早期的微孔板式化学发光技术逐步被磁微粒化学发光技术所取代，并且仪器向着高通量、流水线化的方向发展，极大地缩短了样本的周转时间，提升了检测效率。

化学发光免疫技术的临床应用范围较为广泛，可用于多种系统的参数检测。在甲状腺系统中检测促甲状腺素、超敏促甲状腺素等物质含量；在血液系统中检测维生素B_{12}、叶酸、铁蛋白等物质含量；在肿瘤标记物中检测甲胎蛋白、癌胚抗原、前列腺特异抗原、游离前列腺特异抗原等物质含量；在心血管系统中检测肌红蛋白、肌钙蛋白等物质含量；在血药浓度中检测地高辛、苯巴比妥、苯妥英、茶碱、万古霉素、庆大霉素、洋地黄、马可西平等物质含量；在感染性疾病中用于各种指标的检测。

第四节　临床血液和尿液分析仪器

一、血液分析仪

（一）简介

人类生理和病理变化往往会引起血液组分的变化，所以及时了解血液组分的变化，可以帮助医生进行疾病诊断与治疗。在医学领域，最早的血液学检查依靠"显微镜手工检验法"，但手工方法操作繁杂，并且进行血细胞计数以及白细胞分类带有一定主观因素，影响结果的准确性及可靠性。20世纪50年代，美国科学家库尔特（W.H.Coulter）结合电阻率变化与电子技术，研制出性能较稳定、操作较方便的血液分析仪，开创了血细胞分析的新纪元；60年代，以库尔特原理为基础的各种类型血液分析仪应运而生；70年代，在库尔特原理上发展了以激光鞘流技术为基础的各类血液分析仪，但是淋巴细胞分类等还依赖手工；80年代初推出了双通道仪器，解决了上述问题，使血细胞分析的参数逐步增多。随着基础医学和计算机技术的飞速发展，血液分析仪的检测技术也不断创新，检测参数显著增多。现代血液分析仪的功能还扩展到了体液红细胞、白细胞的计数和分类、红细胞计数、网织红细胞计数及其相关参数检测、造血干细胞计数以及细胞免疫表型检测等。近年来，基于全自动血液分析仪实现了血液分析的全自动流水线化，流水线系统极大地减少了人工劳动的强度，加快了标本的处理速度，同时使得操作更加标准化，减少了操作者之间的个体差异，这是血液分析领域的又一大飞跃。

PPT

血液分析仪又称为血细胞分析仪或血细胞计数仪，是医院临床检验应用较为广泛的仪器之一，主要用于血液标本的定性及定量检测，为临床检验提供相关的有效参考数据，对疾病的诊断与治疗有着重要的临床意义。

（二）基本结构与工作原理

血液分析仪，即血细胞分析仪按照自动化程度可分为半自动血细胞分析仪、全自动血液分析仪和血细胞分析工作站、血细胞分析流水线；根据检测原理可分为电容型、电阻抗型、激光型、光电型、联合检测型、干式离心分层型和无创型；按仪器分类白细胞的水平分为二分群、三分群、五分群、五分群结合网织红血胞分析仪。

1.基本结构　各类型血液分析仪结构有所不同，但基本结构主要由机械系统、电学系统、光学系统、计算机和键盘控制系统等构成。

（1）机械系统　包括机械装置（如采样针组件、注射器组件、混匀器、分血器、体积计量管等）和真空泵，以完成样品的抽吸、稀释、传送、混匀和将样品移入相应的检测区，同时液路系统是机械系统的核心部分，主要包括传感器部分、比色池部分、溶血剂加入及混匀部分、稀释部分、体积测量部分、真空部分、压力部分和辅助部分。

（2）电学系统　由主电源、主控板、各类电路控制板（功率驱动板、模拟放大板、按键板、记录仪驱动板、体积计量板、开关电源板、电源指示灯板等）、控温系统、显示器、监控和报警系统等组成。

（3）光学系统　由血细胞检测系统和血红蛋白检测系统组成。血细胞检测系统可分为电阻抗检测技术和流式光散射检测技术两大类。电阻抗检测技术系统由检测器、放大器、甄别器、阈值调节器、检测计数系统和自动补偿装置组成；流式光散射检测技术系统由激光光源、检测装置和检测器、放大器、甄别器、阈值调节器、检测计数系统和自动补偿装置组成。血红蛋白检测系统由光源、透镜、滤光片、流动比色池和光电传感器等组成。

（4）计算机和键盘控制系统　整个仪器的大脑和神经系统，使检测过程更加快捷、方便。

2.工作原理　目前，各类血液分析仪主要能完成两大功能：细胞计数功能和细胞分类功能。其检测原理大致分为两类，即电阻抗法和光散射法。电阻抗原理又称为库尔特原理，根据血细胞相对不导电的性质，悬浮在电解质溶液中的血细胞颗粒在通过计数小孔时可引起电阻变化，信号发生变化的大小与细胞体积成正比，信号发生的频率与细胞数量成正比。光散射法中常使用体积、电导和激光散射原理（VCS），过程是先加入红细胞溶血剂溶解掉红细胞，然后加入稳定剂来中和红细胞溶解剂的作用，使白细胞表面、胞质和细胞体积保持稳定不变，应用鞘流技术将细胞推进到流动细胞计数池中从而完成细胞的计数和分类。

（三）使用与安全

血液分析仪在仪器的安装过程以及位置更换过程中要对照仪器的使用说明，保证仪器使用中的合适环境、位置、温度、湿度以及通风情况。另外在血液标本的采集中要注意操作的准确无误，如操作不当，会将污染物或消毒棉丝带进样品内，对血液分析仪的计数产生干扰。标本采集好后，要及时上机测试，如需保存注意防尘，如采集标本和测定时间大于1分钟时，测定前应轻轻混匀，不能将样品剧烈旋转，否则将产生气泡和溶血。保证仪器的定期检查和保养，才能使仪器处在最佳的运行状态，延长仪器的使用寿命，减少故障发生率，为临床数据的检测提供准确可靠的结果。

（四）临床应用与发展

近年来许多血液分析仪都在增加新的参数以满足临床诊断和鉴别诊断方面的需求。最初的血液分析仪仅能计数红细胞（RBC）和白细胞（WBC），后来又有了血红蛋白（HBG）、血小板（PLT）、红细胞压积（HCT）、平均红细胞体积（MCV）等参数。而且仪器增加了许多分析和计算参数，例如红细胞体积分布宽度（RDW）、血小板体积（MPV）、血小板体积分布宽度（PDW）、血小板压积（PCT）等，目前血液分析仪可以提供40~50种测量或计算参数。另外，血液分析仪上合并了流式细胞分析仪的某些功能，使得常规血细胞分析与某些淋巴细胞亚群的分析同步进行。同时仪器中增加了自动进样系统，加快测定速度，保证临床应用的效率。

二、尿液分析仪

微课

（一）简介

尿液分析仪是测定尿液中某些化学成分的自动化仪器，它是医学实验室尿液自动化检查的重要工具，具有操作简单、快速等优点。仪器在计算机的控制下收集、分析试带上各种试剂块的颜色信息，并经过一系列信号转化，最后输出尿液中化学成分的含量。

20世纪50年代有人采用单一干化学试带法测定尿液中的蛋白质和糖成分；60年代，世界上许多公司开始研制生产尿液干化学试剂带，如德国宝灵曼公司于1964年推出的COMBUR-TEST试剂带；70年代，随着自动化程度的不断提高，半自动尿液分析仪问世并替代了操作人员肉眼观察的行为，减少了人为误差，提高了检测的敏感度和准确性；到了80年代中期，由于计算机技术的高度发展和广泛使用，尿液分析仪的自动化程度得到了迅猛发展，由半自动发展到全自动。

（二）基本结构与工作原理

尿液分析仪目前有多种类型，按照工作方式可分为湿式尿液分析仪和干式尿液分析仪。其中干式尿液分析仪主要用于自动评定干试纸法的测定结果，因其结构简单、使用方便，目前临床普遍应用；按照测试项目可分为8项尿液分析仪、9项尿液分析仪、10项尿液分析仪、11项尿液分析仪、12项尿液分析仪和13项尿液分析仪；按照自动化程度可分为半自动尿液分析仪和全自动尿液分析仪。

1.基本结构 尿液分析仪一般由试带、机械系统、光学系统、电路系统、输入输出系统等部分组成。

（1）试带 试带上有数个含有各种试剂的试剂块，各自与尿液中的相应成分进行独立反应后可呈现不同颜色，颜色的深浅与尿液中待测成分成比例关系。通常试带的试剂块要比分析仪测试项目多一个空白块，以消除尿液本身的颜色及试剂块分布的状态不均等所产生测试误差，提高测量准确度。不同类型的尿液化学分析仪有适合自己使用的配套试带。

（2）机械系统 主要功能是将待检的试带和待检标本传送到检测区，分析仪检测后将试带排送到废物盒。不同型号的仪器采取不同的机械装置，如齿轮组合、传输胶带、机械臂、吸样针、样本混匀器等。

（3）光学系统 一般包括光源、单色处理器和光电转换三部分。光线照射到反应物表面产生反射光，反射光的强度与各个项目的反应颜色成比例关系。不同强度的反射光经光电转换器转换为电信号并送到放大器进行处理。尿液分析仪常用的光学系统通常有三种：发光二极管（LED）系统、滤光片分光系统和电荷耦合器件（CCD）系统。

（4）电路系统　将转换后的电信号放大，经模数转换后送至中央处理器（CPU）处理，计算出最终检测结果，然后将结果输出到屏幕显示并送打印机打印。CPU的作用不仅是负责检测数据的处理，而且要控制整个机械系统和光学系统的运行。

（5）输入输出系统　由显示器、面板、打印机等部件组成。用于操作者输入标本信息、观察仪器工作状态、打印报告单等功能。

2.工作原理　尿液分析仪测试原理的本质是光的吸收和反射。把试剂带浸入尿液中后，除了空白块外，其余的试剂块都因和尿液发生了化学反应而产生了颜色的变化。试剂块的颜色深浅影响光的吸收和反射程度，颜色越深，相应某种成分浓度越高，吸收光量值越大，反射光量值越小，反射率也越小；反之，反射率越大。因为颜色的深浅与光的反射率成比例关系，而颜色的深浅又与尿液中各种成分的浓度成比例关系，所以只要测得光的反射率即可以求得尿液中各种成分的浓度。

（三）使用与安全

尿液分析仪是检测人体尿液成分含量的仪器，因此在仪器的使用过程中要首先保持仪器的清洁，取样杯干净且无污染。尿液标本留取后，一般应在2小时内进行检验，并且试带浸入尿样的时间为2秒，过多的尿液标本应用滤纸吸走，所有试剂块包括空白块在内都要全部浸入尿液中。试带的贮存要保证干燥、封闭、不透明的环境。

此外，尿液分析仪是一种精密的电子光学仪器，在日常使用中应注意维护保养。仪器存放应避免长时间的阳光照射及温度过高、湿度过大的环境。操作人员应当熟读仪器说明书，规范操作仪器，检测前对仪器进行全面检查（各种系统及废液装置、打印纸情况以及仪器是否需要校正等），保证尿液成分的准确分析。

（四）临床应用与发展

尿液分析仪能够检测多种尿液成分，检验技术趋向于快速、准确、高效，并且可以整合生化和免疫分析技术，使得仪器的服务效率更高，能够完成尿液物理、化学、形态学、生物化学甚至免疫学的检测。其检测项目包括尿pH、尿比密、尿蛋白、尿葡萄糖、尿酮体、尿胆红素、尿胆原、尿亚硝酸盐、尿白细胞、尿血红蛋白、尿红细胞等。尿检的重要意义在于通过了解泌尿系统的生理功能、病理变化，可以间接反映全身的脏器及系统的功能。在临床中，通过分析尿液中的成分含量，可以进行泌尿系统的诊断与疗效观察（如炎症、结核、结石、肿瘤）、协助其他系统疾病的诊断（如糖尿病、胰腺炎、黄疸、重金属中毒、库欣病、嗜铬细胞瘤）、进行安全用药监护、监测产科及妇科疾患。

第五节　临床微生物仪器

一、全自动血培养仪

（一）简介

血培养检查是用于检验血液样本中有无细菌存在的一种微生物学检查方法，对于快速检测患者血液中是否有细菌生长有着重要意义。因感染初期或抗生素治疗后，血液循环中的细菌数量较少，通常采用增菌方式以便于检测。

PPT

（二）基本结构与工作原理

1.基本结构 血培养检测系统由主机、检测系统、培养瓶、真空采血器、条码扫描器、计算机及外围设备组成。

（1）主机 设有恒温孵育系统和检测系统。恒温孵育系统有恒温装置和振荡培养装置，培养瓶的支架根据容量不同分为50瓶、120瓶、240瓶等，在样品进行恒温培养的同时不断地检测分析。

（2）检测系统 仪器每隔10分钟对培养瓶进行动态检测。培养瓶激发产生的荧光通过光电检测器和A/D转换系统传送给计算机进行分析处理。系统对检测信号进行分析，在主程序界面上的相应培养瓶位置号显示为红色者为阳性并及时报警；持续培养5天后未发现微生物生长的血培养瓶，主程序界面上显示为草绿色，报告为阴性。

（3）培养瓶 根据培养要求不同，有需氧培养瓶、厌氧培养瓶、小儿专用培养瓶、结核菌培养瓶、高渗培养瓶、中和抗生素培养瓶。培养需求不同，培养瓶内的成分也不同，主要有培养基及抗菌药物拮抗剂。

（4）真空采血器 配有一次性使用的无菌塑料管，两端与两个无菌针头相连，操作时将一端的针头进行静脉穿刺，另一端的针头插入负压培养瓶内，所采集的血液因负压作用直接进入培养瓶内。

（5）条码扫描器 用于标本识别、仪器操作等。

（6）计算机及其外围设备 血培养检测系统均配有计算机，提供数据管理功能。通过条形码识别标本，计算、分析细菌生长曲线，判断阴阳性结果，记录和打印结果（包括阳性报警时间），进行数据存储和分析等。

2.工作原理 目前国内外应用最广泛的均质荧光衰减原理自动血培养系统，其工作原理是在液体培养基内，加入含有能发荧光的物质分子，在孵育过程中，微生物代谢时必然会产生最终代谢产物CO_2，发荧光的分子接受了这些物质后改变自身结构转变为不发光的化合物，出现荧光衰减现象，一旦被测出，即提示有细菌生长，如图8-5所示。

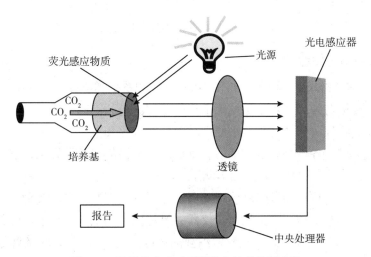

图8-5 均质荧光衰减原理的血培养检测系统

（三）使用与安全

为保证仪器的正常运行，必须在满足下列条件和维持相应环境的情况下使用。

（1）环境必须灰尘少，换气良好。内无腐蚀性、易燃易爆性气体或蒸汽。

（2）避免阳光直射或热源辐射。

（3）桌面水平良好。

（4）桌面强度能承受100kg的重量。

（5）室内温度保持在5~40℃。

（6）室内相对湿度应保持在10%~90%，且无冷凝水存在。

（7）仪器周围须有足够的散热空间，左侧不少于76cm，右侧不少于38cm，后侧不少于11cm，上方不少于61cm，推荐放置在高度为77~92cm的桌面上。

（8）原则上只能在海拔0~3km的范围内使用。

（9）仪器采用（220±10）V、（50±1）Hz的交流电。电源和系统之间应设置稳压电源。更换保险丝时应符合背板上注明的容量要求，电源线的安装必须安全可靠。

（10）仪器附近应无发射高频的机械。

（11）有保护性接地。

（四）临床应用与发展

全自动血培养仪是微生物快速培养系统，利用灵敏的监测系统和计算机对数据处理的强大功能，可对败血症、菌血症等患者血液里的病原微生物进行快速灵敏的检测，同时也可检测体内浆膜腔积液（胸腔、腹腔、关节腔、心包腔、脑脊髓腔等）的病原微生物，为临床迅速有效地进行抗感染治疗提供了诊断依据。

二、微生物鉴定和药敏分析系统

（一）简介

传统的微生物学鉴定方法，程序烦琐、成本高、效益少、质量差。20世纪90年代，一些自动化程度高、功能齐全的鉴定和药敏系统相继问世，并广泛用于临床。这些自动化系统具有先进的微机系统、广泛的鉴定功能，适用于临床微生物实验室、卫生防疫等。功能范围包括细菌、厌氧菌和真菌等微生物鉴定以及抗菌药物敏感试验和最低抑菌浓度的测定。

（二）基本结构与工作原理

1.基本结构 包括测试卡、菌液接种器、培养与监测系统和数据管理系统。

（1）测试卡 也称之为测试板，是系统工作的基础。最基本的测试卡包括革兰阳性、阴性菌鉴定卡及革兰阳性、阴性菌药敏试验卡。使用时应根据涂片和革兰染色结果进行选择，然后将配好的菌液接入测试卡中。各种测试卡上都附有条形码，上机前经条形码扫描器扫描后即可被系统识别，系统将自动给测试卡编号，防止标本混淆。

（2）菌液接种器 多数自动微生物鉴定及药敏分析系统都配有自动接种器，可分为真空接种器和活塞接种器，以真空接种器较为常用。仪器一般都配有标准麦氏浓度比浊仪（其原理是细菌溶于水中会存在一定的浑浊度，以此来测定细菌的浓度），操作时只需将稀释好的菌液放入比浊仪中确定浓度即可。

（3）培养与监测系统 测试卡接种菌液后即可放入孵箱中进行培养和监测。一般在测试卡放入孵箱后，监测系统每隔一定时间对每孔的透光度或荧光物质的变化进行检测。快速荧光测定系统可直接对荧光测试板各孔中产生的荧光进行测定，并将荧光信号转换成电信号，数据管理系统将这些电信号转换成数码，与原已储存的对照值相比较，推断出菌种的类型及药敏结果。常规测试板则直接检测电信号，从干涉滤光片过滤的光通过光导纤维导入测试板上的各个测试孔，光感受二极管测定通过每个测试孔的光量，产生相应的电信号，从而推断出菌种的类型及药敏结果。

（4）数据管理系统　为系统的中枢。始终保持与孵育箱、读数器、打印机的联络，控制孵育箱温度、自动定时读数、负责数据的转换及分析处理。当反应完成时，计算机自动打印报告，并可进行菌种发生率、菌种分离率、抗生素耐药率等流行病学统计。部分还配有专家系统，根据药敏试验的结果提示何种耐药机制的存在，对药敏试验的结果进行解释性判读。

2. 工作原理

（1）微生物鉴定原理　即数码鉴定，指通过数学的编码技术将细菌的生化反应模式转换成数学模式，给每种细菌的反应模式赋予一组数码，建立数据库或编成检索本。通过对未知菌进行有关生化试验并将生化反应结果转换成数字（编码），查阅检索本或数据库，得到细菌名称。其基本原理是计算并比较数据库内每个细菌条目对系统中每个生化反应出现的频率总和。

（2）抗菌药物敏感性试验检测原理　抗菌药敏测试，其实质是微型化的肉汤稀释试验。将抗菌药物微量稀释在条板中，加入菌悬液孵育后放入仪器或在仪器中直接孵育，仪器每隔一定时间自动测定细菌生长的浊度，或测定培养基中荧光指示剂的强度或荧光原性物质的水解，观察细菌的生长情况，得出待检菌在各药物浓度的生长斜率，经回归分析得到最低抑菌浓度MIC值，并根据临床与实验室标准委员会CLSI（Clinical and Laboratory Standards Institute）标准得到相应敏感度：敏感S、中度敏感MS和耐药R。药敏报告通常包含MIC值、敏感性、药物一次剂量和在该试剂下的血清和尿液内最高药物浓度。

（三）使用与安全

（1）注意仪器净化度，保持无灰尘环境，入室必须更换洁净衣鞋。

（2）适宜环境温度为15~32℃，相对湿度10%~70%，无强光直接照射，无振动，室内无腐蚀性气体。

（3）严格遵守操作规程，禁止将电线之类的细小物体插入通风口，否则易导致短路或故障发生；如仪器出现故障，应马上关闭电源，退出使用状态，及时报告，查明原因，及时处理。

（4）使用完毕必须将仪器擦拭干净，表面严禁用腐蚀性清洁剂清洗。

（5）工作结束后应关闭电源，用软布或仪器套覆盖仪器防止灰尘进入。

（6）使用后的废弃诊断试剂板必须按操作标准规定进行处理。

（7）如在使用过程中发生意外或故障，应关闭电源并与销售商或生产厂商联系，不可自行拆机维修。

（四）临床应用与发展

微生物鉴定和药敏分析仪器用于鉴定各种病原菌，主要包括革兰阴性菌、革兰阳性菌、肠球菌属及真菌等，可以同时做抗菌药物敏感性试验，以做出正确的病原学诊断并制定治疗方法。微生物鉴定和药敏分析仪器的应用为快速、正确的细菌学报告创造了物质基础，使得细菌检验水平获得了质的飞跃，是当代临床检验进步的标志之一。

三、自动化细菌分离培养系统

（一）简介

目前，部分微生物实验室还是采用传统的手工方法进行样本分离培养，但弊端多，难以进行规范化、标准化的管理而影响结果，同时临床标本多具有一定的潜在传染性，对操作人员的安全构成了一定威胁。自动化细菌分离培养系统，可对大多数临床样本进行自动化的前处理和划线接种，同时提供微生物生长所需的温度与气体环境，对划线接种过的样本进行分离培养，全过程均由仪器自动完成。这使得标本的处理过程误差减少、人为影响减小，整个操作过程易于标准化，同时极大限度地减少了操作人员被感染的风险。

（二）基本结构与工作原理

1.基本结构　自动化细菌分离培养系统由自动化细菌分离培养仪和自动化微生物样本预处理振荡仪组成，配套专用微生物分离培养基装置使用，用于对微生物标本的自动化分离培养。

2.工作原理　医务人员需使用专用样本采集杯采集样本，对样本和培养装置进行编号后放入振荡仪对应的样本放置区和培养装置放置区，然后运行振荡仪，仪器自动加注消化液和增菌液，自动振荡，均质化后将处理好的标本分配到培养装置专用通道中，将带有样本的培养装置放入培养仪样本盘中，运行仪器，仪器条形码阅读自动识别培养装置类别，机械手抓住接种环按照设定的划线方式进行自动划线接种，同时仪器通过事先设定的程序自动提供相应的温度环境及气体环境，培养周期末取出装置中的培养板观察微生物的生长情况，挑取菌落以做进一步的细菌检测。

（三）使用与安全

（1）工作环境为相对湿度≤85%；适宜环境温度为15~30℃；电源电压（交流）（220±10）V、（50±1）Hz。

（2）每隔一周用清水清洗仪器左右两侧的空气过滤器。

（3）每隔一个月清洁仪器四周的灰尘，除去仪器内的纸屑等杂物。

（4）每三个月检查仪器内探测器是否洁净，如需要清洁，可使用干棉签擦拭。

（5）每半年检查稳压电源的输出电压是否正常。

（6）保持实验室干燥和洁净，少开窗户，随手关门。

（7）如遇停电，需将仪器电源开关关闭，待来电后，再重新开启仪器。

（8）如遇无法排除的故障报警，将仪器电源关闭，三分钟后重新开启仪器即可。

（9）仪器运行过程中不能打开舱门。

（10）清洗管道时保证舱门关闭。

（11）培养装置放置必须正确，如放置不当，可导致仪器故障。正确放置方法为条码面朝外。

（四）临床应用与发展

微生物分离培养是微生物实验室的基础工作，通过对临床科室提供的各种不同种类的样本进行分离培养，获取致病菌并进一步进行微生物的鉴定与药敏检测，向临床提供药物敏感信息，指导临床合理使用抗生素。

自动化、标准化操作确保了分离培养过程的标准化和准确性，缩短培养和鉴定时间，缩短耐药报告时间，有助于实现临床对快速诊断和治疗感染并控制多重耐药的需求，比传统的分离培养更加安全、快速、规范、方便，提高了样本分离培养质量和微生物实验室工作效率，可以及时地为临床提供准确的细菌检测结果。

PPT

微课

第六节 临床分子生物仪器

一、核酸合成仪

（一）简介

最早的核酸合成是手工完成的，以核苷或单核苷酸为原料且不依靠任何天然模板或引物，采用有机合成反应或酶促合成反应进行的寡核苷酸或核酸大分子的合成。随着科技的发展进步，核酸合成逐步向半自动和自动化方向发展，并研制出多种型号的合成仪。核酸合成仪是体外合成寡核苷酸片段与探针的专用仪器，用于合成结构上类似于DNA或RNA的寡核苷酸。

（二）基本结构与工作原理

1.基本结构 一般的核酸合成仪器主要由以下部分构成。

（1）试剂驱动系统 核酸合成仪常采用一定压力的惰性气体（氩气）或氮气及电磁阀组驱动液体试剂，也可采用氦气驱动试剂。某些合成仪采用滑块系统及精密蠕动泵，可不用气体为驱动系统。采用气体及电磁阀驱动液体试剂时，需首先将管路系统电磁阀前段的含试剂瓶组中压力加压到规定气压，通过合成管理软件或手动打开电磁阀，即可驱动液体试剂到所需的合成柱中。

（2）试剂和碱基瓶组 核酸合成仪一般需碱基瓶组及试剂瓶组。试剂瓶组最少有6个，含脱保护剂（Deb）、活化剂（act）、盖帽试剂A（capA）、盖帽试剂B（capB）、氧化剂（OXI）及洗脱乙腈（ACN），一般将每种仪器设置1~2个试剂瓶位，用于特殊产物的合成。碱基瓶组最少为4个标准碱基（A/C/G/T），同时搭配2个或多个特殊碱基瓶位，用于荧光标记等合成。

（3）压力管路及输送管路 核酸合成仪一般需要保持内外气体隔绝，因此试剂瓶、碱基瓶均需密封保持一定压力。所有压力管路均采用特氟龙导管，直径为1/16~1/8寸。每个瓶子都有一个氩气压力管道及输送管道进入瓶盖插塞，对于亚磷酰胺，1~8号瓶其压力管道也作为排气管。氩气管要保持在液体水平以上，而输送管却伸到瓶的底部。当阀门正确设置打开时，储液瓶上部空间由氩气加压，液体被推进输送管，流到其目的地。

（4）亚磷酰胺瓶排气 除了加压外，亚磷酰胺瓶都是用压力排气管排气的。把亚磷酰胺放入仪器前，要用氩气排除空气使其净化。净化是通过输送管输送气体，当气体输送到瓶内时，空气经压力排气管排出，这是由瓶子更换步骤自动完成的。废液瓶是输送系统的低压侧，必须将出口与大气相通。要确保排气管通到通风柜。如果排气管阻塞，将会产生反压，试剂和溶剂的输送会受到抑制。

（5）输送电磁阀 试剂输送系统包括2个试剂阀块（8碱基仪器有3个）及2个或4个柱阀块。阀块控制气体和化学试剂流入柱子及出口。除亚磷酰胺和四唑以外，试剂和溶剂都被同时输送到所有活化柱。当有多个活化柱时，对流速的细微变化，以自动调节每个柱子的输送次数来补偿。

（6）辅助真空 对于阀块的适当运行，关键是隔膜形成一个圆顶小空隙，每次电磁阀打开时，抽气泵为每个阀块提供了辅助真空，辅助真空在隔膜的螺线管一侧形成，使隔膜形成一圆顶空隙。

（7）合成柱 起始结合在载体（一般为CPG）上的核苷酸是装在一次性的柱子中，除柱体外，还有2个固定过滤板和2个接头，所有的部件都由惰性材料制成。固定过滤板是多孔性聚苯乙烯固定在两端盖子中。入口和出口都是母路厄氏（luer）接头，与仪器的公路厄氏接头配对。

柱子是对称的（没有顶端和底部、前后之分），可以以任何方式与公路厄氏接头相连接。每一个柱子都用颜色编号，表示不同的起始核苷酸，以及有一个唯一的连续顺序号码。正常的流路是从底部进入，通过向上输送液体，使CPG颗粒上升并保持悬浮状态。溶剂和试剂的流速已经设置好，能使颗粒适当地混合。

（8）路节流阀　试剂通过底部的luer接头，流到柱子，假如下面的一个luer接头没拧上，会在一个圆柱形的玻璃流路节流阀上被发现。试剂通过流路节流阀中一个很小的通道流到柱子。小量的试剂可以在流路节流阀中结晶，长期这样会造成流路阻塞。

（9）废液和排气　大多数化学试剂输送的最终点是废液瓶，废液瓶是一个空立着的10L的聚苯乙烯容器，可放在合成仪附近的地板上或放在低于仪器的附近工作台上。排气管将废气导入适当的排气装置，如排烟罩。

（10）电导池　电导流动池是为了测定在每个DNA合成循环内释放的DMT阳离子的总电导而设计的。流动池是由一空隙隔开的两个电极组成，在空隙之间有一小电压。DMT阳离子流过电导池时起电导作用。

（11）电池　核酸合成仪一般带有锂电池，可以使用几年。当主电源断开时，所有的合成参数都被保留下来。这些参数包括储存的DNA序列，用户设定的循环、步骤和功能，以及瓶子使用资料等。如果正在合成中电源出现故障，合成将被中断，只有主电源恢复时合成才可重新开始。电池还保持合成仪内部的时钟计时。

（12）控制器　指导和初始化合成仪的所有活动，它的主要部分是软件、微处理机、显示屏幕、键板及相关的电子部件。软件控制合成的所有必要操作并由微处理机来解释和执行。软件储存在一个可取出的存储卡中。合成信息显示在液晶显示屏上，通过选择键板上的键可与仪器"交流"。软件是"菜单驱动"，通过适当的按键，给予指令。

2.工作原理　核酸化学合成法主要适用于已知核苷酸序列的、分子量较小的目的基因的制备。在基因的化学合成中，通常是先合成一定长度的、具有特定序列的寡核苷酸片段。寡核苷酸片段的化学合成方法主要有磷酰二酯法、磷酰三酯法、亚磷酰胺三酯法，以及在后者基础上发展起来的固相合成法和自动化法。目前，核酸化学合成的主流方法是亚磷酰胺三酯法，它的原理是将单核苷酸按既定序列依次加到共价偶联于二氧化硅型固相载体的核苷酸链上，而未连接上的过量反应试剂、单体及副产品则一律被洗脱。

（三）使用与安全

1.试剂瓶瓶塞　试剂瓶瓶口有一O形环，必须每月检查一次O形环，至少1年更换1次。步骤如下：用止血钳夹住O形环，从槽中取下（或用牙签钩下），注意不要损坏托住O形环的白色聚氟乙烯插塞，在确保插塞上没有颗粒后，用手指将新O形环推进槽，并进行压力实验。

2.储液瓶　瓶子要放在亚磷酰胺及储液瓶位置上，并保持氩气压力以及管路清洁。

3.流路节流阀　为防止阻塞，节流阀应1个月清洗1次，清洗时，先在水中煮沸15分钟，然后再在甲醇中超声波清洗。

应严格遵照仪器说明书进行操作，若出现仪器故障，需及时联系厂商进行维修。

（四）临床应用与发展

目前，DNA合成技术已成为分子生物学研究必不可少的手段，且已在基因工程、临床诊断和治疗及法医学等各个领域中日益发挥重要的作用。医学家发现，许多严重危害人类健康的疾病，如遗传性疾病、肿瘤、心血管疾病等可在基因结构上找到某些变化，如基因缺失、突变、转位等，以此作为证据亦可对这些疾病做出相应的判断。

当前DNA合成仪的主要生产厂商都致力于机器性能的完善和应用领域的开拓以及高效率、高产率仪器的开发与研究。由于人们所需要的大部分核酸的碱基对数量远远超过DNA合成仪可以合成的最长核酸链的碱基对数量，因此还需要不断改善合成工艺才能得到较长的核酸分子。

二、聚合酶链反应核酸扩增仪

（一）简介

聚合酶链式反应是一种用于放大扩增特定的DNA片段的分子生物学技术，被看作生物体外的特殊DNA复制。聚合酶链式反应（PCR）的最大特点，是能将微量的DNA大幅增加。PCR利用DNA在体外95℃高温时变性变成单链，60℃左右低温时引物与单链按碱基互补配对的原则结合，再将温度调至DNA聚合酶最适反应温度72℃左右，此时，DNA聚合酶沿着磷酸到五碳糖的方向合成互补链。基于聚合酶制造的PCR仪实际就是一个精确的温控设备，能在变性温度、复性温度、延伸温度之间很好地进行控制。

（二）基本结构与工作原理

1.基本结构 PCR仪主要由PCR部分、荧光检测部分和上位计算机部分组成。

PCR部分是整个PCR的基础，包括加热丝、温度采集与处理，具有精确控温、快速升降温、温度场均一等特性，以保证PCR过程顺利完成。荧光检测部分包括激励光源、光电倍增管、信号采集与处理。上位计算机部分包括数据采集和系统分析软件，主要负责从下位机采集数据，形成实时图形，并进行数据处理和图形分析，得到目标DNA片段的含量和其他检测报告信息。PCR扩增仪结构如图8-6所示。

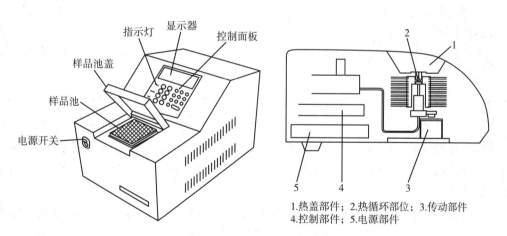

1.热盖部件；2.热循环部位；3.传动部件
4.控制部件；5.电源部件

图8-6 PCR扩增仪基本结构

工作时，主计算机首先投入运行，同时工作人员把所测样品放入PCR反应腔体的样品架上，工作人员根据所测样品的PCR反应条件设置相应的温度参数、控温时间以及循环次数等，接着点击相应的按钮控件，系统就进入快速升温、恒温、快速降温、恒温等PCR循环过程，直至所有的循环结束，同时在每一循环的低温段恒温结束前，系统进行样品的荧光信号实时采集，主计算机根据采集到的信号形成实时图形，并进行数据处理和图形分析，得到目标DNA片段的含量和其他检测报告信息等。

2.工作原理 DNA的半保留复制是生物进化和传代的重要途径，双链DNA在多种酶的作用下可以变性解旋成单链，在DNA聚合酶的参与下，根据碱基互补配对原则复制成同样的两分子拷贝。在实验中发现，DNA在高温时也可以发生变性解链，当温度降低后又可以复性成为双链。因此，通过温度变化控制DNA的变性和复性，加入设计引物（primer），DNA聚合酶、三磷酸脱氧核苷酸（dNTP）和Mg^{2+}就可以完成特定基因的体外复制。

PCR由变性、退火、延伸三个基本反应步骤构成。

1.模板DNA的变性　模板DNA经加热至93℃左右一定时间后，使模板DNA双链或经PCR扩增形成的双链DNA解离，使之成为单链，以便它与引物结合，为下轮反应做准备。

2.模板DNA与引物的退火（复性）　模板DNA经加热变性成单链后，温度降至55℃左右，引物与模板DNA单链的互补序列配对结合。

3.引物的延伸　模板DNA与引物的结合物在72℃和DNA聚合酶（如 *Taq* DNA聚合酶）的作用下，以dNTP为反应原料，靶序列为模板，按碱基互补配对与半保留复制原理，合成一条新的与模板DNA链互补的半保留复制链，重复循环变性–退火–延伸三过程就可获得更多的"半保留复制链"，而且这种新链又可成为下次循环的模板。每完成一个循环需2~4分钟，2~3小时就能将待扩目的基因扩增放大几百万倍。

（三）使用与安全

（1）PCR仪器工作环境适宜温度为15~40℃；相对湿度不大于80%；环境清洁少尘，避免阳光直射；远离热源、水源、强烈的电磁干扰源。

（2）仪器应安放在较为坚实的、不怕湿的台面上，台面高度适中，能轻松操作。仪器四周留取一定空间，间隔20cm以上，便于通风和散热。供电线路需承受10A电流。提供良好接地来提高电气安全性和系统可靠性。

（四）临床应用与发展

PCR的临床应用主要有以下几点。

1.感染性疾病的诊断　PCR技术在感染性疾病中尤其适用于检测一些培养周期长或缺乏稳定可靠检测手段的病原体。

2.遗传性疾病的诊断　遗传性疾病的发病基础是核酸分子结构变异与核酸的表达产物，如蛋白质或酶类分子结构的改变。PCR技术的原理恰好为检测这一类疾病提供了有效的手段。

3.恶性肿瘤的诊断　PCR技术用于癌基因和抑癌基因缺失与点突变的检测以及肿瘤相关病毒基因的检测，为临床诊断带来了简便快速、准确的方法，同时也为肿瘤相关疾病的治疗与预后提供了监控手段。

4.移植配型　随着PCR技术的出现，分子生物学技术被引入HLA配型领域，通过PCR扩增仪可以建立快速、准确的HLA基因分型方法，满足了临床移植配型的需要。

三、DNA序列测定仪

（一）简介

DNA测序的目的是测定未知序列、确定重组DNA的方向与结构、对突变进行定位和鉴定、进行比较研究。由于该仪器具有DNA测序、PCR片段大小分析及定量分析等功能，因此可进行DNA测序、杂合子分析、单链构象多态性分析（SSCP）、微卫星序列分析、长片段PCR等分析，临床上除进行常规DNA测序外，还可进行单核苷酸多态性（SNP）分析、基因突变检测、HLA配型、法医学上的亲子和个体鉴定以及微生物与病毒的分型与鉴定等。

（二）基本结构与工作原理

1. 基本结构 全自动DNA测序仪主要由主机、微型计算机和各种应用软件等组成。

（1）主机 具有自动灌胶、进样、电泳、荧光检测等功能。其机构功能区主要如下。

1）自动进样器区 装载有样品盘、电极、电极缓冲液瓶、洗涤液瓶和废液管。自动进样器受程序控制进行三维移动，许多操作如毛细管进入样品盘标本孔中进样、电极和毛细管在电极缓冲液瓶、洗涤液瓶和废液管中移动等均需依靠自动进样器的移动完成。电极为电泳的负性电极，测序过程中正、负极之间的电势差可达15 000伏，如此高的电势差可促进DNA分子在毛细管中很快泳动，能达到快速分离不同长度DNA片段的目的。样品盘有48孔和96孔两种，可一次性连续测试48或96个样本。电极固定螺母起固定电极及毛细管的作用。

2）凝胶块区 包括注射器驱动杆、样品盘按钮、注射器固定平台、电极、缓冲液阀、玻璃注射器、毛细管固定螺母和废液阀等部件。①注射器驱动杆：给注射器提供压力，将注射器内的凝胶注入毛细管中。②样品盘按钮：控制自动进样器进出。③注射器固定平台：起固定注射器作用。④电极：为电泳的正性电极，始终浸泡在正极缓冲液中。⑤正极缓冲液阀：当注射器驱动杆下移，将注射器内的凝胶压入毛细管内，缓冲液阀关闭，以防止凝胶进入缓冲液，电泳时此阀打开，提供电流通道。⑥玻璃注射器：储存凝胶高分子聚合物以及在填充毛细管时提供必要的压力。⑦毛细管固定螺母：固定毛细管。⑧废液阀：在清洗泵块时控制废液流。

3）检测区 内有高压电泳装置、激光检测器窗口以及窗盖、加热板、毛细管、热敏胶带。①高压电泳装置：在高压电场的作用下，DNA片段依其分子大小依次穿过凝胶板下端的检测区。②激光检测器窗口及窗盖：激光检测器窗口正对毛细管检测窗口，从仪器内部的氩离子激光器发出的激光可通过激光检测器窗口照到毛细管检测窗口上。电泳过程中，当荧光标记DNA链上的荧光基团通过毛细管窗口时，受到激光的激发而产生特征性的荧光光谱，荧光经分光光栅分光后投射到CCD摄像机上同步成像。③窗盖：起固定毛细管的作用，同时防止激光外泄。④加热板：电泳过程中起加热毛细管的作用，一般维持在50℃。⑤毛细管：为填充有凝胶高分子聚合物的玻璃管，直径为50μm，电泳时样品在毛细管内从负极向正极泳动。⑥热敏胶带：将毛细管固定在加热板上。

（2）微型计算机 控制主机的运行，并对来自主机的数据进行收集和分析。

（3）各类软件 承担数据收集、DNA序列分析和DNA片段大小以及定量分析。

2. 工作原理 DNA测序原理随方法不同而不同，第一代DNA测序技术以化学降解法和Sanger双脱氧终止法手动测序为主；第二代DNA测序技术以焦磷酸测序技术为主；第三代测序技术问世不久，有待进一步完善。

（三）使用与安全

（1）实验室要保证通风、散热良好。

（2）要定期清洗仪器各个部位：每周冲洗一次水密封环；每三个月清洁一次毛细管外端的扫描窗口。

（3）严格按要求使用试剂等相关物品。每周更换一次测序胶，且在使用前置于室温下半小时，待胶体清澈无沉淀时方可更换；每三天更换一次缓冲液和超纯水。

（四）临床应用与发展

1. 基因诊断和治疗 如对结核分枝杆菌抗药性机制的研究，帮助我们找到了特异性治疗结核病的药物，以及在引起肺炎、脑膜炎和泌尿道感染的细菌中发现致病因素的研究等。

2.生物基因学 人类基因组计划（HGP）是生物基因研究最重要的成就之一，弄清楚了每种基因编码的蛋白质及其作用，破译了人类全部遗传信息，使人类第一次在分子水平上全面地认识自我。

随着分子生物技术的发展，特别是基因技术的发展，PCR、荧光定量PCR、DNA测序、STR、HLA配型等技术已经越来越多地应用到疾病诊断方面，因此测序实验室的建设需要从研究方向、通量、样品、技术、数据处理、数据存储以及配套软件的选择，甚至软件的定制方面统筹考虑。

本章小结

临床检验医学采用实验室检查方法与技术，对来自机体的血液、尿液、粪便、分泌物或其他一些生理标本进行物理、化学、免疫学、病原学、显微观察等多种检查并形成检测报告，为后续的疾病筛查和诊断提供医学依据。血气分析仪通过对人体血液中的酸碱度（pH）、二氧化碳分压（$PaCO_2$）、氧分压（PaO_2）进行测定。紫外可见分光光度计、自动生化分析仪利用光电比色法测定组分的含量。酶免疫分析仪可用于肿瘤标志物、贫血、甲状腺、孕筛查等项目。血液分析仪主要用于血液标本的定性及定量分析及检测。微生物仪器有全自动血培养仪、微生物鉴定、自动化细菌分离培养系统。分子诊断是指利用核酸或蛋白质作为生物标记进行临床检测的诊断技术。

习题

习题

一、单项选择题

1.血气分析仪的电极系统通常有一个电势稳定的电极用以提供参照，我们称之为（ ）。

  A.氧分压电极   B.二氧化碳分压电极   C.pH电极

  D.参比电极   E.以上都不是

2.紫外可见分光光度计基于的原理是（ ）。

  A.微弱电信号测量   B.光电比色法   C.波长检测法

  D.超声回波检测法   E.以上都不是

3.自动化的临床检验设备通常都需要微机系统控制，因此其检测都需经过以下（ ）步骤转换为电信号方能送入计算机进行处理。

  A.数模转换   B.滤波   C.消峰

  D.模数转换   E.以上都不是

4.血液分析仪的检测原理主要包括（ ）。

  A.电阻抗原理   B.射频颤倒法   C.激光散射法

  D.分光光度法   E.以上都是

5.临床应用最普遍的自动化血培养检测系统主要利用的方法是（ ）。

  A.荧光法和比色法   B.双抗体夹心法

  C.光敏法   D.神经网络算法

6.PCR技术的本质是（　　）。

　　A.核酸杂交技术　　　　　　　B.核酸重组技术　　　　　　　C.核酸扩增技术

　　D.核酸变性技术　　　　　　　E.核酸连接技术

二、多项选择题

1.血气分析仪常用于测量（　　）指标。

　　A.酸碱度　　　　　　　　　　B.肝功能　　　　　　　　　　C.胆固醇含量

　　D.氧分压　　　　　　　　　　E.二氧化碳分压

2.自动生化分析仪从结构组成与工作模式上来进行分类，可分为（　　）。

　　A.连续流动式　　　　　　　　B.离心式　　　　　　　　　　C.分立式

　　D.干化学式　　　　　　　　　E.固定流动式

三、简答题

1.简述什么是临床检验医学。

2.简述全自动生化分析仪的检测流程与基本原理。

3.简述微生物鉴定及药敏分析系统的基本原理。

4.PCR基因扩增仪按照原理分为几类？分别有什么特点？

（章　昕　齐丹丹　李　航）

第九章 体外诊断试剂

> ### 📖 知识目标
>
> 1. **掌握** 体外诊断试剂的定义及分类。
> 2. **熟悉** 常见体外诊断试剂的临床检测方法。
> 3. **了解** 体外诊断试剂的生产过程和控制要求。
>
> ### 👉 能力目标
>
> 1. **学会** 判定某个产品是否为体外诊断试剂；通过体外诊断试剂的生产过程和控制要求指导体外诊断试剂的生产和质量管理方面的工作。
> 2. **具备** 体外诊断试剂的判定、分类、临床检测能力。

第一节 概 述

💬 案例讨论

案例 体外诊断试剂，被誉为"医生的眼睛"，特别是在抗击新型冠状病毒感染的肺炎疫情中发挥了重要作用。2020年1月7日，实验室检出并获得2019-nCoV的全基因组序列，在此基础上，国内企业迅速成功研发出针对该病毒检测的体外检测试剂盒，用于测定疑似患者的样本中是否有2019-nCoV，为早期诊断、早期治疗争取了时间，也为后续的治疗方案和疫情防控提供了可靠的依据。其中的试剂盒就是体外诊断试剂中常见的一类。

讨论 以试剂盒为代表的体外诊断试剂，还有哪些分类？什么是体外诊断试剂？它的生产流程是怎样的？

一、定义

为规范体外诊断试剂的注册与备案管理，保证体外诊断试剂的安全、有效，2014年国家食品药品监督管理总局修订并下发了《体外诊断试剂注册管理办法》（国家食品药品监督管理总局令第5号）。规定在中华人民共和国境内销售、使用的体外诊断试剂，应当按照本办法的规定申请注册或者办理备案。

在2014年10月1日起施行的《体外诊断试剂注册管理办法》中称，体外诊断试剂，是指按医疗器械管理的体外诊断试剂，包括在疾病的预测、预防、诊断、治疗监测、预后观察和健康状态评价的过程中，用于人体样本体外检测的试剂、试剂盒、校准品、质控品等产品。可以单独使用，也可以与仪器、器具、设备或者系统组合使用。

按照药品管理的用于血源筛查的体外诊断试剂和采用放射性核素标记的体外诊断试剂，不属于《体外诊断试剂注册管理办法》管理范围。

二、分类

根据产品风险程度由低到高，体外诊断试剂分为第一类、第二类、第三类产品。

1.第一类产品 ①微生物培养基（不用于微生物鉴别和药敏试验）；②样本处理用产品，如溶血剂、稀释液、染色液等。

2.第二类产品 除已明确为第一类、第三类的产品，其他为第二类产品，主要包括以下几类：①用于蛋白质检测的试剂；② 用于糖类检测的试剂；③ 用于激素检测的试剂；④用于酶类检测的试剂；⑤ 用于酯类检测的试剂；⑥用于维生素检测的试剂；⑦用于无机离子检测的试剂；⑧用于药物及药物代谢物检测的试剂；⑨用于自身抗体检测的试剂；⑩用于微生物鉴别或者药敏试验的试剂；⑪用于其他生理、生化或者免疫功能指标检测的试剂。

3.第三类产品 ① 与致病性病原体抗原、抗体以及核酸等检测相关的试剂；②与血型、组织配型相关的试剂；③与人类基因检测相关的试剂；④与遗传性疾病相关的试剂；⑤与麻醉药品、精神药品、医疗用毒性药品检测相关的试剂；⑥与治疗药物作用靶点检测相关的试剂；⑦与肿瘤标志物检测相关的试剂；⑧与变态反应（过敏原）相关的试剂。

课堂互动

学生思考：体外诊断试剂都是医疗器械吗？

教师解答：前文中提到"按照药品管理的用于血源筛查的体外诊断试剂和采用放射性核素标记的体外诊断试剂，不属于《体外诊断试剂注册管理办法》管理范围"，所以，并不是所有体外诊断试剂都是医疗器械，比如用于血源筛查的体外诊断试剂和采用放射性核素标记的体外诊断试剂。

2017年，国家食品药品监督管理总局公布了《体外诊断试剂注册管理办法修正案》，将《体外诊断试剂注册管理办法》（国家食品药品监督管理总局令第5号）第二十条第一款，由原"国家食品药品监督管理总局负责体外诊断试剂产品分类目录的制定和调整"，修改为："本办法第十七条、第十八条、第十九条所述的体外诊断试剂分类规则，用于指导体外诊断试剂分类目录的制定和调整，以及确定新的体外诊断试剂的管理类别。国家食品药品监督管理总局可以根据体外诊断试剂的风险变化，对分类规则进行调整"。

拓展阅读

2014年，国家食品药品监督管理总局发布了《体外诊断试剂注册管理办法》，其中第十七条、第十八条、第十九条明确了体外诊断试剂分类规则，用于指导体外诊断试剂分类目录的制定和调整，以及确定新的体外诊断试剂的管理类别。随着体外诊断技术的发展，原办法已不能适应医疗器械监管要求，部分产品的分类与其风险不匹配。

2017年公布的《体外诊断试剂注册管理办法修正案》明确国家食品药品监督管理总局可以根据体外诊断试剂的风险变化，对分类规则进行调整，为将来分类规则和目录调整留出了空间。

第二节　体外诊断试剂的生产过程和控制要求

一、血液、体液检验试剂

用于血液分析仪的清洗液、稀释液（等渗电解质溶液）、溶血剂等血液、体液检验试剂的生产流程：包括领料、配料、灌装、包装、成品检测和入库等过程，如图9-1所示。

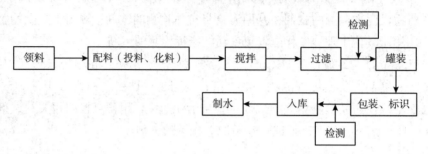

图9-1　血液、体液检验试剂生产流程

1.过程特点及控制

（1）在溶血剂的配制中，如有涉及氰化钾的配料成分，要关注其采购、供方、使用、保管的控制情况，并明确注明氰化物成分和含量，并在显著位置标注"剧毒"警示。

（2）关注对纯水的配制、使用要求，纯化水是指通过饮用水蒸馏法、离子交换法、反渗透法或其他适宜的方法制得，不含任何添加剂的水，企业一般参照《YY/T 1244—2014体外诊断试剂用纯化水》的要求执行，指标包括性状、电导率、微生物总数、总有机碳、pH、不挥发物和重金属等。

（3）严格按照不同溶血剂说明书的要求控制溶血剂的贮存环境（如温度、湿度）。对未立即进行流式分析的抗体染色和溶血的标本，需在2~8℃避光保存，24小时内进行检测。

2.检测仪器　显微镜、血细胞分析仪、尿液全自动分析仪等。

3.检测方法　镜检、血细胞分析仪、尿液全自动分析仪等。

二、生化试剂

1.液体试剂的生产流程　包括称量、溶解配制、分装、包装、成品检验、入库，如图9-2所示。

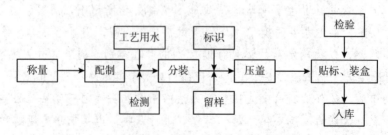

图9-2　液体试剂生产流程

2.冻干试剂的生产流程　包括过筛、称量、溶解配制、冻干分装、包装、入库，如图9-3所示。

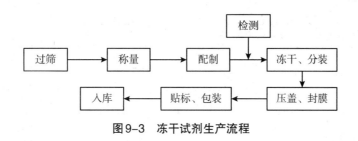

图9-3 冻干试剂生产流程

（1）过程特点及控制 基本按细则要求，除非有特殊原材料的，注意关注其控制情况。配制间温度应控制在18~25℃，配制、过滤时间一般不超过4小时。分装前、中、末都需要对分装量进行校验，常规质控项目：分装前确认试剂名称、批号、数量、分装量、封装后密封性。冻干过程中需建立相应的冻干工艺，冻干过程的重要参数主要为冻干时间、冻干压力、冻干湿度，冻干品外观应该呈现疏松的粉末状固体，在规定时间内（一般不超过60分钟）复溶完全。

（2）检测仪器 分光光度计、半（全）自动生化仪等。

（3）检测方法 比色法、终点法、速率法等。

三、微生物检验试剂

培养基（如营养琼脂培养基等）制作工艺流程包括：配制、溶解、调节pH、分包装、灭菌、质控菌株检验、包装、入库等，如图9-4所示。

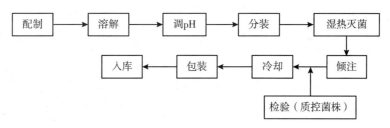

图9-4 培养基制作生产流程

1.过程特点及控制

（1）生产微生物培养基过程特点为实施湿热灭菌，需要关注湿热灭菌的符合性和有效性。在实际生产中，通常采用经验数值：间歇灭菌，121℃，20~30分钟；连续灭菌，137℃，15~30秒，在维持罐中保温8~20分钟。影响湿热灭菌的灭菌效果的因素主要是微生物种类、性质、浓度和培养基的性质、浓度等。

（2）添加的中间原料，应关注原料的特点，如脱纤维羊血的来源、采集等控制。

（3）检验其成品的性能符合性使用的质控菌株（参考WS/T 232—2002《商业性微生物培养基质量检验规程》），关注采购来源、传种（代）管理、贮存情况（至少低于-50℃贮存，低于-70℃以上可无限期保存）、使用情况、工作环境要求和防护（如生物安全柜）等。

（4）关注培养基的洁净环境一般要求至少在10万级以上。

2.检测仪器 显微镜、染色、分光光度计、半（全）自动生化仪、免疫分析仪等。

3.检测方法 镜检、比色法、分析仪的终点法、速率法、免疫分析法等。

四、试纸与胶体金产品

1.试纸 试纸生产流程包括：特定试剂的配制、试剂条的浸渍干燥、裁切、复合、分包装等，如图9-5所示。

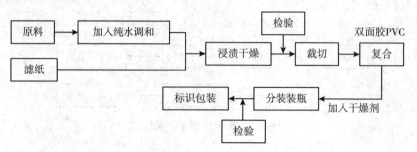

图9-5　试纸生产流程

（1）过程特点及控制　关注对特殊原料（比如抗原、单克隆抗体等）的采购控制；关注对浸渍干燥等过程的确认；关注对环境的控制（干燥）；浸渍容器的清场控制；留样、抽样的符合性。

（2）检测仪器　干化学法分析仪（尿液全自动干化学分析仪等）。

（3）检测方法　目测、干化学法分析仪。

2.胶体金产品　胶体金产品生产流程（五层膜构成）包括：制备金标、配液、组装大卡、切割、分包装等，如图9-6所示。

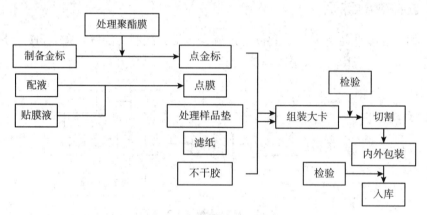

图9-6　胶体金生产流程

（1）过程特点及控制　胶体金制备使用的还原剂易潮解，应干燥、避光保存，注意其贮存条件；胶体金的原料中涉及单克隆抗体，关注其采购来源及控制情况；制备胶体金的蒸馏水要求是双蒸馏水或者是高质量的去离子水；用于制备胶体金的玻璃容器必须是绝对清洁的，关注其清场的确认情况；制备环境要求是30万级的洁净间（要求制备环境中的尘粒要尽量减少，否则实验的结果将缺乏重复性）；干化学试纸的生产过程必须严格控制室内的湿度，一般要求其相对湿度小于40%；胶体金试纸的贮存要求干燥和避光。

（2）检测仪器　干化学分析仪。

（3）检测方法　目测、终点、速率等。

第三节　常见体外诊断试剂的临床检测方法

常见体外诊断试剂的临床检测方法包括化学发光和荧光免疫、放射免疫、电化学、电泳、色谱和质谱、血气分析、流式分析、染色技术，以及聚合酶链反应（PCR）、基因分析等。

一、化学发光免疫分析法

化学发光免疫分析是将具有高灵敏度的化学发光测定技术与高特异性的免疫反应相结合，用于各种抗原、抗体、激素、酶、脂肪酸、维生素和药物等的检测分析技术。化学发光免疫分析分为两个部分，免疫反应系统和化学发光分析系统。免疫反应系统是将发光物质直接标记在抗原或抗体上，或酶作用于发光底物；化学发光分析系统是利用化学发光物质经催化剂的催化和氧化剂的氧化，形成一个激发态的中间体，当这种激发态中间体回到稳定的基态时，同时发射出光子，利用发光信号测量仪器测量光量子产额，该光量子产额与样品中的待测物质的量成正比，由此可以建立标准曲线并计算样品中待测物质的含量。

化学发光免疫分析的类型主要分为化学发光标记免疫分析、化学发光酶免疫分析、时间分辨荧光免疫分析和电化学发光免疫分析。

二、光谱分析技术法

光谱法（spectrometry）是基于物质与电磁辐射作用时，测量由物质内部发生量子化的能级之间的跃迁而产生的发射、吸收或散射辐射的波长和强度进行分析的方法。

光谱法可分为发射光谱法、吸收光谱法、散射光谱法等。

1.发射光谱法　火焰光度法、原子发射光谱法和荧光光谱法等。

2.吸收光谱法　紫外-可见分光光度法、红外分光光度法、荧光分光光度法和原子吸收分光光度法等。

3.散射光谱法　比浊法。

三、干化学分析法

干化学分析法是指建立在某些特殊固相支持物上的检测分析技术，通常将测定某些项目所需的全部或部分试剂固定在具有一定结构的载体上，通过滴加液态样品溶解载体上的试剂，并与样品中的待测成分发生反应，在支持物的局部区域产生信号变化，再通过检测以获取测定物的浓度。干化学分析方法速度快、检测灵敏度和准确度较高，检测过程中可采用仪器，测量手段是反射光度法或差示电极法。

干化学分析法可用于定性检测，还可以用于半定量和定量检测，已成为临床检验中一类重要的方法。

四、聚合酶链反应法

聚合酶链反应是一种在体外特异性扩增靶DNA序列的技术。DNA是由四种碱基按互补配对原则组成的螺旋双链。DNA复制时，解螺旋酶首先解开双链让它变成单链作为DNA模板（复制或扩增的起点），然后在酶的作用下结合到DNA模板上，最后合成与DNA模板配对的新链。PCR的基本过程为模板双链DNA的变性、引物与模板DNA的退火和在DNA聚合酶引导下的链延伸反应三个阶段的多次循环，每一次循环后的扩增产物均可作为下一轮循环的模板。

PCR技术是1983年人类遗传研究所的科学家K.B.Mullis发明的一种体外扩增DNA序列的方法。PCR操作简单、实用性强、灵敏度高、特异性高并可自动化，在分子生物学、基因工程研究，对遗传病、传染病和恶性肿瘤等基因诊断以及临床标本中病原体检测等方面得到了广泛应用。

拓展阅读

2019-nCoV是一种单链RNA冠状病毒，其基因组拥有10个基因，可以有效地编码10个蛋白，会引起呼吸道感染等。目前2019-nCoV检测主要有核酸检测、胶体金检测、新冠病毒CRISPR检测以及磁微粒化学发光发检测等。

1.核酸检测　病毒DNA和RNA的检测，主要用于检测乙肝和艾滋病等病毒传染病，一直被认为是传染病检测的金标准。2019-nCoV有约3万个碱基，与SARS、中东呼吸综合征冠状病毒的结构具有很大的相似性，有些区域序列相似度高达90%以上，因此核酸检测试剂在引物设计时选择2019-nCoV特异性的序列，就可以特异地识别它的序列。目前市面上用于2019-nCoV感染的诊断方法主要为病毒核酸检测，需要在专业的PCR实验室进行检测，平均检测时间为2小时左右。

2.胶体金检测（试剂盒）　采用的是胶体金免疫层析技术，采用间接法检测人血清或血浆中2019-nCoV抗体，与诊断所用的RT-PCR核酸检测相比，简单高效，灵敏度强、特异性高，检测时间短。可以用于疑似患者的快速诊断和密切接触人群的现场筛查。

本章小结

体外诊断试剂，是指按医疗器械管理的体外诊断试剂，包括在疾病的预测、预防、诊断、治疗监测、预后观察和健康状态评价的过程中，用于人体样本体外检测的试剂、试剂盒、校准品、质控品等产品。可以单独使用，也可以与仪器、器具、设备或者系统组合使用。根据产品风险程度由低到高，体外诊断试剂分为第一类、第二类、第三类产品。不同类型体外诊断试剂的生产控制要点不同，但都对制备环境和产品贮存条件有特定要求。常见的临床检测方法包括化学发光和荧光免疫、放射免疫、电化学、电泳、色谱和质谱、血气分析、流式分析、染色技术、聚合酶链免疫（PCR）、基因分析等。其中光谱法可分为发射光谱法、吸收光谱法、散射光谱法。干化学分析法是指建立在某些特殊固相支持物上的检测分析技术。

习题

习题

一、单项选择题

1.根据产品风险程度的高低，体外诊断试剂依次分为（　　）。

　　A.第一类产品、第二类产品、第三类产品、第四类产品

　　B.第一类产品、第二类产品、第三类产品

　　C.第三类产品、第二类产品、第一类产品

　　D.A类产品、B类产品、C类产品

2.下面属于体外诊断试剂第三类产品的是（　　）。

　　A.用于蛋白质检测的试剂

B.微生物培养基（不用于微生物鉴别和药敏试验）

C.用于激素检测的试剂

D.与致病性病原体抗原、抗体以及核酸等检测相关的试剂

3.下列不属于光谱法是（　　）。

A.发射光谱法　　　　　B.吸收光谱法　　　　　C.HPLC　　　　　D.散射光谱法

4.下列属于第一类产品是（　　）。

A.用于蛋白质检测的试剂　　　　　　　　B.微生物培养基

C.用于糖类检测的试剂　　　　　　　　　D.用于激素检测的试剂

5.正确的培养基（如营养琼脂培养基等）制作工艺流程是（　　）。

A.配制、溶解、调pH、分装、湿热灭菌、倾注、冷却、包装、入库、检验

B.配制、溶解、分装、调pH、湿热灭菌、倾注、冷却、包装、入库、检验

C.配制、溶解、调pH、湿热灭菌、倾注、分装、冷却、包装、入库、检验

D.配制、倾注、溶解、调pH、分装、湿热灭菌、冷却、包装、入库、检验

二、简答题

1.简述体外诊断试剂的定义。

2.简述干化学分析法的定义。

（马晓雪）

微课

PPT

第十章　无源医疗器械

知识目标

1. **掌握**　无源医疗器械的基本概念和应用形式。

2. **熟悉**　无源医疗植入器械、非血管内管腔使用无源医疗器械、手术中无源医疗器械、手术后和创伤护理无源医疗器械的典型医疗器械的基本结构和工作原理。

3. **了解**　无源医疗器械的通用性能要求。

能力目标

1. **学会**　无源医疗器械的定义和分类；无源植入器械、非血管内管腔使用无源医疗器械、手术中无源医疗器械和术后和创伤护理无源医疗器械的典型医疗器械的结构和原理。

2. **具备**　无源医疗器械分类、界定的能力；理解无源医疗器械的临床应用和产品性能的能力。

第一节　概　述

💬 **案例讨论**

案例　小张是一家医疗器械公司刚入职的员工，入职后主要协助产品的注册工作，静电理疗贴和水体胶是公司的主要产品，但在申报产品时他发现这两种产品的分类弄错了。

讨论　静电理疗贴和水体胶为什么是两种产品类分类？无源和有源医疗器械有什么区别？

一、定义及分类

无源医疗器械（non active medical devices）是指其作用或效力直接由人体自身或重力产生，而不是依靠电能或其他外部能源产生的医疗器械，主要包括不接触人体的器械和接触或进入人体的器械。前者如护理设备或器械、体外诊断试剂、其他辅助试剂等；后者按接触人体的部位分为表面接触器械和外部侵入或接入器械，或按使用时限可分为暂时使用（24小时内）、短期使用（1~30日）、长期使用（30日以上）的器械。表面接触器械指接触无损伤的皮肤、黏膜及损伤表面的器械，如一些避孕计生器械、医用敷料、重复使用的外科手术器械等。外部侵入或接入器械指借助外科手术、全部或部分进入人体的器械，包括接触血管某一点、组织或骨或牙本质、血液循环系统以及中枢神经系统的器械，如植入器械、药液和血液输送保存器械、一次性无菌外科手术器械等接触或植入人体的器械。

医药大学堂
WWW.YIYADXT.COM

学生思考：静电理疗贴和水体胶是不是医疗器械？

教师解答：静电理疗贴的原理是通过驻电体的静电荷产生电场而达到理疗效果，能量来源是化学能，因此是有源医疗器械。水体胶膜的原理是利用贴膜中的高分子材料本身的吸水性，吸附伤口渗液，效力来自自身，因此是无源医疗器械。

在管理上，可将无源医疗器械按风险程度分为一类、二类、三类（具体见第一章）。

在临床应用时，无源医疗器械虽然仅依靠人体自身或重力产生作用或效力，不存在电能及其他能量方面的危害，但它们是针对不同应用目的、由不同生物材料按特定形态结构设计制成、多与人体接触或植入体内的，其安全性和有效性不仅取决于材料自身的理化性能，且与器械自身的结构、形态设计、制造和消毒灭菌工艺、包装等相关，还与手术设计、质量及术后护理相关。因此，使用前需要进行生物学评价、材料和理化性能检验、形态结构设计审查及生产厂商提供的其他相关信息审查。

本章将介绍无源植入器械、无源手术器械、非血管内管腔使用无源医疗器械、术后和创伤护理器械等典型产品。

二、常用材料

无源医疗器械产品是各种生物医用材料的在医疗领域的应用。从这个意义上讲，材料质量的优劣直接对产品的安全性和有效性具有决定性的意义。生物医用材料（biomaterials）或叫生物材料，是用以诊断、治疗、修复或替换机体中的组织、器官或增进其功能的物质，可以是天然的，也可以是人造的，或两者的复合。生物医用材料按其组成和性质可分为生物医用金属材料、生物医用高分子材料、生物陶瓷材料、生物医用复合材料、生物衍生材料；按其在体内的稳定性可分为生物不可降解材料和可降解生物材料；按其临床应用可分为矫形材料、心血管系统修复材料、软组织修复材料、眼科材料、口腔材料等。生物医用材料的研究与开发必须与应用目标的器械相结合，因此，通常意义的生物医用材料不仅指材料自身，还包括由其制成的医疗器械。常规生物医用材料均指无生命的材料。当代医学对组织、器官的修复或替换已发展到再生或重建新的组织、微创伤治疗和个性化治疗，常规生物医用材料已难以满足医学发展的要求。因此组织工程技术迅速发展起来，即以生物医用材料为支架或衬底，体外培养活体细胞或外加生长因子，形成活体器械，植入体内诱导组织或器官再生重建，恢复其功能，这类产品称为组织工程化产品或器械，被归入新的一类生物医用材料或医疗器械。

1.医用金属材料　一种用作生物医用材料的合金或金属，又称作外科用金属材料或医用金属材料，是一类生物惰性材料。生物金属材料凭借自身强度高、抗生理腐蚀及抗疲劳性好、耐磨、良好的生物力学及加工性能等优点，在创伤修复及矫形治疗等领域得到了广泛应用。生物金属合金材料主要分为不锈钢，钴合金与钛合金三大类。通常用于整形外科、牙科、骨科等领域，具有治疗、修复固定和置换人体硬组织系统的主要功能。目前临床应用的金属植入材料主要包括：不锈钢，钴基合金，钛合金，镍钛形状记忆合金，医用贵金属，医用钛、钽、铌、锆等单质金属，以及磁性合金等。

2.医用陶瓷材料　生物陶瓷材料可分为生物惰性陶瓷（如三氧化二铝、二氧化锆等）和生物活性陶瓷（如致密羟基磷灰石、生物活性玻璃等）。生物惰性陶瓷主要是指化学性能稳定、生物相溶性好的陶瓷材料，如氧化铝、氧化锆等。这类陶瓷材料的结构都比较稳定，分子中的键合力较强，而且都具有较高的强度、耐磨性及化学稳定性。

3.医用高分子材料 分为非降解型的和可降解型的生物医用高分子材料。非降解型的高分子材料可用作一次性医用耗材，产品包括输液器、注射器、气管插管、呼吸管路等。可降解的高分子材料可以用作可降解缝线和组织修复材料，常用的可降解型的高分子材料有聚3-羟基烷酸酯、聚 ε-己内酯（PCL）、聚乙交酯（PGA）、聚乳酸（PLA）等。

三、通用性能要求

1.物理性能

（1）物理机械性能 人体是一个复杂的生命体，各组织以及器官间普遍存在着动态相互作用。材料的强度、透明度、耐疲劳性等物理性能不仅是有效性的指标，也是关系到产品安全性的指标。植入体内的材料应考虑在应力作用下的性质，如人工关节要有良好的力学性能，人工心脏材料要有良好的耐疲劳性能，义齿要有良好的耐磨性、热膨胀系数、低导热性、高硬度等性能，承力的材料还应具有良好的生物力学相容性，应尽量接近于修复部位的组织。

（2）成型加工性能 材料必须通过各种专门的加工技术制成所要求的形状、尺寸的修补件和人工器官，才能付诸临床应用。有些材料尽管性能不错，但由于加工成型困难而限制了它的使用。更有甚者，因加工处理不当而导致失败。因此，近年来人们对材料的加工技术越发重视。易于加工是对生物医用材料的一项基本要求，同时加工工艺（包括灭菌封装工艺）常常影响器械的生物安全性和可靠性，因而必须给予相当的关注。

2.化学性能 作为与人体接触的生物医用材料，其组成、结构及化学性质必须满足严格的要求，才能保证材料的安全可靠性。

（1）有害溶出物 材料植入体内后的许多生理反应都与溶出物、渗出物和降解产物的存在有关，因此对于材料的有害溶出物、有害金属元素、可渗出物、降解产物及其残留量要进行限定，必须将其含量控制在人体可接受范围，从而保证产品使用的安全性。通常控制指标有pH、重金属含量、氧化还原物、蒸发残留量等，但有些残留物的降解产物无法确定和控制，只有通过生物学评价才能进一步确认这些医疗器械是否安全。

（2）消毒灭菌性能 各种生物医用材料及其制品必须在无菌状态下方可使用。由于生物医用材料及其制品种类繁多，需要的灭菌方式和条件各异，所以必须根据不同的材料选择不同的灭菌方法，从而达到安全使用的目的。常用消毒灭菌的方法主要有：湿热灭菌、干热灭菌、环氧乙烷灭菌、辐照灭菌和低温等离子体灭菌等。

3.生物相容性 生命体组织对非活性材料产生反应的一种性能，一般是指材料与宿主之间的相容性。生物材料植入人体后，对特定的生物组织环境产生影响和作用，生物组织对生物材料也会产生影响和作用，两者的循环作用一直持续。材料接触或植入人体后将引起机体对材料的反应，称为宿主反应，包括邻近材料的组织或器官的局部反应，远离材料部位的组织或器官，甚至整个机体的全身反应。这种反应可能是短期的、积极的，即有利于被损坏的组织或器官的康复；也可能是消极的。另一方面，机体中生理液、细胞、酶等也将对材料发生作用，称为材料反应，包括材料被腐蚀、吸收、降解、性能蜕变等。因此，生物医用材料的生物相容性取决于材料和人体两个方面。在材料方面，影响生物相容性的因素有材料的类型、制品的形态、结构及表面、使用环境以及材料的组成、物理化学性质、力学性质等。在人体方面，影响因素有植入部位、生理环境、材料存留时间、材料对人体免疫系统的作用等。材料接触或植入人体后发生的这些反应不能超过人体和材料自身可接受的水平。生物相容性是生物医用材料极其重要的性能，是其区别于其他材料的标志，是生物医用材料能否安全使用的关键。因此，产品在设计阶段，就要求对其所使用的原材料及制成的器械进行生物相容性评价。

第二节 无源植入器械

一、心血管植入物

PPT

心血管植入物产品有血管内假体、血管支架、腔静脉滤器、人工血管、心血管补片、人工心脏瓣膜及瓣膜修复器械、心脏封堵器、心血管栓塞器械产品，管理类别属于三类。

1.血管支架 通常由支架和其输送系统组成。支架一般采用金属或高分子材料制成，结构一般呈网架状。作用原理：经腔放置的植入物扩张后通过提供机械性的支撑，以维持或恢复血管管腔的完整性，保持血管管腔通畅。支架可含或不含表面改性物质（不包含药物），如涂层。为了某些特殊用途，支架可能有覆膜结构。血管支架用于治疗动脉粥样硬化、各种狭窄性、阻塞性或闭塞性等血管病变。产品名有冠状动脉支架、外周动脉支架、肝内门体静脉支架。如果支架载有药物，则为药械组合产品，产品名有药物洗脱冠状动脉支架、药物洗脱外周动脉支架。冠状动脉支架及植入图如图10-1所示。

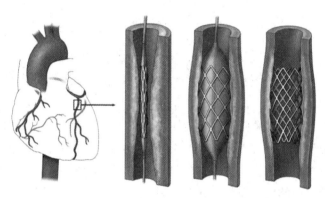

图10-1 冠状动脉支架及植入图

2.人工血管 一般采用完全或部分的生物材料、合成编织型材料、合成非编织型材料制成，主要原料有涤纶、聚四氟乙烯、聚氨酯和天然桑蚕丝，织造的方法有针织、编织和机织。目前已经商品化的多种高分子材料大口径人造血管均已达到实用水平，包括涤纶人造血管、真丝人造血管、膨体聚四氟乙烯（ePTFE）人造血管，而小口径人造血管的研制与开发一直是国际上近十年来的热点，但是到目前为止都没有正式的产品诞生。原因就在于小口径人造血管的生物相容性和抗凝血的要求远远高于普通的大口径人造血管。

3.人工心脏瓣膜 可植入心脏内代替心脏瓣膜（主动脉瓣、三尖瓣、二尖瓣）能使血液单向流动，具有天然心脏瓣膜功能的人工器官，可用于心脏瓣膜病变严重而不能用瓣膜分离手术或修补手术恢复或改善瓣膜功能的患者心脏瓣膜置换。人工心脏瓣膜（heart valve prothesis）于1960年首次应用于临床，之后经历了机械瓣、生物组织瓣、介入瓣等阶段，目前已成为心血管治疗领域一种非常重要的医疗器械。

人工心脏瓣膜产品名有外科生物心脏瓣膜、外科机械心脏瓣膜、经导管植入式心脏瓣膜、心脏瓣膜成形环。人工心脏瓣膜如图10-2所示。

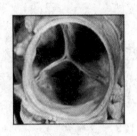
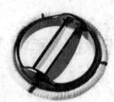
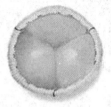
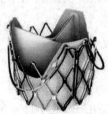

正常主动脉瓣　　机械型人工瓣膜　　生物型人工瓣膜　　介入人工心瓣

图10-2　人工心脏瓣膜及其产品

二、骨植入器械

骨科植入器械是预期用来治疗人体骨骼疾病，用于修复、充填骨缺损以替代损伤或坏死的骨组织，或对骨折断端起到固定和支撑作用，以恢复骨骼正常生理功能的一类生物材料。骨科植入器械主要包括创伤类产品（骨接合植入物）、脊柱类产品、人工关节类产品、运动医学类产品、神经外科类产品以及骨修复材料等，是全球生物材料相关产品中需求量最大的一类，目前约占全球生物材料市场的37.5%。

（一）骨接合植入物

骨接合植入物产品类别下有单/多部件金属骨固定器械及附件、单/多部件可吸收骨固定器械、单/多部件记忆合金骨固定器械、金属髓内装置、金属固定环扎装置、光面或带螺纹的金属骨固定紧固件等二级产品。

1.单/多部件金属骨固定器械及附件　金属骨固定器械通常由一个或多个金属部件（如板、钉板、刃板）及金属紧固装置（如螺钉、钉、螺栓、螺母、垫圈）组成，一般采用钛及钛合金、不锈钢、钴铬钼合金等材料制成，其中金属部件通过紧固装置固定就位。金属骨固定器械用于固定骨折之处，也可用于关节的融合及涉及截骨的外科手术等。可植入人体，也可穿过皮肤对骨骼系统施加拉力（牵引力），管理类别属于三类。产品名有金属锁定接骨板、金属非锁定接骨板、金属锁定接骨螺钉、金属非锁定接骨螺钉、金属股骨颈固定钉、金属接骨板钉系统、金属U形钉。金属锁定接骨板如图10-3所示。

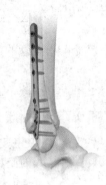
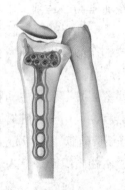
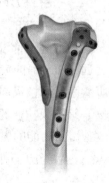

图10-3　金属锁定接骨板系统

2.单/多部件可吸收骨固定器械　一般采用聚乳酸或其共聚物、复合材料等制成，用于非承重部位的骨折内固定术、截骨术、关节融合术中骨折部位的固定，管理类别属于三类。产品名有可吸收接骨螺钉、可吸收接骨板、可吸收接骨棒、可吸收板钉系统。

3.金属髓内装置 通常由主钉和（或）附件组成，主钉通常为管状、棒状或针状。主钉和附件一般采用钛合金和不锈钢等材料制成，用于骨折内固定（植入骨髓腔内由螺钉等连接固定），管理类别属于三类。产品名有金属髓内钉、金属带锁髓内钉、金属髓内针、金属髓内钉系统、金属带锁髓内钉系统。金属带锁髓内钉系统如图10-4所示。

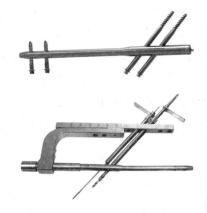

图10-4 金属带锁髓内钉系统

（二）脊柱类产品

1.脊柱内固定系统 根据脊柱内固定的手术方式，主要分为脊柱前路内固定系统和脊柱后路内固定系统。脊柱前路内固定系统主要由脊柱板和脊柱螺钉组成；脊柱后路内固定系统主要由固定棒、连接杆、椎弓根螺钉、各种螺钉以及钉板等组成。通常以不锈钢、钛或钛合金制成，如图10-5所示。

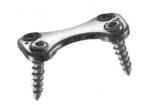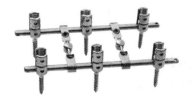

图10-5 脊柱内固定系统

2.椎间融合器 通常由单个或多个部件组成。一般采用金属、高分子或复合材料制成。如图10-6所示。可植入颈椎或腰骶的椎体间隙中或用于胸腰椎椎体置换及恢复椎体病变受损而丢失的高度。用于患有椎间盘退行性疾病、椎体滑脱、椎体不稳等病症的骨骼成熟患者，在一个或两个相邻椎体节段上进行融合。

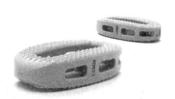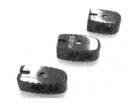

图10-6 椎间融合器

（三）关节置换植入物

关节置换植入物产品类别下有髋关节假体、膝关节假体、肩关节假体、肘关节假体、指关节假体、腕关节假体、踝关节假体、颞下颌关节假体产品。

1.髋关节假体（人工髋关节） 通常由髋臼部件和股骨部件组成，一般采用钛合金、钴铬钼合金、不锈钢、超高分子量聚乙烯、陶瓷等材料制成。根据人体髋关节的形态、构造及功能设计，以替换髋关节的一个或两个关节面；通过关节面的几何形状来限制其在一个或多个平面内的平移和旋转。髋关节假体用于外科手术植入人体，代替患病髋关节，达到缓解髋关节疼痛、恢复髋关节功能的目的。髋关节假体管理类别属于三类。产品名有髋关节假体系统、髋关节假体、髋臼假体、髋关节股骨假体。人工髋关节假体系统（图10-7）包括髋臼假体、假体球头和假体柄。

2.膝关节假体（人工膝关节） 完全参照了正常人膝关节的解剖形状，根据人体膝关节的形态、构造及功能设计，是一种仿生设计制品，通常由股骨部件、胫骨部件和髌骨部件组成，一般采用钛合金、钴铬钼合金、超高分子量聚乙烯等材料制成。人工膝关节可以替代膝关节的一个、两个或三个间室的关节面。用于外科手术植入人体、代替患者膝关节，能达到缓解膝关节疼痛、恢复膝关节功能的目的。膝关节假体管理类别属于三类。产品名有膝关节假体系统、膝关节假体、膝关节股胫假体、膝关节髌骨假体、膝关节骨胫假体、膝关节股骨假体、膝关节髌骨假体、膝关节胫骨假体。人工膝关节如图10-8所示。

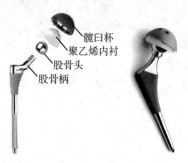

图10-7 人工髋关节

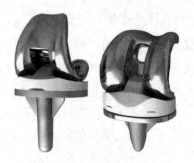

图10-8 人工膝关节

（四）骨科填充和修复材料

骨科填充和修复材料有丙烯酸树脂骨水泥、钙盐类骨填充植入物、同种异体骨修复材料、金属填充物。

1.丙烯酸树脂骨水泥 通常由粉体和液体组成，一般采用甲基丙烯酸甲酯、聚甲基丙烯酸甲酯、丙烯酸酯或聚甲基丙烯酸甲酯和聚苯乙烯共聚物等材料制成，粉体和液体一般经混合搅拌后使用。用于关节成形术、脊柱或创伤手术中金属或高分子植入物与活体骨的固定；也可用于椎体的填充、固定椎体的骨缺损，或与内固定产品一同用于上下肢或骨盆的骨质疏松性骨折治疗。丙烯酸树脂骨水泥管理类别属于三类。如果在其组分中加入具有抗菌功能、用于辅助预防感染的药物，则含药丙烯酸树脂骨水泥为三类药械组合产品。

2.钙盐类骨填充植入物 通常由颗粒或非颗粒状产品组成，一般采用羟基磷灰石、磷酸钙、硫酸钙、生物玻璃或由以上物质组合制成，也可含有胶原蛋白（不含重组人骨形态发生蛋白质-2）等材料。用于填充四肢、脊柱、骨盆等部位创伤或手术造成的、不影响骨结构稳定性的骨缺损。该类植入物管理类别属于三类。产品名有人工骨、骨修复材料、羟基磷灰石生物陶瓷、磷酸钙生物陶瓷、β-磷酸三钙人工骨、硫酸钙人工骨、胶原基骨修复材料、钙磷盐骨水泥、生物玻璃骨填充材料、骨诱导磷酸钙生物陶瓷。

3.同种异体骨修复材料 通常由同种异体骨经过加工制备而成，不含活细胞成分。用于骨缺损、骨不连、骨延迟愈合或不愈合的填充修复，以及脊柱融合、关节融合及矫形植骨修复。其管理类别属于三类。

4.金属填充物 一般采用钽、钛或钛合金等材料制成，具有多孔结构或粗糙表面。根据使用部位的不同，具有特定形状。用于重建因严重退化、创伤或其他病理改变造成的髋关节、膝关节骨缺损；或用于翻修、补救既往关节重建术和植入物失效时的骨缺损；或用于治疗未发生股骨头塌陷的股骨头坏死。金属填充物管理类别属于三类。产品名有填充块、股骨头坏死重建棒。

三、眼科植入物

眼科植入物是指用于眼视光学领域的无源医疗器械产品。眼科植入物及辅助器械产品类别下包括的产品：人工晶状体、眼内填充物、青光眼引流装置、眼用黏弹剂、泪点塞、义眼台、囊袋张力环、人工玻璃体球囊、组织工程生物羊膜、角膜基质片、角膜基质环、泪道管、硅胶环扎带、义眼片、人工晶状体与人工玻璃体植入器械、囊袋张力环植入器械。

1.人工晶状体　模仿自然晶状体、由人工合成材料制成的一种特殊透镜，通常由光学主体和支撑部分组成，其成分包括硅凝胶、聚甲基丙烯酸甲酯、水凝胶等。人工晶状体光学区部分通过一定的光学设计从而获取需要的聚焦能力并达到较好的成像质量。人工晶状体主要分为前房人工晶状体和后房人工晶状体两种；若按光焦度分类，则可分为单焦人工晶状体、双焦人工晶状体、多焦人工晶状体以及无级连续视程人工晶状体等。人工晶状体可代替人眼晶状体，用于囊外摘除术的白内障手术后或超声乳化术后植入，以矫正或修正人眼视力。人工晶状体管理类别属于三类。产品名有人工晶状体、后房人工晶状体、亲水性丙烯酸人工晶状体、预装式人工晶状体、折叠式非球面人工晶状体、一件式人工晶状体、三件式后房型人工晶状体、折叠式人工晶状体、可调节人工晶状体、前房型聚甲基丙烯酸甲酯人工状晶体、后房型屈光晶状体、带虹膜的人工晶状体等。人工晶状体如图10-9所示。

2.人工玻璃体球囊　通常是由高分子材料制成的透明结构，填充介质后可作为玻璃体替代物，用于暂时或永久替代眼球内玻璃体，并具有支撑视网膜、维持眼内压以及屈光功能。人工玻璃体球囊管理类别属于三类。产品名有人工玻璃体球囊、折叠式人工玻璃体球囊。折叠式人工玻璃体球囊示意图如图10-10所示。

3.眼科用生物羊膜　通常是由健康剖宫产产妇的胎盘组织经处理（去除脂肪、可溶性抗原等）、保留基本网架结构、灭菌后制成的产品，用于眼表创伤及眼表损害创面的修复，其管理类别属于三类，产品名有生物羊膜、组织工程羊膜。

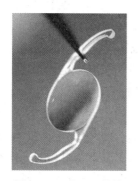

图10-9　人工晶状体

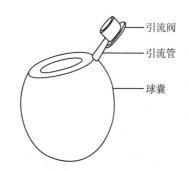

图10-10　折叠式人工玻璃体球囊示意图

引流阀
引流管
球囊

四、口腔植入器械

主要介绍口腔充填修复材料、口腔义齿、牙种植体的相关内容。

（一）口腔充填修复材料

口腔充填修复材料产品类别下包括以下产品：水门汀、黏结剂、根管充填封闭材料、复合树脂、复合体、银汞合金、临时充填材料、盖髓材料。

1.根管充填封闭材料　呈固体、糊状、粉液剂或液状。固体通常为古塔胶，也可为金属或其他高分子材料；糊状或液状主要成分可以是氧化锌、氢氧化钙、树脂、填料、水杨酸酯、丁香酚或硅酸盐等。古塔胶通过加热使用或与封闭材料配合使用；糊状或液状材料可以发生固化反应，也可以不固化。根管充填封闭材料用于根管治疗过程中充填或封闭牙髓腔和根管内空隙，其管理类别属于三类。产品名有牙科根管充填材料、液体根充材料、固体根充材料、根管充填剂、根管封闭材料、根管封闭剂等。

2.银汞合金　通常为粉液双组分或胶囊型。液剂为汞、粉剂为银合金，通过汞齐化反应生成银汞合金，用于牙体缺损的直接充填修复，其管理类别属于二类。产品名有银汞胶囊、银汞合金、银合金粉。

3.盖髓材料　有糊剂、液剂或粉液型，通常有氢氧化钙类、氧化锌丁香酚类、硅酸盐类等，用于直接盖髓、活髓切断或者间接盖髓，其管理类别属于三类。产品名有盖髓剂、光固化氢氧化钙间接盖髓剂。

（二）口腔义齿

一般采用钴铬合金、镍铬合金、纯钛、钛合金、贵金属合金、瓷块、瓷粉、基托树脂、合成树脂等具有注册证的材料制成，根据需要而定。定制式义齿可以是固定或活动（可摘）的，固定义齿是患者不可自行摘戴的义齿，由固位体、桥体和连接体组成，也包括牙体缺损的固定修复体，如冠、嵌体、桩核、贴面及种植义齿的上部结构，如图10-11所示。

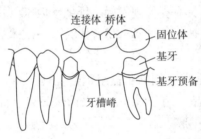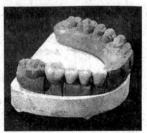

连接体　桥体
固位体
基牙
基牙预备
牙槽嵴

图10-11　固定义齿结构图

定制式义齿置于患者口内，用于治疗牙齿缺损、牙列缺损或缺失，不包括定制式基台。定制式义齿管理类别属于二类。产品名有定制式固定义齿、定制式活动义齿、定制式混合固位义齿。口腔义齿制作材料包括：义齿用金属材料、义齿用陶瓷材料和义齿用高分子材料。

1.义齿用金属材料　通常包括钴铬合金、镍铬合金、纯钛、钛合金、贵金属合金等，可以制作嵌体、支架、牙冠、桥、基托、卡环、金属烤瓷修复体等，但不可用于基台的定制，其管理类别属于二类。

2.义齿用陶瓷材料　呈粉末状或块状，另配套用染色材料。义齿用陶瓷材料通常为无机非金属材料经过高温处理后形成的多晶聚集体，主要包括氧化锆、氧化铝、长石、石英、玻璃等，用于制作嵌体、贴面、牙冠、桥、人工牙及其他形式的修复体或义齿，不可用于基台的定制，其管理类别属于二类。产品名有牙科瓷粉、低温烤瓷粉、高温烤瓷粉、染色瓷粉、牙科金属烤瓷瓷粉、牙科烤瓷粉、牙科全瓷瓷粉、牙科全瓷瓷块、牙科氧化锆瓷块、瓷牙。

3.义齿用高分子材料　有两种：第一种主要成分为丙烯酸酯类，呈双组分糊剂、粉液剂、粉剂或单组分糊剂，用于制作嵌体、贴面、牙冠、桥、基托、人工牙、桩核、义齿等，不可用于基台的定制，其管理类别属于三类；第二种主要成分为聚丙烯酸酯类、聚乙烯基酯类、聚碳酸酯类等，呈双组分糊剂、粉液剂或分糊剂或预成制品，用于制作临时修复体及临时性辅助义齿固位，其管理类别属于二类。

（三）牙种植体

牙种植体为螺柱状或其他形状固体，如图10-12所示，相当于真牙的牙根，对于整个牙齿的固定起到了至关重要的作用。牙种植体采用的材料有：金属与合金材料、陶瓷、高分子材料、碳素材料（包括玻璃碳、低温各向同性碳等）及复合材料。牙种植体通过外科手术的方式植入人体缺牙部位的牙槽骨内，能为义齿等修复体提供固定或支撑，以恢复患者的咀嚼功能。牙种植体管理类别属于三类，产品名有牙种植体、纯钛牙种植体、羟基磷灰石涂层牙种植体、钛合金牙种植体等。

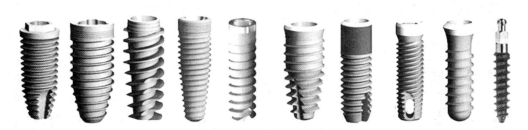

图10-12　牙种植体

第三节　非血管内管腔使用无源医疗器械

PPT

一、呼吸麻醉管路和支架

麻醉机和呼吸机用呼吸管路可以分为单管路型、双管路型（图10-13）。根据临床需要呼吸管路结构和材质会有所不同，例如常见的呼吸管路有双管路加强筋型、双管路可伸缩型、双管路加强筋积水杯型、双管路可伸缩积水杯型等。

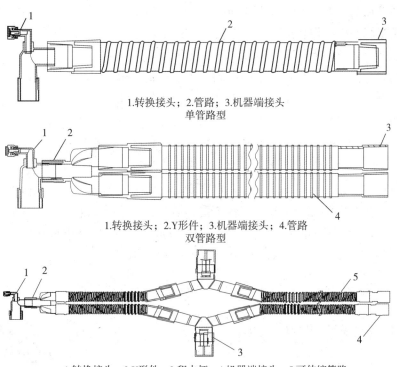

1.转换接头；2.管路；3.机器端接头
单管路型

1.转换接头；2.Y形件；3.机器端接头；4.管路
双管路型

1.转换接头；2.Y形件；3.积水杯；4.机器端接头；5.可伸缩管路
双管路可伸缩积水杯型

图10-13　麻醉呼吸机呼吸管路

1.单管路型　为麻醉机或呼吸机与面罩之间建立了一个单向气体通道。用于将麻醉机或呼吸机输出的气体通过呼吸阀输送到面罩中，供患者吸入，患者呼出的气体经面罩排出体外。

2.双管路型 为麻醉机或呼吸机与患者之间建立一个呼吸连接通道。其中一根管路将麻醉机或呼吸机输出的气体输送给患者，另一根管路将患者呼出的气体通过麻醉机或呼吸机排出体外。含有积水杯的管路，积水杯是用于处理管路内的结露，并保持管路正常通气，降低液体再通过管路进入呼吸机内部或患者呼吸道的风险。

二、消化道管路和支架

1.食管支架 通过医疗手术，在胃镜或X射线监视下，经输送器植入人体食管，起扩张并长期支持食管作用的管状结构，食管支架用于食管恶性狭窄（食管癌、门癌、吻合口癌）、转移性癌种致食管狭、食管气管良性狭窄（不适合扩张和手术）等。食管支架可以按照不同的分类方法分为很多种，按材质可分为塑料支架、金属支架、生物支架等；根据支架是否置膜可分为无覆膜支架及全覆膜支架；按照外形可分为分段食管支架、杯球食管支架、杯双球食管架，杯球伞食管支架和软边食管支架；按照功能可分为通用型食管支架和特殊部位食管支架。食管支架产品图如图10-14所示。

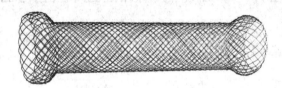

图10-14　食管支架产品图

2.肠道支架 适用于癌性肠梗阻的根治（避免急诊肠造瘘）、不能切除的结肠恶性肿瘤伴梗阻和结肠憩室炎伴梗阻等情况。相对禁忌证包括患者有肠穿孔迹象、直肠肿瘤距肛门口小于4cm及能够一期完成癌灶切除的梗阻患者。肠道支架按外形可分为双球、双蘑菇头等类型。按照功能可分为幽门支架、十二指肠及空肠支架、结肠支架和直肠支架。

（1）小肠支架主要用于治疗胃流出道梗阻、十二指肠梗阻、胃空肠吻合口梗阻及上段空肠梗阻。梗阻致狭窄的成角大，小肠壁较薄，使用镍钛记忆合金网状支架，直径10~20mm。

（2）结直肠支架主要用于治疗结肠癌、结肠梗阻。由于覆膜支架远距离输送和释放较困难，且高位较少发生结肠，故横结肠以上肠道一般不使用覆膜支架。肠道支架产品图如图10-15所示。

3.胆管支架 可以达到降低胆管内压力，减轻黄疸的目的。与外科手术相比，胆管支架放置术能明显缩短住院时间，具有并发症少、死亡率低、存活时间长等优点。胆道支架适用于无法根治性切除的恶性胆管梗阻患者、胆系引流较丰富、估计引流效果理想者、无其他器官功能障碍的患者和预计至少可存活3个月的患者。目前临床常用的胆道支架按所用材料可分为塑料支架和自膨式金属支架两大类。自膨式金属胆管支架产品图如图10-16所示。

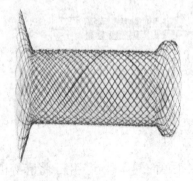

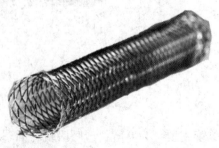

图10-15　肠道支架产品图　　　　　图10-16　自膨式金属胆管支架产品图

三、泌尿系统管路和支架

1.输尿管支架　作用是对人体输尿管进行支撑和引流。输尿管支架为中空导管，术者可根据输尿管支架放置特征与患者的身高选择不同管径、长度的支架。输尿管支架前端可开孔或不开孔，中间管壁可有或无侧孔，尾端可带丝线，以便于操作中调整支架位置。输尿管支架前端或两端多设计为"猪尾巴"形状（J形），以防止支架移位、脱落。输尿管支架在人体的放置情况如图10-17所示。

2.尿道支架　用途是在尿道狭窄处放置尿道支架，将尿道狭窄或阻塞处撑开。这种支架是由不锈钢、合成纤维硅胶或镍钛合金制成的，可以通过膀胱镜放到尿道狭窄部位，使原来狭窄闭合的后尿道扩张起来，可使大多数排尿困难的患者在放置尿道支架后恢复排尿功能。尿道支架主要包括以下两种。

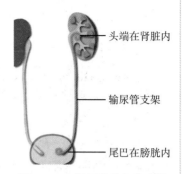

图10-17　输尿管支架在人体的放置情况

（1）永久性支架　一般为由镍或其合金编织而成的网状支架，直径及支撑强度大，并在6个月内可完全上皮化，一般不再取出。目前广泛使用的具有热形状记忆效应的镍钛合金支架，可在55~60℃热水作用下，自行膨胀固定于尿道中，极大缩短了手术时间。但是异物的持续存在和金属离子的释放会对组织有刺激作用。

（2）临时性支架　包括螺旋金属支架和可降解支架。可降解支架主要由羟基乙酸聚合物、乳酸聚合物或乙交酯-丙交酯共聚物组成，通过材料技术可改变支架降解时间的长短，一般在1年左右完全降解。相较于金属支架，可降解支架具有组织相容性好、炎症反应小、感染率发生低、表面无结晶、短期置入无须取出或替换等特点。钛镍合金尿道支架产品如图10-18所示。

3.导尿管　中空导管，头端开有侧孔，以引流尿液或向体内注药物。导尿管根据设计不同可分为单腔、双腔及三腔三种类型，单腔导尿管只有一条排液腔，因不便固定，目前用于暂时导尿或自家间歇导尿；后二者距头端25cm处带有球囊，因此较单腔导尿管多一条导管专为球囊充液。球囊具有固定尿管、压迫止血的作用，其容积一般随管径增大而增大，小至3ml，大者可达60ml。三腔导尿管配有两条排液腔，以方便持续膀胱冲洗、膀胱灌注治疗等。导尿管产品图如图10-19所示。

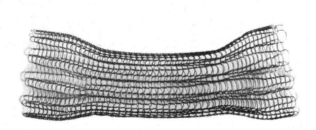

图10-18　钛镍合金尿道支架产品图

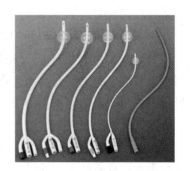

图10-19　导尿管产品图

PPT

第四节　手术中无源医疗器械

💬 **案例讨论**

　　案例　2020年，医疗器械在抗击COVID-19的战役中发挥了非常重要的作用，国家卫健委专家提供的防疫信息中也明确提到佩戴口罩能够有效隔离2019-nCoV，因此一次性口罩及防护服产品的需求量急增。一些电器、汽车制造厂商纷纷转产一次性民用、医用口罩。除此之外，手术帽、医用隔离病床、隔离舱、一次性使用手术包、外科手套、医用隔离鞋套、医用隔离眼罩等医护人员防护用品的需求量激增。

　　讨论　口罩隔离2019-nCoV的原理是什么？

一、手术器械

　　根据《医疗器械分类目录》，无源手术器械包括各种通用无源手术器械、内窥镜下用无源手术器械和医用缝合材料及黏合剂（不包括神经和心血管手术器械、骨科手术器械、眼科器械、口腔科器械、妇产科器械、辅助生殖和避孕器械）。内容涉及通用刀、凿、剪、钳、镊、夹、针、钩、刮匙、剥离器、牵开器、穿刺导引器、吻（缝）合器械及材料、冲吸器及其他无源手术器械。按照用途不同，无源手术类器械可以分为基础外科手术器械、显微外科手术器械、耳鼻喉科手术器械、腹部外科手术器械、泌尿肛肠外科手术器械、烧伤（整形）科手术器械、医用光学器具仪器及内镜设备（内镜无源手术器械部分）和医用缝合材料及黏合剂产品等。下面主要介绍骨科用凿、锉、铲，吻合器和心血管介入器械。

　　1.骨科用凿、锉、铲

　　（1）骨科用凿　切削器具，通常由柄部和刀头组成，刀头是斜面锋利刃口，如图10-20所示。骨凿一般采用不锈钢材料制成，或刀片为不锈钢材料、手柄采用合成材料（聚四氟乙烯）。非无菌提供，用于骨科手术时修整骨骼、取骨和凿骨，管理类别属于一类。产品名有腰椎用梯形骨凿、颈椎测深凿、颈椎骨凿、椎板骨凿、椎体骨凿、椎骨骨凿、骨凿、小圆刮凿、丁字凿、弧形凿、髋关节成型凿、肘关节肱骨成型骨凿、座导凿、平骨凿、圆骨凿、脱臼凿、峨眉凿、股骨滑车凿、髁间骨凿。

　　（2）骨科用锉　有两种：第一种通常由锉身和手柄组成，锉身一般采用不锈钢材料制成，用于关节微创手术中在内窥镜下操作，对病变组织进行磨削，管理类别属于二类。产品名有关节镜用手术骨锉。第二种通常由锉身和手柄（可不含）组成，有扁平和弯曲等，锉身一般采用不锈钢材料制成，非无菌提供，用于骨科手术时锉削骨骼、锉平骨断端，管理类别属于一类。产品名有椎管锉、椎管锉刀、椎间锉、脊柱手术用骨锉、骨锉、髓腔锉、髋臼锉。如图10-20所示。

　　（3）骨科用铲　通常由刀柄和刀头组成，刀头一般采用不锈钢材料制成，非无菌提供，用于脊柱手术中在脊柱上铲除骨片及修正骨骼用，管理类别属于一类。产品名有椎管铲刀、骨铲、梯形铲。

医药大学堂
WWW.YIYAODXT.COM

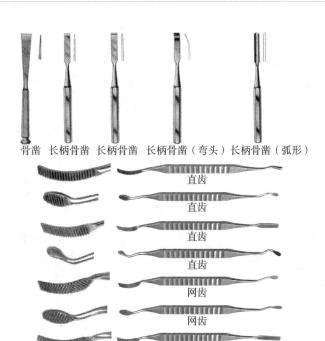

骨凿　长柄骨凿　长柄骨凿　长柄骨凿（弯头）长柄骨凿（弧形）

直齿

直齿

直齿

直齿

网齿

网齿

网齿

图10-20　骨凿、骨锉

2.吻合器

（1）吻合器（带钉）　通常由吻合器或缝合器和钉仓组成，吻合钉一般由钛合金、纯钛等材料制成，用于体内器官、组织或血管的离断、切除和（或）建立吻合。产品名有吻合器、切割吻合器、内窥镜吻合器、内窥镜切割吻合器、缝合器、内窥镜缝合器、血管吻合器、血管切割吻合器、内窥镜血管吻合器。其中，血管吻合器、血管切割吻合器、内窥镜血管吻合器的管理类别属于三类，其余的属于二类。切割吻合器和血管吻合器如图10-21所示。

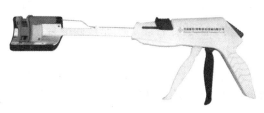

切割吻合器

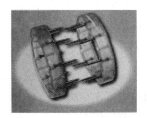

血管吻合器

图10-21　吻合器

（2）血管缝合装置　有多种形式，其结构也各不相同，相关产品名有血管穿刺口缝合器系统、微血管吻合装置、血管吻合轮、显微合拢器等。以微血管吻合装置为例，通常由高密度聚乙烯缝线和不锈钢针组成，装配有防护盖和钳夹保护套环，用于血管、移植血管或其他管状结构的吻合，管理类别属于三类。

3.神经和心血管手术器械–心血管介入器械　根据《医疗器械分类目录》，神经和心血管手术器械–心血管介入器械包括造影导管、导引导管、中心静脉导管、灌注导管、球囊扩张导管、切割球囊、造影球囊、封堵球囊、血栓抽吸导管、穿刺针、扩张器、环柄注射器、微导管等产品。下面简要介绍球囊扩张导管和环柄注射器。

（1）球囊扩张导管　通常由导管管体、球囊、不透射线标记、接头等结构组成，管体具有单腔或多腔结构，在靠近其末端处装有球囊；用于插入动脉或静脉，以扩张血管系统或某些植入物，管理类别属于三类。产品名有冠状动脉球囊扩张导管、PTCA导管、PTA导管、PTCA球囊扩张导管、非顺应性PTCA球囊扩张导管、主动脉内球囊导管、快速交换球囊扩张导管。如果含有药物，则为带药球囊扩张导管（药械组合产品）。球囊扩张导管如图10-22所示。

（2）环柄注射器　通常由推杆组件、端盖、外套组件、胶塞、接头保护帽组成，一般采用聚碳酸酯等材料制成，用于介入手术中对患者进行药液或造影剂注射，管理类别属于三类，如图10-23所示。

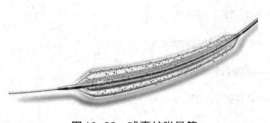

图10-22　球囊扩张导管

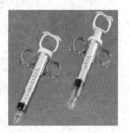

图10-23　环柄注射器

二、手术缝合线、补片、组织黏合剂

1.缝合线

（1）可吸收缝合线　分为两种：第一种是通常由各种非动物来源的单体材料聚合或多个单体共聚制成的、可降解吸收的缝合线，其表面可有涂层，又分为带针和不带针两种（不包括预期用于骨结合的缝线），无菌提供，一次性使用于体内软组织、器官、皮肤的缝合和（或）结扎，产品名有合成可吸收缝合线、聚乙醇酸可吸收缝合线、聚乳酸可吸收缝合线、带针合成可吸收缝合线、带针聚乙醇酸可吸收缝合线、带针聚乳酸可吸收缝合线、可吸收性外科缝线；第二种是通常由动物来源的组织材料制成的、可降解吸收的缝合线，分为带针和不带针两种（不包括预期用于骨结合的缝线），无菌提供，一次性使用于体内软组织、器官、皮肤的缝合和（或）结扎，产品名有动物源可吸收缝合线、带针动物源可吸收缝合线、羊肠缝合线、胶原蛋白缝合线、带针羊肠缝合线、带针胶原蛋白缝合线。可吸收缝合线的管理类别属于三类。

（2）不可吸收缝合线　分为两种：第一种是通常由天然材料制成的、不可降解吸收的缝合线，其表面可有涂层，又分为带针和不带针两种（不包括预期用于骨结合的缝线），无菌提供，一次性使用于软组织、器官、皮肤的缝合，产品名有天然不可吸收缝合线、蚕丝缝合线、真丝缝合线、带针天然不可吸收缝合线、带针蚕丝缝合线、带针真丝缝合线；第二种是通常由聚合材料或金属材料制成的、不可降解吸收的缝合线，其表面可有涂层，又分为带针和不带针两种（不包括预期用于骨结合的缝线），无菌提供，一次性使用于软组织、器官、皮肤的缝合，产品名有合成不可吸收缝合线、带针合成不可吸收缝合线、聚丁酯缝合线、不锈钢缝合线、聚丙烯缝合线、尼龙缝合线、钛缝合线、聚酯缝合线、聚酰胺缝合线。不可吸收缝合线的管理类别属于二类。

2.免缝闭合器械　分为两种：第一种通常由两拉链带和黏附于其背面靠外侧的胶带组成，可替代传统缝线愈合伤口，无菌提供，一次性使用于体表各部位伤口的闭合，管理类别属于二类，产品名有免缝拉链。第二种通常为多个条状胶带平行贴于离型纸上，无菌提供，管理类别属于二类，使用时横跨手术切口平行地将条形胶带以一定的间隔一条条地横贴于手术切口，使其闭合（一次性使用产品），产品名有免缝胶带。免缝闭合器械如图10-24所示。

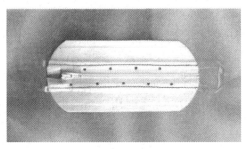
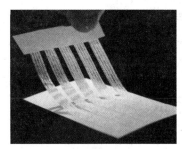

免缝拉链　　　　　　　　　　　　　　免缝胶带

图10-24　免缝闭合器械

三、止血、防粘连材料

止血、防粘连材料通常由液体和粉剂组成，通过固化反应机械性地封堵血管或组织缝隙，无菌提供，一次性使用于血管重建时通过机械封闭方式辅助止血，也用于封堵组织上或组织间的缝隙，管理类别属于三类。产品名有外科用封合剂、血管封堵剂、外科用止血闭合胶。

目前市场上的医用可吸收防粘连产品基本上分为两类：一类来源于天然高分子材料，主要有透明质酸、纤维素衍生物及它们的复合物、壳聚糖及其改性产物；另一类来源于人工合成高分子材料，主要有聚乳酸、乳酸–乙醇酸共聚物（PLGA）、聚乙二醇（PEG）及它们的复合物。

1.透明质酸和纤维素衍生物　由再生纤维素的可控氧化制备的无菌编织物，用于开放性（或剖腹）妇产科手术中，能减少术后粘连的发生，具有无毒、无免疫原性及生物相容性好等特点。

2.医用壳聚糖膜　止血产品，材料来源于甲壳类动物外壳，主要成分为壳聚糖，可抑制成纤维细胞生长的作用，减少胶原纤维合成，有一定生物活性及抗原性，降解产物为氨基葡萄糖。医用壳聚糖膜产品为针筒剂液体或半透明片状薄膜，可以大面积涂布，甲壳素过敏者禁用。

3.纤维素聚和氧乙烯衍生物　由高分子量聚氧乙烯（PEO）与羧甲基纤维素通过分子组装而得到的一种防粘连材料，能有效地防止粘连形成及粘连再形成，而且具有高度的组织黏附性，不需缝合。其强度高，易于操作，可用于腹腔镜手术中。PEO的引入能减少蛋白质吸附，降低血小板、细菌及细胞的黏附。

4.聚乳酸防粘连膜　主要由外消旋聚乳酸（PDLLA）经延压加工而成，在创面和周围组织之间形成机械屏障，组织相容性较好，可降解吸收。自身降解吸收后经三羧酸循环生成水和二氧化碳排出体外。聚乳酸具有微孔结构（孔径$1\sim30\mu m$），有利于营养物质交换，经叠层技术制成的表面改良PDLLA膜具有良好的生物相容性和成骨细胞增殖。

四、医用防护器械

（一）医用防护服

医用防护服是由一种或多种对病毒气溶胶、含病毒液体等具有隔离作用的面料加工而成的衣服，是医务人员（医生、护士、公共卫生人员、清洁人员等）及进入特定医药卫生区域的人群（如患者、医院探视人员、进入感染区域的人员等）所使用的防护性服装。脱下时，防护服的外表面不与人体接触。其作用是隔离病菌、有害超细粉尘、酸碱性溶液、电磁辐射等，保证人员的安全和保持环境清洁。

1.化学防护服　在处理有危险性的医用化学物品时，为保护自身免遭化学危险品或腐蚀性物质的侵害而穿着的防护服装（图10-25）。化学防护服除了要求服装材料抗化学腐蚀外，对密封性和服装的缝型结构都有更严格的要求。

2.电磁辐射防护服　通过在织物材料中植入极细的导电纤维，使得防护服不产生静电，能够屏蔽掉100kHz~300GHz范围内电磁波的防护服装（图10-26）。主要用于医院内电子医疗设备系统的操作人群。

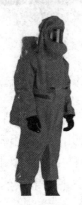

图10-25　化学防护服

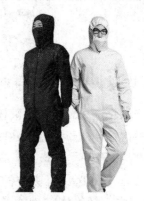

图10-26　电磁防护服

3.核及射线防护服　用于核放射环境（小剂量、大范围的电离辐射，主要以 α、β 射线为主），防止放射性气溶胶和粉尘对人体的侵害（图10-27）。它具有防护放射性气溶胶，能防护150种以上有毒和腐蚀气体、液体和固体，防护潜在的放射性微粒和液体侵入身体，可完全阻挡0.2μm以上的干燥微粒等功能。

4.隔离衣　通常采用非织造布为主要原料，经裁剪、缝纫制成，非无菌提供，一次性使用。主要用于医疗机构门诊、病房、检验室等的普通隔离。属于一类医疗器械（图10-28）。

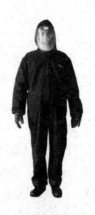

图10-27　核及射线防护服

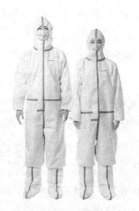

图10-28　隔离衣

（二）口罩

口罩是一种卫生用品，一般指戴在口鼻部位用于过滤进入口鼻的空气，以达到阻挡有害的气体、气味、飞沫进出佩戴者口鼻的用具，以纱布或纸等制成（图10-29）。防护口罩可分为有呼吸阀（有阀）和无呼吸阀（无阀）2种。

1.无阀口罩　适用于短时间佩戴，长时间佩戴时，呼出的气体在口罩内面凝集，使罩面潮湿，除了影响口罩的阻隔效率，也会降低口罩的通气效率，从而引起呼吸不畅。

2.有阀口罩　在呼气时单向气阀打开，排出气体；吸气时单向气阀关闭，防止颗粒的进入。

医药大学堂
WWW.YIYAODXT.COM

此类口罩把呼出的气体及时排出口罩外，可有效改善罩面潮湿的问题，确保佩戴者呼吸顺畅。

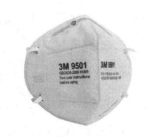

不带呼吸阀N95口罩

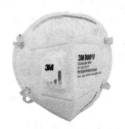

带呼吸阀N95口罩

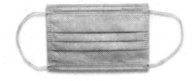

外科口罩

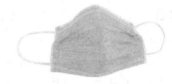

普通口罩

图10-29 口罩

拓展阅读

呼吸疾病的飞沫传播

经空气传播（airborne transmission）是呼吸系统传染病的主要传播方式，包括飞沫、飞沫核与尘埃三种。

飞沫一般指的是直径>5μm的含水颗粒。飞沫可以通过一定的距离（一般为1m）进入易感的黏膜表面。由于飞沫颗粒较大，不会长期悬浮在空气中。含有大量病原体的飞沫在患者呼气、喷嚏、咳嗽时经口鼻排入环境，大的飞沫迅速降落到地面，小的飞沫在空气中短暂停留，局限于传染源周围。经飞沫传播的感染主要预防方法：呼吸卫生/咳嗽礼仪、外科口罩、保持社交距离（>1m）。

第五节 手术后和创伤护理无源医疗器械

一、注射与穿刺器械

1.无菌注射器 通常由器身、锥头、活塞和芯杆组成，器身一般采用聚丙烯材料制成，活塞一般采用天然橡胶制成，其表面由聚二甲基硅氧烷进行润滑。无菌注射器采用无菌提供，用于抽吸液体或在注入液体后注射，管理类别属于三类。产品名有一次性使用无菌注射器（图10-30）、一次性使用无菌自毁式注射器、一次性使用无菌胰岛素注射器、自毁型固定剂量疫苗注射器、一次性使用低阻力注射器、泵用注射器。一次性使用无菌回缩式自毁注射器，其结构主要由外套、芯杆、活塞、针座、弹簧、针管组成，在注射完预定剂量的注射剂后注射针自动回缩到注射器芯杆内，以防止注射器后续重复使用（图10-30）。

PPT

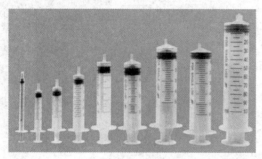
一次性使用无菌注射器

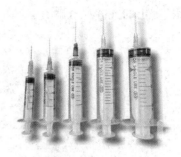
一次性使用无菌回缩式自毁注射器

图10-30　无菌注射器

2.无针注射器　通常由注射器、复位器、抽药针、安瓿、适配器或其他部件组成（不含药液），注射器、复位器非无菌提供，可重复使用，抽药针、安瓿、适配器无菌提供，一次性使用。无针注射器是通过压力使药液穿透皮肤或黏膜表面输送入体内，用于药液的注射，其管理类别属于三类，产品名有无针注射器（图10-31）。

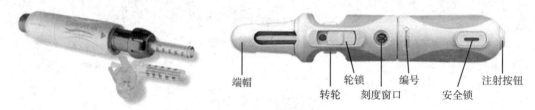

端帽　　　　　　轮锁　　　编号　　　注射按钮
　　　　　转轮　　刻度窗口　　安全锁

图10-31　无针注射器

图10-31图中端帽用于保护药管内部的推杆；转轮可以使推杆上下移动，从而带动药管内的活塞运动，起到吸药和排除气泡的作用；轮锁起锁死转轮的作用（图中为打开状态）；刻度窗口显示需要注射的计量；编号是产品的唯一标识；安全锁是为了防止误操作，只有在安全锁按下时注射按钮才可以工作；注射按钮按下即开始注射。

3.注射针　通常由针管、针座和护套组成，有两种类型：一种为无菌提供，可带有自毁装置，针管一般采用不锈钢材料制成，针座一般采用聚丙烯等高分子材料制成，用于人体皮内、皮下、消化道黏膜下、肌肉、静脉等注射或抽取液体，其管理类别属于三类。产品名有一次性使用无菌注射针、一次性使用无菌牙科注射针、一次性使用胰岛素笔配套用针、植入式给药装置注射针。图10-32为一次性使用无菌注射针。另一种为非无菌提供，针管和针座一般采用不锈钢材料制成，可重复使用，用于人体皮内、皮下、消化道黏膜下、肌内注射或抽取液体，其管理类别属于二类，产品名有一次性使用未灭菌注射针。

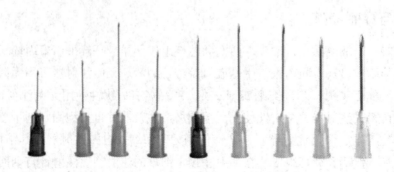

图10-32　一次性使用无菌注射针（去包装）

4. 穿刺器械　通常由穿刺针、穿刺器、保护套组成。根据应用可分为两种类型：第一种用于对腰椎、血管、脑室、髂骨穿刺，以采集人体样本、注射药物与气体等或作为其他器械进入体内的通道，其管理类别属于三类，产品名有脑室穿刺针、腰椎穿刺针。第二种用于对人体（不包括腰椎、血管、脑室、髂骨）进行穿刺，以采集人体样本（如骨髓）、注射药物与气体等或作为其他器械进入体内的通道，其管理类别属于二类，产品名有胸腔穿刺针、肾穿刺针、多用套管针、上颌窦穿刺针、肝脏活体组织快速穿刺针、肝脏活体组织穿刺针、经皮穿刺器械、环甲膜穿刺针、吸脂针、穿刺细胞吸取器、点刺针、经皮肝穿刺胆管造影针、气胸针、髂骨穿刺针。典型代表如图10-33所示。

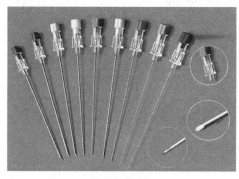
腰椎穿刺针

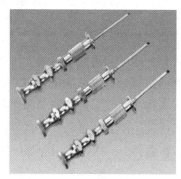
髂骨穿刺针

图10-33　穿刺针

二、血管内输液器械

1. 无源输注泵　通常由弹力储药囊（不含药）、加药装置、延长管和流速控制器组成，以机械弹性为动能，为泵体提供动力。无源输注泵为无菌提供（环氧乙烷灭菌）、一次性使用（用后即销毁），临床用于手术后镇痛、慢性疼痛治疗、无痛分娩及其他需要持续微量注射药液的场合，可供患者自控调节注入体内（静脉、皮下、硬膜外腔）的药液流量（不用于动脉及肌内注射），其管理类别属于三类，产品名有一次性使用输注泵，如图10-34所示。

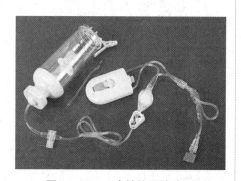
图10-34　一次性使用输注泵

2. 输液器　通常由鲁尔圆锥接头、管路、滴斗、流量调节器、瓶塞穿刺器、药液过滤器等组成，部分输液器带有空气过滤器的进气器件、药液注射件，其管路一般由聚氯乙烯或其他材料制成。输液器的设计能使其在重力或压力作用下，将输液容器中的药液通过静脉穿刺器械向静脉内输液。输液器为无菌提供、一次性使用，用于静脉输注药液，其管理类别属于三类。产品名有重力输液器、重力式输液器、压力设备用输液器、滴定管式输液器、分液袋式输液器、吊瓶式输液器、静脉营养袋式输液器、避光输液器、泵用输液器、压力输液器、自动排气输液器等。一次性使用输液器如图10-35所示。

医药大学堂
www.yiyaodxt.com

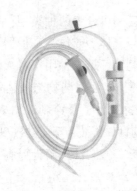
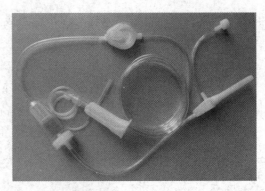

图10-35 一次性使用输液器

3.血管内留置针 通常由护套、导管组合件（包括导管、楔形物和导管座）、针头组合件（包括针管和针座）和透气塞组成，可带有防针刺装置，一般采用高分子材料和医用不锈钢材料制成。血管内留置针为无菌提供，与输液器、输血器配套使用，可在血管内留置一段时间，用于穿刺并输入人体液体、采血，或动脉血压监测及连续动脉血气监测用，其管理类别属于三类。产品名有一次性使用静脉留置针、一次性使用动静脉留置针、一次性使用动脉留置针、一次性使用防针刺静脉留置针。一次性使用静脉留置针如图10-36所示。

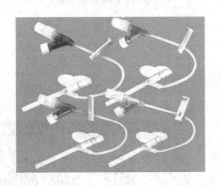
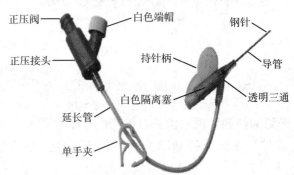

图10-36 一次性使用静脉留置针（Y形）

三、创可贴和敷料

1.创可贴 通常由涂胶基材、吸收性敷垫、防粘连层和可剥离的保护层组成的片状或成卷状创可贴。其中吸收性敷垫一般采用可吸收渗出液的材料制成。所含成分不具有药理学作用，也不可被人体吸收。无菌提供，一次性使用。用于小创口、擦伤、切割伤等浅表性创面的护理。创可贴分为无菌提供、一次性使用的创可贴属于二类医疗器械管理类别，用于小创口、擦伤、切割伤等浅表性创面的护理。非无菌提供、一次性使用的创可贴属于一类医疗器械管理类别，用于小创口、擦伤、切割伤等浅表性创面的急救及临时性包扎。创可贴的主要结构图如图10-37所示。

2.输液贴 一次性使用医疗器械，产品由基材、压敏胶、吸收垫、离型纸组成。用于保护临床输液或输血时穿刺部位、固定导管和针柄。

3.敷贴 经常以一次性无菌形式使用的，一次性使用无菌敷贴有医用压敏胶的聚氨酯/聚乙烯复合膜或无纺布制成，可有纱布、木质棉、活性炭纤维、水胶体敷芯，不含药；可按材质、层次、形状、尺寸等不同分为若干型号、规格；产品供手术、外伤创面或留置动脉、静脉导管贴敷用；也可以用于婴儿脐带创面保护。

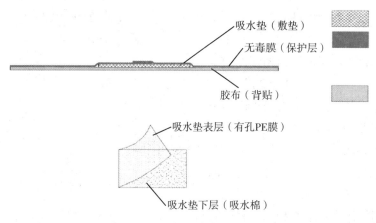

图10-37　创可贴的主要结构

4.创面敷料　用于物品主料之外的附属材料，创面敷料有重要的功能，可以取代受损的皮肤的重要功能，包括抵御机械因素（如脏物、碰撞、发炎等）、抵御污染和化学刺激、防止二度感染、防止干燥和体液丢失（电解质丢失）、防止热量丢失等。创面敷料除了对伤口实行全面保护外，还能通过清创主动影响伤口愈合过程，创造促进伤口愈合的微环境，创面敷料还可用于手术过程中支撑器官或组织。在手术过程中可临时放入体内或创面，与组织接触起到吸收手术流出液、压迫止血、支撑器官等辅助性作用。用医用脱脂棉、医用非织造敷布制造，为外科手术和创面处理提供辅助性支持的产品。

按照与人体的相互作用，创面敷料可以分为以下几类：①被动型敷料（传统敷料），被动覆盖创面和吸收渗出物，为创面提供有限的保护作用；如天然纱布、棉垫、合成纤维等；②相互作用型敷料，敷料与创面之间存在着多种形式的相互作用，如吸收渗出液以及有毒物质，允许气体交换，从而为愈合创造一个理想的环境，阻隔性外层结构，防止环境中微生物侵入，预防创面交叉感染等；如薄膜敷料、泡沫敷料、水凝胶敷料、藻酸盐敷料及水体胶敷料等；③生物活性敷料（密闭性敷料），敷料中含有抗菌因子，有活性或能催化活性物质的释放作用，加速创面愈合的作用；如纳米银抗菌敷料、生长因子敷料、甲壳素敷料等。

本章小结

无源医疗器械是指其作用或效力直接由人体自身或重力产生，而非依靠电能或其他外部能源产生的医疗器械，主要包括不接触人体的器械和接触或进入人体的器械。本章介绍了无源植入器械、无源手术器械、非血管内管腔使用无源医疗器械、手术后和创伤护理无源医疗器械等典型产品。

习　题

习题

一、单项选择题

1.无源医疗器械的作用或效力可直接由（　　）产生。

A.化学能　　　　　B.自身重力　　　　　C.电能　　　　　D.热能

2.若某一无源医疗器械可进入人体25日，该无源医疗器械的使用时限属于（　　）。

    A.长期使用 　　　　　　B.短期使用 　　　　　　C.暂时使用

3.以下属于无源医疗器械生物相容性的是（　　）。

    A.细胞毒性 　　　　B.不致癌 　　　　C.不致畸 　　　　D.以上都是

4.关于人工心脏瓣膜，以下说法正确的是（　　）。

    A.人工心脏瓣膜植入后都需要终生抗凝

    B.目前应用于临床的经导管途径植入的瓣膜均为生物瓣

    C.机械瓣膜就是金属瓣膜，不能进行MRI检查

    D.生物瓣只适合老年人或不能耐受抗凝治疗的患者

5.以下材料不能作为骨填充和修复材料的是（　　）。

    A.丙烯酸树脂 　　　B.羟基磷灰石 　　　C.钛或钛合金 　　　D.聚氯乙烯

6.下列不属于人工晶状体组成部分的是（　　）。

    A.硅凝胶 　　　B.聚甲基丙烯酸甲酯 　　C.聚苯乙烯共聚物 　　D.水凝胶

7.常规义齿用主要制作材料有（　　）。

    A.金属 　　　　B.陶瓷 　　　　C.塑料 　　　　D.玻璃

8.一次性静脉输液针属于第（　　）类医疗器械。

    A.一 　　　　B.二 　　　　C.三 　　　　D.不属于医疗器械

9.以下属于吻合器优势的是（　　）。

    A.操作简单方便，节省手术时间

    B.一次性使用，避免交叉感染

    C.无副作用但并不减少手术并发症

    D.利用钛钉或不锈钢钉（皮肤缝合器）缝合严密、松紧适中

10.下列不属于止血防粘连材料的特点是（　　）。

    A.止血，防粘连 　　　B.人体可吸收 　　　C.无菌 　　　D.以上都是错误的

二、简答题

1.人工心脏瓣膜有哪几种？各自的优缺点是什么？

2.骨植入器械有几种？请各举出1~2个例子。

3.医用防护口罩有哪几种？各自的性能要求是什么？

4.一次性输液器的结构有什么特征？

（程　静）

第十一章 移动医院与人工智能

📖 **知识目标**

1. **掌握** 移动医院的定义、使用目的；人工智能在医学中的应用；医学3D打印的原理与技术；医用机器人分类。

2. **熟悉** 移动医院组成；人工智能的发展；深度学习在影像诊断中的应用；医学3D打印以及医用机器人的临床应用。

3. **了解** 移动医院的应用；人工智能、医用机器人的发展。

👉 **能力目标**

1. **学会** 利用人工智能开展医学影像辅助诊断；将医学3D打印技术应用于医学。

2. **具备** 参与移动医院快速组装、辅助医生利用人工智能设备和医用机器人解决临床问题、利用3D打印机打印医学模型的能力。

第一节 移动医院

💬 **案例讨论**

案例 全球气温的不断升高，自然灾害的频发，已经严重影响人类生存与发展，我国是世界上自然灾害最为严重的国家之一。在2008年汶川地震和2010年玉树地震的医疗救援工作中，由于移动医院具有远程机动能力、快速反应能力、现场救援能力、后勤保障能力，所以在突发的自然灾害面前，发挥了重要作用，挽救了无数人的生命。

讨论 移动医院的作用有哪些？未来移动医院的发展方向？

一、国内外移动医院的现状

21世纪以来，全球气温不断升高，自然灾害频发，严重影响了人类的生存与发展。医疗卫生救援是灾害救援的重要组成部分，也是降低死亡率、伤残率的关键。受天气、地理、装备、物资、人员等因素的制约，急需能适应各单位任务特点，能快速出动、快速救治、快速转运的移动医院，作为一种可机动部署的救治机构。它应具有独立机动能力、自我保障能力、环境适应能力、快速展开能力，能在各类突发事件现场条件下临时开设，进行伤病员救治，提供医疗服务。

移动医院就其内涵而言，是指可移动为患者进行治疗的医院。欧美发达国家在车载式野战医院、医院船、救护直升机方面处于领先地位。救护直升机具有较强的空中机动能力，医院船是海上作战医疗后送体制中的重要环节，对伤病员的救治具有特殊的地位和作用。我国主要有军队的方舱医院和帐篷医院两种类型，其中方舱医院在汶川地震、玉树地震、新型冠状病毒感染的肺炎疫情救治中均有部署。

课堂互动

学生思考：请分析移动医院应该具备哪些特点？

教师解答：独立机动能力、自我保障能力、环境适应能力、快速展开能力，能在各类突发事件下临时开设，救治伤病员，提供医疗服务。

移动医院一般在以下几种情况下发挥作用：①地震、狂风、海啸等自然灾害；②医疗资源不发达的偏远山区及农村；③战争、恐怖袭击及突发公共事件。

二、移动医院的组成及布局

移动医院采用模块化的设计理念，按照功能分为指挥系统、医疗系统和后勤保障系统三大模块。指挥系统负责整个医院的系统安排，其承担移动医院的卫勤指挥，确保前后方联络畅通，有线无线通信、医疗信息管理和远程医疗，还包括患者的疏散、转移、救援人员的合理分配等。医疗系统是移动医院的"心脏"，担任着灾难现场救命的重任；集合了现代化急救、手术装备和特检设备，能够开展一定程度的急救和专科手术，并提供门诊治疗、重症监护、普通观察等各类医疗服务，可包括急救医疗方舱、手术医疗方舱、特检医疗方舱、CT医疗方舱、妇产医疗方舱、ICU方舱等。后勤保障系统为指挥系统和医疗系统提供强大的后盾，具有较强的保障能力，包括净水、电力、物资运输、饮食、住宿等生活后勤保障系统和血液保障、器械消毒、药械保障等医疗保障单元，能够保障移动医院在突发灾害时长时间驻扎，长时间提供医疗服务，如图11-1所示。

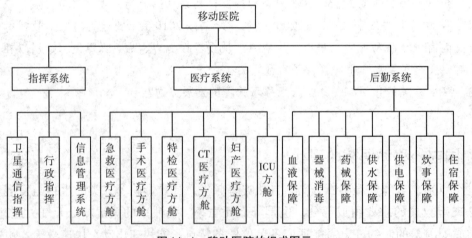

图11-1 移动医院的组成图示

移动医院应选择一个较为宽阔的地方，方便车辆的进出，以便快速机动地展开方舱、充气帐篷及仪器设备。移动医院投入使用后，由医务人员对现场伤员进行分类，轻伤员在治疗帐篷内接受包扎和治疗，重伤员经过相关检查后，在手术方舱内进行抢救。手术方舱不仅可以开展普外科、胸外科、骨科、妇科、产科手术，还可以通过卫星系统与后方医院进行及时会诊，共同完成高难度手术。为使整个移动医院的工作顺利进行，需要配备发电、供水、炊事等保障方舱，发电方舱为移动医院提供电力保障，供水方舱为移动医院提供用水保障，炊事车及宿营车能够为救灾人员提供必要的生活物资和条件，满足自身供给。移动医院虽然作为一个临时性的医疗机构，但布局要严格遵守医疗卫生流程、技术操作规范，从而确保医疗质量。具体布局如图11-2所示。

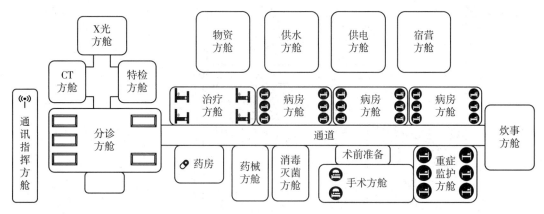

图11-2 移动医院布局图图示

三、特检医疗方舱

特检医疗方舱采用二类底盘，具备优异的行驶性能和道路适应能力，能够满足国内大多数路况的行驶要求；车载发电机组能够在没有外接电源的情况下，保障方舱完成工作任务。特检医疗方舱外观如图11-3所示。

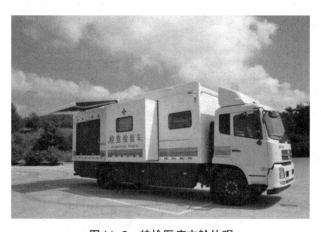

图11-3 特检医疗方舱外观

特检医疗方舱的设计一方面要满足医疗服务，另一方面它会受到车辆自身指标的限制。以扩展式方舱结构为基础，合理使用扩展方舱空间，设置不同的检查功能区来实现不同的医疗用途。按照"医疗功能需求"进行布局，采用嵌抽拉式登车梯，不占用车内空间，放射区和综合诊疗区各一个流通通道，前后分开工作互不干扰。车内布局如图11-4所示。

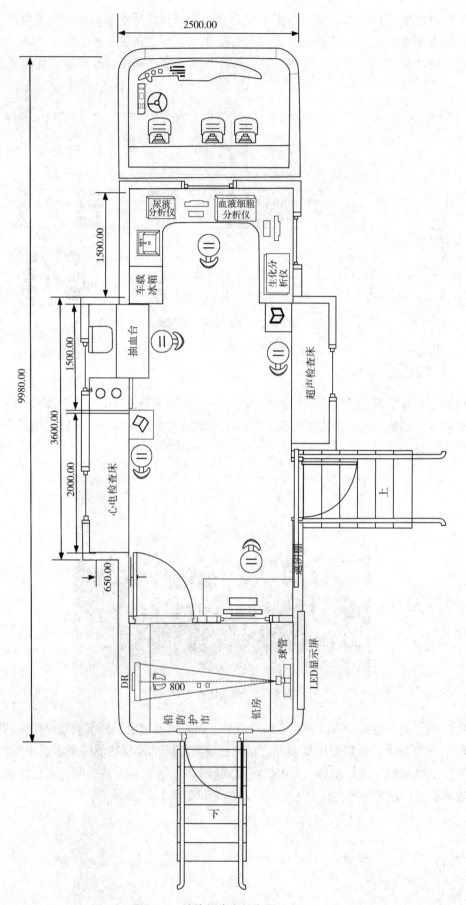

图11-4　特检医疗方舱布局示意图

四、手术医疗方舱

手术拓展方舱采用越野车二类底盘，在底盘上安装了抗颠簸缓冲器，采用高强度材料和特殊缓冲减震装置，并进行特殊的模块化结构设计，提高汽车的通过性和保护舱内的医疗设备。登车梯设为自动折叠抽拉式及挂式，可快速展开及隐藏。该车具有轴距长，利用空间大，越野性能优良等特性，手术方舱外形尺寸如图11-5所示。

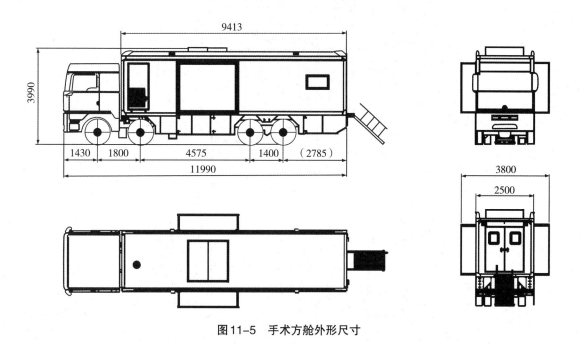

图11-5　手术方舱外形尺寸

手术方舱与缓冲帐篷进行合理布局，制定术前准备流程及手术感染的预防措施，可极大地提高受伤患者的救治率，有效控制手术感染的发生。手术方舱展开示意如图11-6所示。

为了防止交叉感染，整个区域分为绝对清洁区、缓冲区、无菌区，设置外科洗手区、更衣换鞋区、器械处置区，定期检查空气质量，配备手术床、无影灯、麻醉机、监护仪、吸引器、消毒机等医疗器械。手术区和手术准备区如图11-7所示。

五、CT 医疗方舱

CT医疗方舱前部设计为环境保障系统，中部区域设计为通信系统，方便方舱与外界进行远程会诊；下部区域设计为电力供应系统，配备发电机组，满足设备供电需要。CT扫描速度快，电源电压要求380V，最大偏差不得超过10%。最大功率150kW，连续功率30kW，待机功率11kW，功率因子0.85。CT图像通过PACS系统，可以传递给信息中心、方舱手术室、方舱ICU，也可以通过移动网络以云胶片形式传递给后方的医院，实现远程会诊。

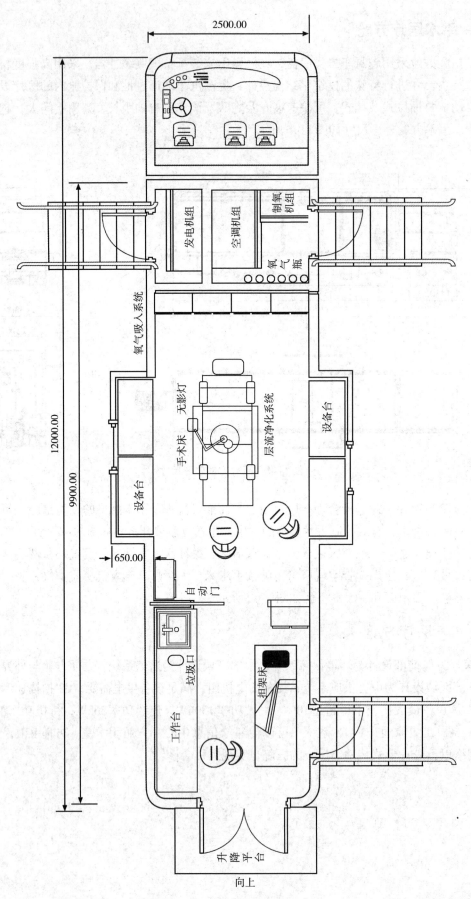

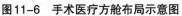

图11-6 手术医疗方舱布局示意图

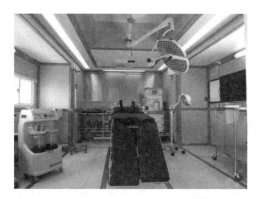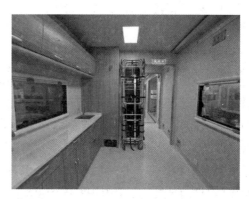

图11-7 手术区和手术准备区

方舱的防护设计根据国家职业卫生标准《医用X射线CT机房的辐射屏蔽规范》（GBZ/T 180—2006）中对CT机房屏蔽防护的要求，机房外的人员受到照射的年有效剂量应<0.25mSv；空气比释动能率在距机房外表面0.3m处<7.5μSv/h。根据CT最大管电压为140kV，管电流为10~420mA，描绘出设备性能参数空间辐射剂量分布曲线如图11-8所示。

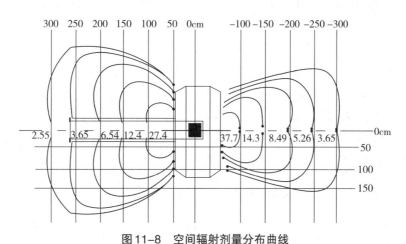

图11-8 空间辐射剂量分布曲线

图11-8中，X射线辐射强度在空间区域呈现蝴蝶形状分布，距离CT机架越远，辐射剂量越低，CT机架上方和侧方区域辐射剂量最低。为了降低重量，方舱CT屏蔽应该在满足防护要求的情况下，根据CT辐射剂量分布曲线分布特点，对不同区域依据辐射强弱选择不同厚度的防护材料，在满足防护要求的前提下降低防护材料的用量，以达到降低总质量的目的。

第二节 深度学习

一、深度学习的发展简史

1952年，IBM的亚瑟·塞缪尔设计了一款可以学习的西洋跳棋程序。它能够通过观察棋子的走位来构建新的模型，用来提高自己的下棋技巧。塞缪尔和这个程序进行多场对弈后发现，随着时间的推移，程序的棋艺变得越来越好。塞缪尔用这个程序推翻了以往"机器无法超越人类"的认识。并在1956年正式提出了"机器学习"这一概念。他认为"机器学习是在不直接针对问题进行编程的情况下，赋予计算机学习能力的一个研究领域"。机器学习是通过算法使机器能从大量历史数据中学习规律，从而对新的样本做智能识别或对未来做预测。20世纪80年代以来，按照

PPT

模型的层次结构划分，大致经历了浅层学习和深度学习两个阶段。

（一）浅层学习

20世纪80年代末期，用于人工神经网络的反向传播算法（BP算法），掀起了基于统计模型的机器学习热潮。人们发现，利用BP算法可以让人工神经网络模型从大量训练样本中学习统计规律，比基于人工规则的系统具有更多方面的优势。20世纪90年代，各种各样的浅层机器学习模型被相继提出，理论分析和应用都获得了成功。相比较之下，由于理论分析的难度，而且训练方法需要很多经验和技巧，这个时期多层人工神经网络反而相对较为沉寂。随着互联网的高速发展，对大数据的智能化分析和预测提出了巨大需求，浅层学习模型在互联网应用上获得成功，如广告点击率、网页搜索排序、垃圾邮件过滤系统、基于内容的推荐系统等。

（二）深度学习

深度学习是机器学习的一种，而机器学习是实现人工智能的必经路径。2006年，杰弗里·辛顿与他的学生鲁斯兰·萨拉赫丁诺夫正式提出了深度学习的概念，通过组合低层特征形成更加抽象的高层表示属性类别或特征，以发现数据的分布式特征表示。研究深度学习的动机在于建立模拟人脑进行分析学习的神经网络，模仿人脑的机制来解释数据，例如图像、声音和文本等。

2014年，Facebook基于深度学习技术的DeepFace项目，在人脸识别方面的准确率能达到97%以上，已经超越了人类识别的准确率，表明深度学习算法在图像识别方面的巨大的优势。2016年，谷歌公司基于深度学习开发的AlphaGo以4∶1的比分战胜了国际顶尖围棋高手李世石。2017年，基于强化学习算法AlphaGo Zero采用"从零开始""无师自通"的学习模式，以100∶0的比分打败了AlphaGo，展示了深度学习的能力。目前深度学习在搜索技术、数据挖掘、机器翻译、自然语言处理以及其他相关领域都取得了丰硕的成果，将人工智能推进一个新时代。

二、深度学习在医学影像处理中的应用

随着计算机技术、电子工程学、统计学等学科的发展，人工智能在医学领域取得了突破性进展，诊疗智能化成为重要发展趋势。数据密集是医学研究的一大特点，尤其是在影像学、遗传学等领域，人工智能与医学的结合，推动其在判断、推理、证明、识别、感知、理解、设计、思考、规划、学习等方面的发展。

（一）医学影像大数据与人工智能

作为医生的"第3只眼睛"，医学数字成像设备和电子诊断技术在临床实践中被广泛应用。影像学技术应用多种物理学成像原理，获得人体组织的结构图像数据，影像数据精准直观，特异敏感，可靠性强。常用的医学成像设备包括DR、MRI、CT、US、PET等，因其不同的原理与功能而能满足特定的医学成像需求。大数据处理是汇集大规模、高运转、多种类、高价值的数据信息，从中找到一定的规律，人工智能需要从丰富的数据资源中提取规律信息，进而通过模型转化为"智能化"。深度学习和图像识别等技术对医学数据的需求是不言而喻的。

（二）人工智能医学影像诊断技术的基本原理

影像诊疗智能化包含两个层面：一是图像识别，应用于感知环节来获取患者重要生理病理特征精准信息，完成组织器官的定位、分类以及分割工作并将可疑位置进行标注，相当于为医生去除了干扰项，辅助医生提高其判读医学影像的效率；二是应用于预测和分类，通过对大量的医学影像数据和诊断结果进行特定的多层神经网络训练，定量分析预测，降低临床漏诊误诊的概率。

视觉图像识别技术通过不同类型的机器视觉系统提取到二维或三维图像，传输给图像处理系统，进而根据像素分布和亮度偏差、颜色排列等进行二值化去噪、版面分析和分割识别，转变成数字化信号，再进行自动检测模式识别算法。基于深度学习的医学影像智能诊断能够自动通过学习获得分类或者识别所需要的影像特征，并通过系统策略网络和价值网络对医学影像信息逐层分析提取，无须人类逻辑和知识的干预，机器可自行从诊断经验中学习。因此影像诊断智能化能按照深度神经模型进行影像信息分析，并不断提高临床诊断决策能力。

（三）基于人工智能医学影像诊断的研究现状

当前影像诊断智能化的研究集中于影像数据较为充足的病种，如皮肤癌、肺癌、乳腺癌、甲状腺癌和胃癌等肿瘤性疾病。另一方面，诊断智能化在非肿瘤性疾病的研究应用中也取得了重大突破，如心脏病、阿尔茨海默病、帕金森病、癫痫等。随着数据复杂性和规模的不断提高，利用机器学习进行整合组学数据的研究有望完善当前的医学实践。专家们预计，未来的计算技术、视觉和图像技术、医学影像技术和人工智能算法的发展，都将带来医学成像系统从设备到诊断、操作等全方位的变革。随着这一领域的发展，对人工智能性能的医疗期望值必然会越来越高。机器是否会取代医生，至少在放射医学这样的专业领域来说是非常真实的。但眼下的挑战是将医学人工智能（尤其是计算机视觉诊断）与现有的人的脑力劳动结构整合，而不是互为取代，所以就目前而言，基于医学影像的智能诊断依然需要和医生密切地配合并且是相辅相成的。

三、基于深度学习的超声甲状腺结节智能诊断

目前人工智能也在深刻地影响着医学的发展，特别是给医学影像分析带来了前所未有的机遇和挑战。下面以甲状腺结节为例，简单介绍一下深度学习在医学影像辅助诊断中的应用。利用预训练的卷积神经网络（convolution neural networks，CNN）对甲状腺结节进行良恶性的诊断，与传统的机器学习方法不同的是卷积神经网络方法不需要人工设计特征进行与特征选择。这是一种数据驱动学习，具有吸引人的优势。通过卷积层、池化层和局部正则化作用自动的学习特征，并进行特征选择。卷积神经网络是一类多层的、完全经训练的模型，可以捕捉到输入与输出之间的高度非线性映射。基于超声图像，我们采用一种混合的卷积神经网络进行甲状腺结节的分类。图11-9所示方法以甲状腺结节的图像块作为输出、产生相应的特征图作为输出。多个中间层利用卷积核、池化和正则化作用将输入映射到输入，网络包含的数以百万计的可训练的参数经过调整以适应于勾画的甲状腺结节数据。

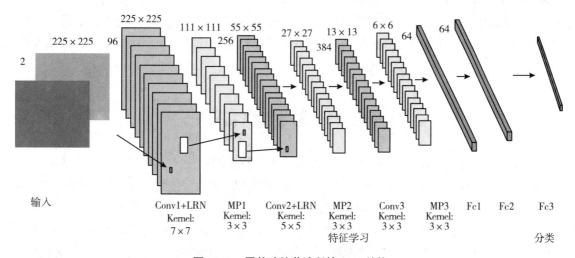

图11-9　甲状腺结节诊断的CNN结构

卷积神经网络通过对底层特征到高层特征的建立，自动学习甲状腺结节的层次结构特征，然后利用这些特征训练一个分类器识别甲状腺结节。首先，甲状腺结节图像中的感兴趣区域，即甲状腺结节区域，由专家医师粗略地勾画出来；其次，两个具有不同卷积层和全连接层的卷积神经网络分别单独预训练；最后，基于甲状腺结节的图像块重新训练两个网络，并融合由这两个卷积神经网络学习到的特征，训练一个分类器以识别甲状腺结节。针对数据图像对于深度学习训练还存在数据量不足的问题，采用Mixup的图像扩增的方法进行数据集扩大。各随机选取良性和恶性图像的3/4进行数据增广，其余图像作为测试集。同时采用迁移学习的方法进行网络的预训练，采用ImageNet数据集完成。之后采用增广的数据集进行参数优化。学习和训练过程如图11-10所示。

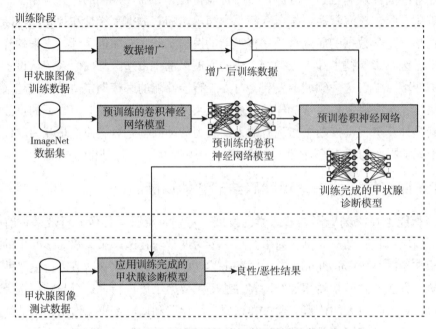

图11-10 基于卷积神经网络的超声甲状腺结节分类方法

目前超声甲状腺结节的良恶性的辅助诊断已经逐步应用于临床，帮助经验不足的医生在病变的定性和定量上辅助诊断，降低漏诊误诊的概率，提升医院的诊断水平。目前还有诸多不完善的地方：一是超声甲状腺结节图像是核心资源，但目前缺乏有效的标准训练数据及统一的行业标准，无法获得良好的训练效果；二是在临床使用过程中，虽然能避免人为漏诊的发生，但往往会检出过多的假阳性结节。针对这些问题还要对算法模型进行改进，进一步提升产品性能。可以看出深度学习方法应用于超声影像的甲状腺结节良恶临床性辅助诊断是可行的，下一步要落地于医疗场景，最终实现真正意义上的突破。

第三节　医学 3D 打印

3D打印（three-dimensional printing）是一种采用计算机辅助设计三维重建数据集的方法，用于制造具有触觉反馈的物理模型，依据不同的制造方法也被称为快速成型技术、固体自由成型、计算机自动化和叠层制造。它以影像学数据为基础，通过计算机设计成模型。利用3D打印机，将材料一层一层堆积成三维实体部件，最终打印出我们所需要的形状的物体。作为一种新制造技术，3D打印技术具有高效、快捷、可操控性好等优势，已广泛应用于医疗领域。因其无须模具，

PPT

又有快捷、准确成型的优势，故已成为"第三次工业革命"的重大标志之一。

与传统的制造技术相比，3D打印技术具有如下特点：①节约材料，无须或仅需少量后续加工；②无须大型锻压设备和模具、专用夹具；③可制造形状复杂、难加工的材料；④个性化设计，柔性化生产；⑤缩短了从设计到制造的时间，降低了制造成本和风险；⑥可用于零件的修复，并且可与个性化设计结合，从而制造复杂的形状结构。3D打印技术在个性化制造能力方面的优势可满足医疗领域众多患者差异化的需求，在医学领域受到了特别关注。

一、原理与技术

3D打印，也叫"增材制造"（additive manufacturing），根据美国材料与试验协会2009年成立的3D打印技术委员会F42公布的定义，3D打印是指一种与传统的材料去除加工方法相反的、基于三维数字模型的，通常是采用逐层制造方式将材料结合起来的工艺。3D打印技术主要包括光固化立体印刷、熔融沉积制造、选择性激光烧结和三维喷印等。

（一）原理

3D打印的设计过程是先通过计算机建模软件建模，再将建成的三维模型"分区"成逐层的截面（切片），从而指导打印机逐层打印，具体过程如下。

1.三维建模 通过三维建模软件构思抽象三维模型开始，逐步建立三维数字化模型，或是通过3D扫描设备获取对象的三维数据，进一步以数字化方式生成三维模型。然后将模型转化为STL格式。

2.分层切割 3D打印机并不能直接打印3D模型，需利用专门的软件来进一步处理，即将模型切分成一层层的薄片，每个薄片的厚度由喷涂材料的属性和打印机的规格决定。

3.打印 3D打印机打印将打印耗材逐层喷涂或熔结到二维空间中，根据工作原理的不同，有多种实现方式。

4.后期处理 模型打印完成后一般都会有毛刺或是粗糙的截面。这时需要对模型进行后期加工如固化处理、剥离、修整、上色等，才能最终完成所需要的模型的制作。

医学3D打印过程涉及三个阶段：首先获取人体部位的CT或MRI薄层二维图像（DICOM）数据；其次将二维图像采用计算机三维模型软件转化为STL（standard template library）格式文件；最后将STL导入3D打印机打印。3D打印材料可以是塑料、金属、陶瓷、粉末、液体，也可以是活的细胞。3D打印椎骨过程如图11-11所示。

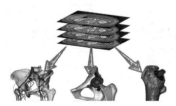
获取DICOM数据

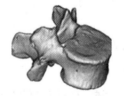
数字化3D骨骼模型

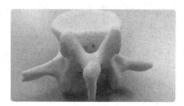
3D打印

图11-11 3D打印椎骨

（二）技术

以胰腺3D打印为例说明3D物理模型打印基本步骤如下。

1.2D图像DICOM数据获取 通过多排螺旋CT（MDCT）增强扫描或MRI增强扫描获取薄层CT（1.0~1.5mm）DICOM多期数据。

2.STL格式文件获取 采用三维重建软件对DICOM数据进行数字化分割、配准、重建，获取感兴趣的器官，如胰腺及其病灶等三维图像模型，并以STL格式文件保存，或以其他文件格式保存，如VRML、PLY等也可以进行3D打印。

3.数字化准备阶段 采用相关软件，评估源于CT或MRI图像分期精确时间或交互位置，以便获得不叠加的几何图形，进行胰腺实质及周围血管结构中空化；将胰腺"蒙版"（mesh-type，STL）按基于外科预切除平面拆分为移植物和保留元件。

4.3D打印物理模型 将重建的3D图像模型STL格式文件采用软件建模后，导入3D打印机，可打印出3D胰腺物理模型。

5.3D打印后处理 涉及其他支撑材料再处理。比如处理需清除支撑材料，对表面进行涂层等优化处理等。

二、临床应用

医学3D打印具有很多优点，如个性化医疗产品、药品和设备定制；高性价比；提高生产效率；设计和制造的民主化；增强协作。在医学领域，3D打印物理模型可帮助医师提高诊断疾病准确率；复杂外科手术规划以及医学生和住院医师理解疾病，特别对于复杂解剖结构和疾病不容易于在二维CT或MRI图像上理解的，通过3D物理模型则非常有帮助。

三、发展趋势与展望

与其他组织工程学的体外构建技术相比，医学3D打印技术具有精度高、构建速度快、可按需制作等优点，以满足个体化医学治疗的需求、降低排异反应等优势。医学3D打印技术在个性化制造能力方面的优势满足了医疗领域众多患者差异化的需求，有望在人工植入假体、人工组织器官的制造方面发挥巨大的作用。其最大的优势在于，支架外形可以与缺损组织的解剖结构很好地匹配，能够更好地实现原位修复。另外，多喷头3D打印技术的引入为实现包裹细胞、生长因子等活性分子的支架材料制备带来了新的渠道，也为制造新一代生物仿生材料提供了强有力的技术支持。

与此同时，3D打印技术在医疗器械领域的应用和发展仍面临着诸多的瓶颈和挑战。如打印材料研发是难点也是核心基础；3D打印设备本身造价相对昂贵，日常维护费用偏高；其打印精度、效率方面还不尽如人意；多种不同特性和不同功能的材料的复合打印技术有待突破等。

尽管存在以上种种问题与不完善之处，但是随着智能制造的进一步发展成熟，新的信息技术、控制技术、材料技术等不断被广泛应用于制造领域，医学3D打印技术的发展也将被推向更高的层面，最终实现从医学形态学3D打印到非植入式医疗器械和个性化植入体，以及跨入生物功能活性组织器官打印的重大医学领域发展进程。

第四节　医用机器人

医用机器人是集医学、生物力学、机械力学、材料学、计算机图形学、计算机视觉、数学分析、机器人等诸多学科为一体的新型学科交叉型高科技产品。医用机器人是一种智能型服务机器人，它能独自编制操作计划，依据实际情况确定动作程序，然后把动作变为操作机构的运动。它具有广泛的感觉系统、智能和精密执行机构，从事医疗或辅助医疗工作。医用机器人最终目的并不是代替手术医生，而是作为一种辅助工具来拓展医生的手术能力，提高手术质量，减轻医生的

PPT

工作强度。

医用机器人包括外科手术机器人、康复机器人、医院服务机器人等。对于外科手术机器人而言，根据手术类型的不同分为：显微外科手术机器人、微创外科手术机器人、神经外科手术机器人、耳鼻喉外科手术机器人、整形外科与骨科手术机器人等。

一、手术机器人

1992年，美国Integrated Surgical Systems公司推出了ROBODOC机器人系统。1994年，美国Computer Motion公司成功研制AESOP手术机器人，该系统能够模仿人手臂的功能。1996年初，该公司又推出了ZEUS遥控操作机器人外科手术系统，用于微创手术。2000年1月9日，美国Intuitive Surgical公司成功开发出达芬奇（Da Vinci）手术机器人系统，2001年获得美国FDA认证并开始用于腹腔微创外科手术中，它是目前为数不多的商品化的实用产品之一。

（一）达·芬奇手术机器人系统

达·芬奇手术机器人系统是目前世界范围应用广泛的一种智能化手术平台，适合普外科、泌尿外科、心血管外科、胸心外科、妇科、五官科等进行遥控微创手术。该系统可完成7个自由度的操作，由外科医师在远程工作站进行遥控，具有整合三维成像、触觉反馈和宽带远距离控制等功能。

达·芬奇手术机器人系统是一种高级机器人平台（以下简称达·芬奇机器人），通过使用微创方法来实施复杂的外科手术。该系统主要由三个部分组成，如图11-12所示。

1.医生控制台　外科医生坐在远离患者的控制台中（位于手术无菌区之外），通过两个主控制器（使用双手）及脚踏板分别控制机械操作臂和一个三维高清内窥镜。手术器械尖端采用Endo Wrist仿真手腕技术，有类似于人手腕关节7个自由度的活动能力。主刀医生对手柄的操作即被视为与机械臂端同样的动作，由此实现与外科医生的双手同步运动。

2.机械臂系统　外科手术机器人的操作部件，其主要功能是为3个操作臂和1个摄像臂提供支撑。助手在无菌区内的床旁机械臂系统边工作，负责更换器械和调整内窥镜，协助主刀医生完成手术。为了确保患者安全，助手比主刀医生对于床旁机械臂系统的活动具有更优先的控制权。

3.视频图像处理系统　视频系统内装有外科手术机器人的核心处理器以及图像处理设备，在手术过程中位于无菌区外，可由巡回护士操作，并可放置各类辅助手术设备。外科手术机

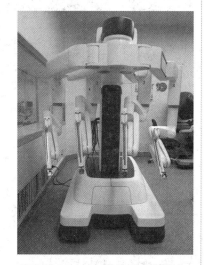

图11-12　达·芬奇手术机器人

器人的内窥镜为高分辨率三维（3D）镜头，对手术视野具有10倍以上的放大倍数，能为操作者提供患者体腔内三维立体高清影像，提升了解剖结构的辨认度和手术精确度。

迄今为止，达·芬奇机器人系统是世界范围内应用最多的智能型内窥镜微创手术系统。达·芬奇机器人外科微创手术系统是21世纪微创外科技术、远程遥控手术技术的革命性标志，代表了当今世界最先进的外科医疗技术。

（二）我国手术机器人的研究现状

我国在手术机器人的研制方面取得了一定的成果。国内最早的手术机器人是由中国人民解

放军海军总医院的神经外科专家田增民医师和北京航空航天大学机器人专家王田苗教授主导研制的。该神经外科机器人采用PUMA262被动式五关节机械臂，1998年进入国家863计划课题。现代名为Remebot，已投入临床使用。

由天津大学、南开大学和天津医科大学总医院联合研制的"妙手A"（Mcrohand A）是国内首次成功研制的具有自主知识产权的微创外科手术机器人。该机器人在机器人系统机械设计、主从控制、立体图像系统集成等关键技术上有了重要的突破。

2005年，由北京航空航天大学和北京积水潭医院合作研发的"天智航"机器人系统，为首款双平面骨科机器人。双平面骨科机器人主要适用于股骨颈空心钉内固定术、骨盆骶髂关节螺钉内固定术等骨科手术，解决了传统手术中需要反复X射线透视、定位困难和操作缺乏稳定性等问题。在针对骨盆骨折、长骨骨折等复杂部位骨折的螺钉固定术中，机器人可以在髓内钉插入长骨髓腔之后，辅助确定远端螺孔的位置和方向，进而提高了手术精度。

2015年，上海工程技术大学和上海交通大学研制了一种新型的7个自由度的外科手术机器（AOBO），设计了每个关节的动力机构以及专用的手术器械。2016年，成都大学等多家单位参与系统研制的微创骨科机器人"天机"投入临床试用。

二、康复机器人

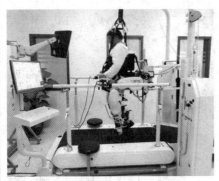

图11-13　康复机器人帮助患者进行步态训练

康复机器人作为医疗机器人的一个重要分支，对它的研究贯穿了康复医学、生物力学、机械学、机械力学、电子学、材料学、计算机科学及机器人学等诸多领域，已经成为国际机器人领域的一个研究热点。目前，康复机器人已经广泛应用于临床康复护理、假肢和康复治疗等方面，这不仅促进了康复医学的发展，也带动了相关领域的新技术和新理论的产生。

目前，康复机器人的研究主要集中在康复机械手、步行机器人、康复治疗机器人、智能轮椅和辅助型机器人等几个方面。图11-13为康复机器人在帮助患者进行步态训练。

（一）分类

康复机器人一般可分为治疗型机器人和辅助型机器人。前者主要用于功能障碍患者的康复治疗，改善其缺失的功能；后者主要用于帮助老年人和残疾人更好地适应日常工作和生活，部分补偿其弱化的机体功能。

1.治疗型机器人　功能障碍的患者接受治疗型机器人治疗时，一般需要治疗师在旁边设定和监测机器人。使用机器人进行康复治疗最有效的是上肢和下肢的运动治疗。机器人可以很好地代替物理治疗师和作业治疗师的双手。

2.辅助型机器人　一般根据其侧重——操作、移动或认知来分类。

（1）操作辅助型机器人　进一步分为固定平台机器人、便携式平台机器人和移动自动平台机器人。固定平台机器人可以在厨房、桌面或床上执行功能。便携式平台机器人通过将机械臂连接到电动轮椅上，进行抓握和移动物体；或者与其他设备和装置连接，如开门。移动自动平台机器人可以通过语音控制或其他手段在家里或工作场所执行操作任务。

（2）移动辅助型机器人　进一步分为具有导航系统的电动轮椅，能够智能步行的移动机器人。

（3）认知辅助型机器人　进一步分为交流辅助机器人和看护机器人，其中交流辅助机器人可以帮助有交流障碍的老年痴呆症、孤独症或其他疾病患者，如宠物机器人。

（二）适应证

1.神经损伤　神经康复在整个康复医疗中占有非常重要的地位，目前，治疗型康复机器人主要集中在神经损伤患者运动功能的再训练上，如脑卒中、脊髓损伤、脑外伤、帕金森病、多发性硬化患者。许多研究已经证明大量的重复训练是非常有效的训练方法，然而康复的人力费用加大了治疗成本。使用机器人对这些患者进行康复训练是一种自动训练技术，即不需要高成本的一对一康复训练，也能得到很好的训练效果。

2.儿童发育障碍　治疗型康复机器人还能用于儿童发育障碍患者，包括与孤独症儿童进行沟通，观察和教育脑瘫患儿，评估儿童认知障碍，以及用于其他发育障碍的患者。

3.残疾人和老年人　很多国家已开始进入老龄化社会，老年人有着较高的残疾风险，与残疾有关的慢性健康状况也较多。另外，疾病、交通意外、灾难、饮食、药物滥用等也造成了大量残疾。这些残疾人需要通过改善功能或改善环境才能重新获得功能，因此需要大量的康复治疗和看护服务。治疗型康复机器人可以帮助他们运动训练，实现功能重建。辅助型康复机器人不但可以照料他们的日常生活，还能帮他们找回自信、自尊的感觉，重新融入社会。

目前，康复机器人的研究得到了越来越多的关注，正在研发的康复机器人种类和数量越来越多。康复机器人的发展借鉴了工业机器人的技术和经验，又在人机接口、智能化和控制能力等方面开展了深入的研究，使它们更适合于各种神经损伤患者、脑瘫、孤独症、残疾人和老年人使用。

三、医院服务机器人

医院服务机器人也许是解决目前医院服务上存在的一些问题的方法，他可以代替人类完成一些繁重的工作，如抬起患者去厕所，或为大小便失禁患者更换床单等。近年来，已经在上述工作和辅助护士完成食物、药品等投递方面得到了一定的发展。医院接待机器人如图11-14所示。

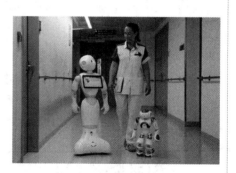

图11-14　医院接待机器人

美国运动研究会（Help Mate Robotics）研究的"Help Mate"机器人，可以24小时在医院里完成运送食物和药品的工作，与工厂所使用的自动输送车不同的是，这种机器人不是沿着固定的轨道网络行走，而是基于传感器和运动规划算法实现自主行走，适合于部分结构化的环境，系统也能处理传感器噪声、误差和定位错误，发现并避开障碍物，这种机器人已在美国多家医院安装。

由日本机械工程研究所开发的MELKONG护理机器人，专门用来照顾行走不便的患者。该机器人可以轻松而平稳地将患者从床上托起，并将其送往卫生间、浴室或餐厅。平时该机器人由护士操纵，但在夜间，患者也可以通过操纵手柄进行控制。

四、发展趋势与展望

随着大数据、云计算、移动互联网等新一代信息技术的发展日渐成熟，机器人将向医疗的各个领域渗透，涵盖包括外科手术、医院服务、助残、家庭看护和康复等所有层面，开创临床医学的新天地。各种新型医用机器人机构、新型手术工具、医学图像采集和处理技术、远程信息传输技术、智能传感器、智能轮椅、智能康复设备及其他相关技术等仍是研究热点。医用机器人是目前国内外机器人研究领域中最活跃、投资最多的方向之一，其发展前景非常令人看好，未来的发展趋势也十分明确。

本章小结

灾害医学救援是世界防灾减灾领域共同面对的重大困难问题，我国目前主要采用帐篷医院和方舱医院等移动医疗平台。随着深度学习的发展，深度学习理论在医学影像的智能诊断中得到了应用。随着智能制造的进一步发展，医学3D打印技术实现了从医学形态学3D打印到非植入式医疗器械和个性化植入体打印，以及生物功能活性组织器官打印。机器人具有广泛的感觉系统、智能和精密的执行机构，可从事医疗或辅助医疗工作。

习题

习题

一、单项选择题

下列能产生医学影像图像的设备有（   ）。

 A.心电图、X射线、B超、CT   B.呼吸机、监护仪、麻醉机、B超

 C.X射线、B超、CT、MR、PET、SPET   D.脑电图、理疗机、光疗机、生化仪

二、多项选择题

1.移动医院都的组成部分是（   ）。

 A.指挥中心   B.特检方舱   C.手术方舱   D.保障方舱

2.3D打印的设计过程有（   ）。

 A.三维建模   B.分层切割   C.打印   D.后处理

3.医学3D打印优点有（   ）。

 A.性价比低   B.提高生产效率

 C.设计和制造民主   D.个性化医疗产品、药品和设备定制

4.康复机器人适应证有（   ）。

 A.神经损伤   B.儿童发育障碍   C.青壮年   D.残疾人和老年人

三、简答题

1.国内外移动医院都有哪些形式？

2.人工智能在医学方面都有哪些应用？

3.医学3D打印涉及哪3个阶段？

（王洪杰　谢　晴）

第十二章 数字化医院

> **知识目标**
>
> 1.**掌握** 数字化医院、虚拟医院、医院信息管理系统的定义；专用医学信息系统的定义和功能。
> 2.**熟悉** 国内外医学信息技术的发展历程；数字化医院的特征；数字化医院的基本框架；专用临床信息系统的组成。
> 3.**了解** 医院信息管理系统的网络结构和模块划分；专用医学信息系统的工程流程。
>
> **能力目标**
>
> 1.**学会** 网上预约挂号；查询医院各专家的信息；查询检查报告单。
> 2.**具备** 建设数字化医院初步设想、远程咨询看病、查阅电子病历的能力。

第一节 概 述

💬 **案例讨论**

案例 小王是个IT工程师，工作比较繁忙，昨日，老家的叔叔想让小王帮他到家门口专科医院先挂号，然后再去看病。

讨论 小王的工作很忙，没办法请假，他应该通过什么方式不请假又可以帮助叔叔挂号呢？

一、国内外医学信息技术的发展简史

医学信息技术（medical information technology，MIT）是随着计算机、通讯、网络及信息处理技术的飞速发展，在生物医学领域中迅速形成的一个新兴学科和重要分支。它的含义是指医药卫生事业活动过程中产生的所有信息，包括文字、曲线、图像、声音以及与人体健康状态有关数据的采集、整理、传输、存储分析、服务、反馈等，以促进健康事业的发展。

（一）国外医学信息技术发展

20世纪70年代，随着计算机技术的迅速发展，医学信息技术进入大发展时期，美、日、欧洲各国的很多医院，特别是大学医院及医学中心纷纷开发医院信息系统（hospital information systems，HIS），为医药信息学的形成和发展奠定了基础。20世纪70~80年代，美国的HIS产业就已经形成了相当的规模，欧洲国家的HIS发展比美国稍晚，大多数开始于20世纪70年代中期和80年代初期。日本医院于20世纪80年代以后才开始应用HIS系统，但发展十分迅猛，规模相当大，它们的HIS系统是以大型机为中心的医院计算机系统，投资规模庞大，走自上而下的开发路

线，通过使用大型机支撑整个系统，并尽量采用微机和网络技术，实现数据从发生源直接输入计算机的工作方式。

（二）国内医学信息技术发展

与发达国家相比，我国医学信息技术的开发应用发展历程不长，但发展速度迅猛。20世纪80年代以来，数字化、网络化的发展给我国医疗卫生建设带来了"数字医疗卫生革命"，出现了电子病历、电子处方、远程医疗、数据仓库技术、医学图像处理技术等新事物。从广度和深度来看，我国的医学信息技术发展大体上可以分为三个阶段。

1.发展初期——医院信息管理系统　以数据库为核心，以网络为技术支撑，以经营业务为主线，以提高工作效率和辅助决策为主要目的，提高综合管理水平。

2.发展加速期——医院信息系统　利用计算机软硬件技术、网络通信技术等现代化手段，对医院及其所属各部的人流、物流、财流进行综合管理，对在医疗活动各阶段中产生的数据进行采集、存贮、处理、提取、传输、汇总、加工生成各种信息，从而为医院的整体运行提供全面的、自动化的管理及各种服务的信息系统。

3.发展普及期——区域卫生信息化　这个阶段在医疗信息化、区域化和公共卫生信息化的基础上，建设了居民健康档案的区域卫生信息平台，其覆盖面在横向上涉及大小医疗机构、防病机构、社区卫生服务点和主管部门，在纵向上则涉及各个垂直的业务系统，包含每个居民整个生命历程的各个周期。

随着5G的推广以及数字化医院的建设，远程手术、远程监控患者信息、数字化诊断，这些曾经看似遥不可及的事情，已经离我们的生活越来越近。另外，电子标签、应急指挥、数字图书馆、导医系统、移动付费，二维码获取检查报告单等一系列的服务，目前许多医院都已经成功应用。

二、数字化医院的定义及特征

（一）定义

数字化医院简单讲就是利用先进的计算机及网络技术，将患者的诊疗信息、卫生经济信息与医院管理信息等进行最有效的收集、储存、传输与整合，并纳入整个社会医疗保健数据库的医院，使医院的服务对象由"有病求医"的患者扩展到整个社会。患者在世界上任何一个地方，只要通过网络接入，就可轻松查询个人健康档案、向医生进行健康咨询等。需要到医院就医时，可以在家中挂号或预约医生。

狭义的数字化医院指利用计算机和数字通信网络等信息技术，实现语音、图像、文字、数据、图表等信息的数字化采集、存储、阅读、复制、处理、检索和传输。其特征是无纸化、无胶片化、无线网络化。

广义的数字化医院是基于计算机网络技术发展，应用计算机、通讯、多媒体、网络等其他信息技术，突破传统医学模式的时空限制，实现疾病的预防、保健、诊疗、护理等业务管理和行政管理自动化运作、全面实现医院的数字化，即联机业务处理系统、医院信息系统、临床信息系统、联机分析处理系统、互联网系统、远程医学系统、智能楼宇管理系统等。

我国数字化医院发展经历三个阶段：医院管理信息化、临床管理信息化、局域医疗卫生服务信息化。

（二）基本框架

医院信息化的每一项工程，医院信息系统的每一个功能，医院应用中的每一项信息技术，都是根据医院发展不同时期的需求逐步实现和扩展的。随着医院信息化程度的不断深入和信息系统的逐步成熟，建立完整的数字化医院是当前每一个医院的迫切需求。医院的需求驱动数字化医院的建设，医院的需求决定数字化医院的基本框架。为了适应目前医院改革发展的趋势和内应外求的需要，数字化医院的信息体系基本框架必须是结构合理、定义明确、扩充性好、操作性强、耦合性低。根据我国当前数字化医院发展的需求，按信息的存在、采集、处理、利用的不同，通常包括医院信息化系统和建筑智能化系统，基本框架如图12-1所示。

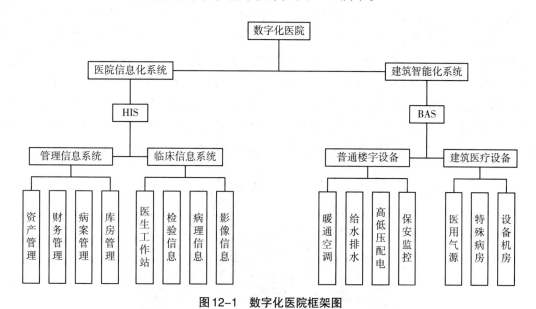

图12-1 数字化医院框架图

（三）我国数字化医院的特征

数字化医院是我国现代医疗发展的新趋势，主要特征如下。

1.全社会的医疗信息网络化 一方面，实现医院内的医疗、教学、科研、管理信息网络化，患者只需要在医院公众号就可以完成预约挂号，缴费并查询检查报告单；另一方面，数字化医院又可以实现医院与相关机构、相关部门的医疗信息互联互通，包括医院与上级主管部门相连、医院与医院互联、医院与社区互联、医院与患者家庭互联、医院与医院工作人员互联、医生与患者互联、医院与银行、医保等互联。

拓展阅读

贵州锦屏医共体数字化医院建设

2017年以锦屏县人民医院作为牵头主体成立了医共数字化医院，实现了县乡一体化业务协同，推行临床路径管理，实现医保资源统筹，在节约医保资源的同时提高了医务人员技术水平，提升了百姓的满意度。截至2019年5月，通过医共体数字化医院的建设，锦屏医联体数字化医院已连接了县域内18家医疗机构，收集到23万锦屏县居民的健康数据，建立了锦屏院士工作站、互联网医院、远程会诊中心、影像中心、超声中心、家庭医生签约等医疗业务。全面提升县域内的医疗服务水平，县内就诊率达到86%，较2018年同比提高了8%，有效解决了老百姓看病难的问题。

2.形成组织化医疗协作体 数字化医院延伸发展促使传统医疗服务突破了医院围墙限制，形成一些新型的、组织化医疗协作体的出现，如医院集团化的医疗协作体：以人员、经费、医疗物资和医疗设备信息共享和管理一体化为特征；区域医疗协作体：以大型三级医院或专科中心、区域医疗中心、城市社区卫生中心之间实现基于远程会诊、双向转诊的信息共享和医疗协同为特征；农村三级医疗卫生服务网络：具有中国农村特色的县、乡、村各级医疗机构的信息共享和服务协同，服务目标是大病不出县、常见病和多发病不出乡、小病不出村。

3.实现医疗资源优化配置和高效利用 通过互联网技术与远程医疗、移动医疗的结合，改变了医院、临床医生的日常事务模式和工作方式。无论医生在院内还是院外，临床医生都可以随时随地地进行患者病历信息和检查结果查询、在线给出诊疗意见；一旦医院患者出现紧急情况，可以通过远程医疗平台和移动医护工作站获得其他专家及时、有效的诊疗建议和手术指导。未来，医师将不属于某一特定医院职工，医师可以通过网络与患者、医院及医疗保险部门联系，使医疗资源得到充分利用。近日，中国人民解放军总医院第一医学中心肝胆外二科团队利用5G网络和外科机器人，实现了两地协同操作，共同完成了相隔千里的多器官手术（图12-2）。

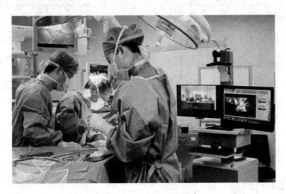

图12-2 5G远程手术

三、虚拟医院

1.定义 虚拟医院是指通过计算机网络提供求医、电子挂号、预约门诊、预定病房、专家答疑、远程会诊、远程医务会议、新技术交流、演示等服务。与实体医院相比，虚拟医院的服务对象不仅是患者，而是面向全社会所有关心健康以及与健康事业有关的人。人们只需一部手机、一台电脑，便可以在任何时间、任何地点了解到自己想知道的医疗信息，也可以将病情通过通信网络以文字、图像、声音的形式发送至虚拟医院，由虚拟医院的专家们进行诊断，找出治疗方案。虚拟医院是一项公共服务，旨在促进重要医疗信息的便捷取用，支持并协助医疗人员获取信息，为人类提供更好的医疗服务。

> 📖 **拓展阅读**
>
> ### 隔离之际，如何问诊？
>
> 2020年的新型冠状病毒感染的肺炎疫情，来得如此迅猛、如此突然，人们在毫无准备的情况下纷纷实现了"宅家"的梦想。居家的日子，有些人偶有发热、干咳、乏力等症状。然而，在疫情防控下，小区封闭、医院问诊还可能存在交叉感染等风险，于是，市民纷纷转向线上问诊，极大方便了市民的看病问题。

2.临床应用

（1）提供线上诊疗 现代城市的发展，人口的增多，生活节奏的加快，使求医渐渐成为人们的一种负担。利用网络通信技术，结合当今社区医院的功能，虚拟医院可以使用户与"医生"的交流更为简捷、直接。其次，随着网络的普及，虚拟医院可以使用户不用支付高额的费用，就能享受丰富的咨询问诊服务。虚拟医院线上诊疗极大地节省了挂号排队和候诊等待的时间，一切都能让人们在更轻松的环境里获得医疗服务，因此，也越来越受到人们的青睐。

（2）提供医疗信息查询 当前，医疗发展趋势从疾病的治疗转为预防，人们渐渐意识到健康的重要性。虚拟医院中提供的预防疾病相关的教科书、免疫类书籍、保健小册子、术前、术后卫生教育信息等信息，为人们疾病的预防提供了极大的帮助。同时，医生则可以通过虚拟医院中患者提供的各种视频片段来辅助临床诊疗疾病、临床教学和学习等。

第二节 医院信息管理系统

PPT

💬 案例讨论

案例 王某某住院后，她丈夫拿着一张就诊卡，就办完了所有的出院手续，在住院期间，王某某对医院的各项服务也连连点赞。

讨论 在患者和医院之间，就诊卡的信息涉及医院信息管理的哪些子系统？

医院信息管理系统（hospital information management system，HMIS）是现代化医院运营的必要技术支撑和基础设施，该系统包含住院登记、病房护士站、医生站、价格管理、成本核算、药库管理等40多个子系统，可以满足各个部门的业务信息处理和信息共享。它主要用于支持医院的行政管理与事务处理，减轻事务处理人员的劳动强度，辅助医院管理和高层领导决策，提高工作效率，从而使医院获得更高的经济效益与社会效益。

一、网络结构

医院信息管理系统（HMIS）是为医院信息存储、处理和应用目的而设计的计算机局域网系统，通常采用客户机–服务器（clien/sever，C/S）技术。C/S是在网络的基础上，以数据库管理系统为后援，以微机为工作站的一种体系结构，它能将数据存取和应用程序分离开来，分别由数据库（siver端）及工作站（eliet端）来执行，从而使网络系统既能保证正常的运行，又能增加系统的易开发性，可扩充性和可维护性。通常采用图12-3的方式布线。

网络拓扑结构则大多数采用分支总线型（以太网，Ethernet）、星串型（令牌环，token-ring）。网络拓扑结构采用全交换式快速以太网，便于划分VLAN，方便管理维护各个科室部分之间的数据安全以及网络负载均衡等。主要以服务器采用双机热备份方式，充分保证数据的安全以及系统的稳定运行。

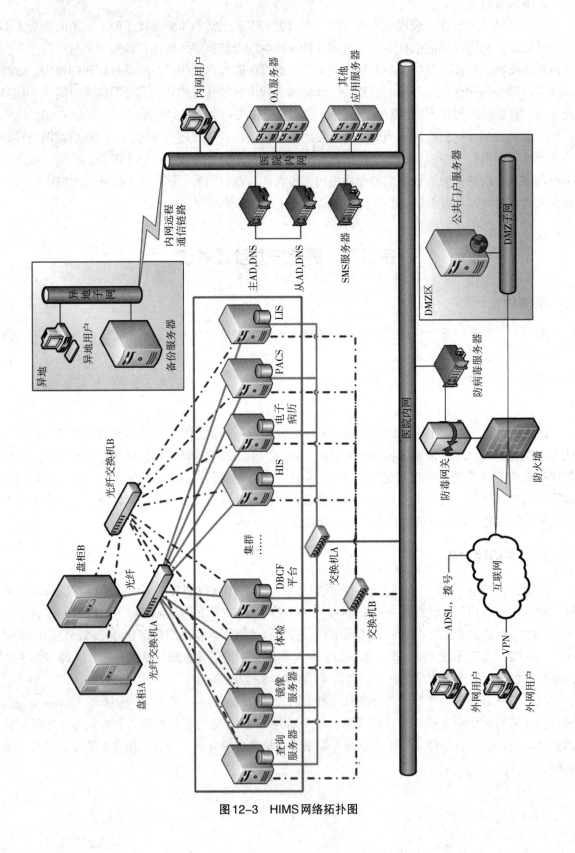

图12-3　HIMS网络拓扑图

拓展阅读

加强医院信息化建设，提高医院管理水平

　　医疗行业是一个信息高度密集的行业，也是一个高度依赖信息处理的行业，借助信息化的管理手段可以促进医疗体制改革和医疗水平的提高。由于医院信息化建设是一项复杂艰巨的系统工程，是现代化医院的一项重要的基本建设。它不但包含着人、财、物的管理信息，同时也支持以患者为中心的整个医疗、教学、科研的各种活动。因此，近年来很多医院都在通过各个途径完善自身信息化建设，来提高服务水平。随着医院信息化的不断深入，医院 OA 系统、HIMS 系统、HIS 系统、PACS 等系统相互融合，中国医院的信息化建设也已经从简单的数据业务应用逐步发展到数据、语音、视频等多业务统一承载。

二、模块划分

　　医院信息管理系统涉及的信息由患者信息、费用信息和业务过程信息等组成。整个医院信息管理系统包括门诊管理、住院管理、电子病历、药品管理、行政办公、后勤物资、医保管理、知识管理、医学影像、临床检验等。具体如下。

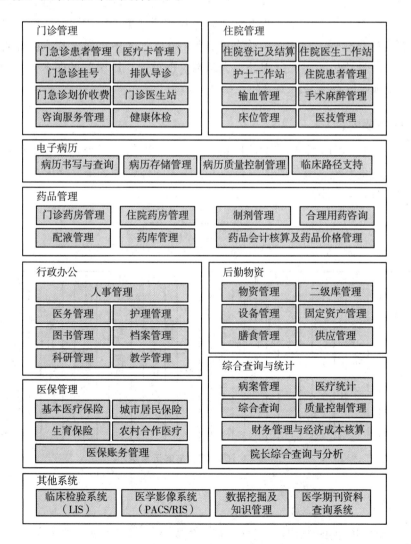

第三节　专用医学信息系统

案例讨论

案例 王某某出院后，到当地医保部门咨询报销事宜，医保部门工作人员告诉王某某，报销时，一定要有出院小结和费用清单，并附相关检查报告单。

讨论 你认为出院小结和相关检查报告单CIS能提供吗？

一、临床信息系统

临床信息系统（clinical information system，CIS）的主要目标是支持医院医务人员的临床活动，收集和处理患者的临床医疗信息，丰富和积累临床医学知识，提供临床咨询辅助诊疗，辅助临床决策，提高医务人员的工作效率，并为患者提供优质服务。医嘱处理系统、患者床边系统、医师工作站系统、实验室系统和药物咨询系统等均属于CIS的范畴。

临床信息系统CIS相对于医院信息系统HIS而言，是两个不同的概念。HIS是以处理人、财、物等信息为主的管理系统，CIS是以处理临床信息为主的管理系统。HIS是面向医院管理的，是以医院的人、财、物为中心，以重复性的事物处理为基本管理单元，以医院各级管理人员为服务对象，以实现医院信息化管理、提高医院管理效益为目的。而CIS是面向临床医疗管理的，是以患者为中心，以基于医学知识的医疗过程处理为基本管理单元，以医院的医务人员为服务对象，以提高医疗质量、实现医院最大效益为目的。

（一）CIS的主要内容

CIS主要内容有电子病历系统、医生工作站系统、护理信息系统、实验室信息系统、放射信息系统、手术麻醉信息系统、重症监护信息系统、医学图像管理系统、临床决策支持系统等，CIS基本范畴示意图如图12-4所示。

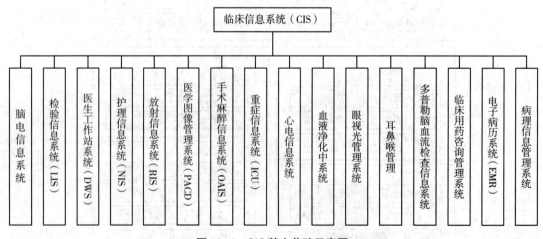

图12-4　CIS基本范畴示意图

（二）电子病历

电子病历（computer-based patient records，CPR）系统是CIS的一个重要组成部分，用于传

输和重现患者的医疗记录，取代了手写纸张病历，应包括患者姓名、年龄、单位、住址等一般情况；主诉、现病史、既往史、家族史、出入院诊断、病程记录、会诊记录、用药记录、护理记录、各种检查报告等诊疗情况（图12-5）。

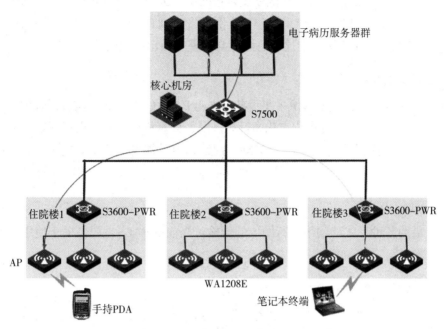

图12-5　电子病历的解决方案

电子病历具有传送速度快、共享性好、存储容量大、使用方便以及成本低等特点，不仅使得病案管理省力化、病案保管场所大幅减少，更为重要的是它为医师提供了现代化的作业工具，创造了密切联系的医疗环境，较好地实现了医院信息共有化、临床作业效率化以及对患者服务质量的提高。

二、医学图像存档及通信系统

图像存储与传输系统（picture archiving and communication system，PACS）是应用在医院影像科室的信息系统，与临床信息系统、放射学信息系统、医院信息系统、实验室信息系统等同属于医院信息管理系统。PACS的主要任务是把医学影像以数字化的方式保存起来，当需要的时候能够快速调取浏览和使用；同时具有图像诊断和图像管理功能。

（一）组成

PACS系统由数字影像采集、通讯和网络、医学影像存储、医学影像管理、各类工作站五个部分组成。目前PACS系统的软件架构选型上看，主要有C/S和B/S两种形式。

1.C/S架构　client/server（客户机/服务器）架构。C/S架构常用在局域网内，因此信息安全性更高，由于客户端运算内容较多，因此减少了网络数据的传输，运行速度较快，界面更佳灵活友好。但是所有客户端必须安装相同的操作系统和软件，不利于软件升级和随时扩大应用范围。

2.B/S架构　browser/server（浏览器/服务器）架构。在这种结构下，用户界面完全通过万维网浏览器实现。在B/S架构的PACS系统中，医学影像显示工作站只需要打开万维网浏览器（比如IE）就可以查询数据和调取影像了。B/S架构常用在广域网内，因此信息安全性较弱，但有利于信息的发布；客户端只要有浏览器就可以使用，因此通常不限定操作系统，不用安装软件，对客户端计算机性能要求较低，软件升级更容易。

（二）工作流程

典型数字化医院的工作流程中，患者办理就诊卡或住院登记→临床医生开具检查申请单→到达放射科→使用登记预约工作站预约登记→放射科的接诊人员为患者安排检查→患者到相应的检查室进行检查→技师操作→医学影像采集→采集图像发送到PACS系统→医师调取PACS系统中的图像→进行图像的阅览、历史图像的比较、测量与处理→做出影像的诊断。

（三）数字影像采集

PACS系统通常连接着大量的影像采集设备。典型PACS的组成部分就包括各种类型的影像采集设备，如：CT、磁共振仪、直接数字化X射线摄影、计算机数字化X射线摄影，还可能是核医学扫描机、正电子发射断层扫描、超声、病理、内镜，更可能是冠状动脉造影、心电图等，甚至还有胶片扫描仪。

（四）数据通信方式

PACS可以借助各种形式的网络进行图像的传输。当前的PACS主要借助于使用TCP/IP协议的局域网进行数据通信。

（五）医学影像存储

医学影像的存储由在线高速主存储设备、近线存储设备以及备份存储设备构成。目前通常采用硬盘阵列进行图像的存储，而光盘、大容量磁带都是PACS备份系统曾经使用的主要存储介质，它们的优势是价格便宜、保存时间长；弱点是读取速度慢，需要额外的人工整理等。

（六）医学影像管理

PACS系统管理的医学影像通常为DICOM格式，这些影像除了图像以外，还含有标准的医学图像信息，比如：患者的基本信息、检查信息等。

三、临床实验室信息系统

临床实验室信息系统（clinical laboratory information system，CLIS）是较为完善的医院临床检验数字化管理体系。CLIS是一类用来实验室管理和处理实验室过程信息的应用软件，一般涉及检验医嘱、条码打印、标本采集、运送、编号、信息录入、检验、结果报告等过程。也包括了实验室人力资源管理、质量管理、仪器设备与试剂管理、环境管理、安全管理、信息管理以及实验室设置模式与管理体制、管理机构与职能、建设与规划等。

（一）组成

CLIS的组成应该具有：系统设置、业务系统、统计查询、资料打印、质量管理、代码设置等基本模块。

1.系统设置模块 应该具有系统登录、修改个人口令、选择输入代码、打印机设置、操作员调动、现部门调动等功能。

2.业务系统模块

（1）主业务操作模块 应该具有信息输入（含标本登记、批量处理、结果输入、手工收费等）、质量管理、打印、查询等功能。要求在一个窗口中完成全部操作，不必在不同菜单之间切换窗口。

（2）其他模块 温度数据记录、仪器使用情况记录、仪器保养记录、试剂使用管理、标本存放记录、标本接收处理、不合格标本登记、住院患者自动收费/查询、门诊/住院/体检中心化验抽血、标本运送确认/接收核对/失败处理、外送标本登记/接收核对等。

3.**统计查询模块** 应该具有报告单查询、信息修改查询、危急值查询与统计分析、患者信息查询、标本监控和状态查询与统计分析、项目收费统计分析、结果趋势分析、工作量统计分析、工作进度统计分析等功能。

4.**资料打印模块** 应该具有报告单打印、工作清单打印、异常结果打印、收费清单打印、标本条码打印以及标本二级或三级条码打印等功能。

5.**质控管理模块** 应该具有质控批号输入、质控靶值输入、质控数据输入、质控月报表、质控日报表、结果累计质控、结果靶值设置等功能。失控重做或修改质控结果时，应保留原始数据，并记录所有修改操作。

6.**代码设置模块** 应该具有化验项目设置、收费项目设置、样本类型设置、检验项目设置、设备种类维护、仪器通道设置、通讯参数设置、计算公式设置、本地参数设置、系统参数设置、审核人员设置等功能。

（二）工作流程

CLIS的基本工作流程以门诊为例：医师下达检验医嘱→HMIS系统中的检验信息转为检验申请单→患者持挂号条交费→收集标本或采血（打印、粘贴条形码）→检验中心接收标本（扫描条形码）→化验→结果修正→报告审核→审核发布→打印检查报告/通过网络将检验结果传输至医师工作站。

（三）数据通信方式

1.**单向通讯** 计算机自动接收检验结果。

2.**双向通讯** 由计算机指示仪器某样本做哪些项目，同时自动接收检验结果。

3.**样本条形码** 仪器自动阅读条形码识别样本，同时向计算机询问该样本做哪些项目，对支持双向通讯的仪器，实施双向通信和条码识别。

LIS与HIS两者数据交换的及时程度是第一时间的，即两个系统中，一个系统中的数据发生了变化，这种变化将立刻反映到另一个系统中而没有任何延时。LIS与HIS在数据交换时，不可避免地要对数据库进行读写操作，为保证数据的完整性和一致性，所有读写操作均使用事务处理。

本章小结

在当今社会，数字化医院与医联体、医共体结合度越来越高，呈现出区域一体化发展趋势，随着人工智能、5G、三维成像等先进技术的发展，数字化医院发展将越来越受到各个医院的重视。在未来的医学信息技术领域，数字化医院的建设重点也将越来越集中在县域基层医疗机构，以"医疗机构主导，第三方机构提供技术支持"双方共建数字化医院的模式将是未来的主流方向。

习题

一、单项选择题

1.临床实验室系统（CLIS）广泛应用了（　　）作为对患者信息的自动识别。

　　A.模式识别技术　　　　　　B.条形码技术　　　　　C.视频技术　　　　　　　D.语音识别技术

2.专用医学信息系统不包括（　　）。

　　A.远程医疗服务系统　　　　　　　　　　B.临床实验室信息系统

　　C.医学图像存档及通信系统　　　　　　　D.临床信息系统

3.关于数字化医院的特征，描述不正确的是（　　）。

　　A.医疗信息网络化　　　　　　　　　　　B.形成组织化医疗协作体

　　C.医疗服务大众化　　　　　　　　　　　D.实现医疗资源优化配置和高效利用

二、简答题

1.简述数字化医院的定义。

2.简述PACS的组成。

3.简述HMIS的作用。

4.简述虚拟医院的优势。

（徐桃枝）

参考答案

第一章

1.D 2.D 3.A 4.B 5.B 6.C 7.A 8.A

第二章

1.A 2.C 3.D 4.C 5.D 6.B 7.B 8.C 9.A

第三章

1.C 2.B 3.A 4.D 5.B 6.C 7.A 8.D 9.B 10.D

第四章

1.B 2.E 3.C 4.D 5.B 6.D 7.B 8.D 9.E 10.B 11.C 12.B 13.B

第五章

1.C 2.D 3.D 4.C 5.B

第六章

1.A 2.B 3.C 4.D 5.B 6.B 7.C 8.C 9.A

第七章

1.A 2.D 3.A 4.C 5.D 6.C 7.D 8.D 9.A 10.D

第八章

单项：1.D 2.B 3.D 4.E 5.A 6.C

多项：1.ADE 2.ABCD

第九章

1.C 2.D 3.C 4.B 5.A

第十章

1.B 2.B 3.D 4.B 5.D 6.C 7.B 8.C 9.A 10.D

第十一章

单项：C

多项：1.ABCD 2.ABCD 3.BCD 4.ABD

第十二章

1.B 2.A 3.C

参考文献

［1］莫国民.医用电子仪器分析与维护［M］.2版.北京：人民卫生出版社，2018.

［2］王艳.医用电子仪器实训教程［M］.上海：上海交通大学出版社，2017.

［3］李晓欧.多参数监护仪原理与实践［M］.上海：上海交通大学出版社，2013.

［4］韩丰谈.医学影像设备学［M］.北京：人民卫生出版社，2019.

［5］黄祥国.医学影像设备学［M］.北京：人民卫生出版社，2018.

［6］赵喜平.磁共振成像［M］.北京：科学出版社，2004.

［7］张欣.医用治疗设备［M］.2版.北京：人民卫生出版社，2018.

［8］程海凭.医用治疗设备原理与结构导论［M］.上海：上海交通大学出版社，2012.

［9］郑彦云.医疗器械概论［M］.2版.北京：人民卫生出版社，2018.

［10］张学龙.医疗器械概论［M］.北京：人民卫生出版社，2011.

［11］林逸飞.Leica AT 550非接触式眼压计原理与维修［J］.中国医疗设备，2010（07）：122-123.

［12］黎国梁，等.光纤光谱仪在颜色在线测量中的应用［J］.广东化工，2008（10）：117-121.

［13］田伟.我国医用机器人的研究现状及展望［J］.骨科临床与研究杂志，2018，6（4）：193-194.

［14］王洪杰，于霞，田进军，等.人工智能在超声影像甲状腺结节良恶性预测研究［J］.中国医学装备，2019，16（12）：28-31.